眼科基础与
临床实践

贾智艳　李相军　滕　贺　主编

中国纺织出版社有限公司

图书在版编目（CIP）数据

眼科基础与临床实践 / 贾智艳，李相军，滕贺主编
. -- 北京：中国纺织出版社有限公司，2023.10
ISBN 978-7-5229-1015-4

Ⅰ.①眼… Ⅱ.①贾… ②李… ③滕… Ⅲ.①眼科学
Ⅳ.①R77

中国国家版本馆CIP数据核字（2023）第174958号

责任编辑：傅保娣 特约编辑：张小敏
责任校对：高 涵 责任印制：王艳丽

中国纺织出版社有限公司出版发行
地址：北京市朝阳区百子湾东里A407号楼 邮政编码：100124
销售电话：010—67004422 传真：010—87155801
http://www.c-textilep.com
中国纺织出版社天猫旗舰店
官方微博 http://weibo.com/2119887771
三河市宏盛印务有限公司印刷 各地新华书店经销
2023年10月第1版第1次印刷
开本：787×1092 1/16 印张：13
字数：298千字 定价：88.00元

编　委　会

前 言

眼科学是临床医学中的一门学科，其任务是研究人体重要感觉器官之一的视器官疾病。当今的时代是高科技时代，是信息时代，科学技术以惊人的速度发展。医学的新发展更令人瞩目，眼科领域的新技术、新发展不断出现，使每名眼科医护人员面临严峻挑战。因此，不断学习新知识，接受并掌握新技术是刻不容缓的任务。

本书首先介绍了眼科基础内容，包括眼科检查及常用药物等，然后分别详细介绍了眼科常见疾病的诊断及治疗，最后针对眼科手术治疗也做了相关讲解，内容丰富，图文并茂，科学实用，可供各级医院眼科医师、全科医师及医学院校师生学习参考。

医学是不断发展的学科，其观念、方法、技术不断推陈出新，加上编者时间有限，本书的不足之处在所难免，恳请医学界同仁和广大读者指正，以便及时修订、不断完善，使本书在临床医疗工作中发挥更大的作用。

编　者

2023 年 7 月

目　录

第一章　眼科检查

第一节　眼功能检查法

　　眼功能检查主要是检查患者对事物的认识和分辨能力。眼功能检查包括形觉、色觉和光觉检查。形觉检查就是视力检查，视力可分为中心视力和视野。中心视力指视网膜黄斑部的视力。视野指黄斑以外的视网膜功能（即周边视力）。色觉检查是检测眼的辨色能力。光学检查是检测眼辨别明暗的能力。

一、视力检查法

　　测量视力一般通过视力表检查。视力表上的每一个字形或图形的构成都是根据视角来计算的。由一个物体两端发出的光进入眼内，在眼的结点形成的角度称为视角。视角越大在视网膜上成像越大。物体距眼越近，所成视角与视网膜像越大，距眼越远，所成视角与视网膜像越小，也就是视角大小与物体大小成正比，与距离远近成反比（图1-1）。要分辨两点是分开的，则由此两点发出的光投射在视网膜上的视锥细胞必须是两个不相邻的。两个视锥细胞间要夹有一个不受刺激的视锥细胞，否则两点会融合为一个。正视眼能辨识两点间在眼结点最小夹角称为一分（1′）视角。视力表是以1′视角的标准而设计的，E字形或缺口环形视标都是5′视角，每一笔画是1′视角（图1-2）视力是视角的倒数，视力=1/视角。

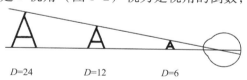

$D=24$　　　　$D=12$　　　　$D=6$

图1-1　视角大小与距离的关系

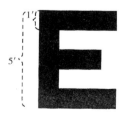

图1-2　视力表字母各边按5′视角构成

（一）远视力检查法

目前，国内常用的视力表有国际标准视力表和缪天荣教授采用数学原理设计的 5 分制对数视力表（1990 年，国家颁布为我国第一个国家标准的视力表），标准对数视力表和朗多（Landolt）环形视力表，都是以小数记录。还有适用于小儿用的图形视力表。国际上使用的斯内伦（Snellen）视力表以 E 字形在 6 m 远看，以分数记录（如 $6/60 = 0.1$，$6/6 = 1.0$）。近年来国内有用视力表投影仪，可调出单个视标的视力表，没有一般视力表的字与字间的拥挤现象。

国际标准视力表和标准对数视力表距离为 5 m，在房间不足标准要求时，可将视力表置于被检者坐位的后上方，于视力表的对面 2.5 m 处放一平面镜，注视镜内所反映的视力表。视力表应有均匀一致、亮度恒定的人工照明（300～500 Lux）。必须单眼检查，检查时用挡眼板凹面遮盖一眼，常规先查右眼，后查左眼。如戴镜应先查裸眼视力，后查戴镜视力。

国际标准视力表分 12 行，看清第一行为 0.1，第 10 行为 1.0，第 11 行为 1.2，第 12 行为 1.5。当被检者不能认出表上最大视标时，可令其走近视力表，直至能看清最大视标时，记录下其距离。如在 3 m 处方能读出 0.1，则该眼视力为 $0.1 \times 3/5 = 0.06$，余类推。即每减少 1 m，则减少 0.02。如在 1 m 处仍不能辨认出最大的视标，则令患者背光而坐，检查者伸手指在患者眼前，使光线照在手指上，让患者辨认手指数目，记录其能辨认指数的最远距离，如一尺半指数。如果在最近距离仍不能辨认手指数，则可将手在患者眼前摆动，记录能辨认手动的最远距离，如两尺手动。

对只能辨认指数或手动的患者，为更进一步了解眼内部功能，应再检查光感及光定位。检查光感需在 5 m 长的暗室内进行。检查时，将患者一眼用手帕完全遮盖，检查者一手持点燃的蜡烛放在患者被检眼前，另一手做时盖时撤的动作，由近及远，记录下患者辨认光感的最远距离（正常者应在 5 m 远看到烛光）。然后置蜡烛光在患者面前 1 m 远查光定位。令患者向正前方注视，眼球不动，查左上、左中、左下、正上、正下、右上、右中、右下，记录患者能否正确指出光源的方向。可在光定位好的方向记录"＋"，定位不好的方向记录"－"。如全无光感，即以"无光感"或"黑矇"记录。

标准对数视力表远视力安放在 5 m 距离。$1'$ 视角记 5.0，为正常视力 1.0。$10'$ 视角记 4.0，4.0 视力为 0.1。4.0 与 5.0 之间，增加一行视力记录相差 0.1，3.0 视力为 0.01，2.0 为手动，1.0 为光感，0 为无光感。最好的视力可测至 5.3（同国际视力表的 2.0）。目前，标准对数视力表已在体检、征兵、招工、学校、青少年视力检查及门诊广泛使用。

（二）近视力检查法

国际标准近视力表分 12 行，在每行侧有小数记法和正常眼检查时所用的标准距离。检查时光源照在表上，应避免反光。通常检查近视力表的距离可不严格限制，令患者持近视力表前后移动，直至能看出最小号字的合适距离。正常者应在 30 cm 看清第 10 行字（即 1.0）。

远近视力配合检查有助于疾病的诊断，尤其是屈光不正，利用近视力表可测知调节近点。方法是检查近视力，如能看清 1.0 行则令患者将近视力表渐渐移近，直至刚好能看清 1.0 行（再移近则模糊不清）之处，称为近点。视力表与角膜之距离即近点距离。近视眼的近点距离较正视眼近，而老视眼及高度远视眼近点距离延长。交感性眼炎早期，交感眼的症状即表现近点距离延长。

John 仿 Jaeger 的近距离视力表制作出的近视力表，表上有大小不同 8 行字，即从 7 到 1a，正常在 30 cm 能读出 1，仍沿用 Jr 记录。Jr 1 字的大小相当于标准近视力表 1.0 行的字迹。

Landolt 环用小数记录，最小一行为 2.0。儿童视力表以各种图像代替字母，用分数及英尺记录，用于 2~3 岁儿童。投影仪视力表调整出单个视标也适用于幼儿、弱视者检查，另外可消除对视力表的背诵，也可用于伪弱视者。因为他不会知道视标的大小，可能看到 0.4 视标，而看不见 0.2 视标。

（三）激光干涉条纹视力（IVA）

激光干涉条纹所测视力在一定范围内不受屈光间质的影响，故能真正反映出视网膜—大脑的视觉功能。

被检者取坐位，头部固定于颌架和额托上，用单眼向激光干涉测试仪的窥视孔内注视，此时可看到圆形红色图像，检查者旋转旋钮，改变空间频率，被检者即可看到黑红相间的条纹，最大条纹间隔以 1.5 周/每度视野 = 0.05 开始，检查者再继续旋转旋钮，被检者看到条纹由粗逐渐变细，直到刚好能辨认出条纹为止，再旋转旋钮就不能辨认出，记录能辨认条纹这一挡空间频率值（周/每度视野），此时检查者可从荧屏上看出已换算好的视力值。条纹每挡的间隔为 0.05。最好视力可达 2.0。

（四）目前更新型的视力表——Smart Ⅱ

Smart Ⅱ 是以分数计算，以计算机为基础，整合视力评估系统，医生可以任意选用它所产生的不同的视标，包含有 E 字形、环形、图像、单个字、红色、绿色等，在 6 m 处检查，适用于各种年龄者，弱视，伪盲及体检。也可查对比敏感度，在暗室和明室都可做检查。可得出更准确的视力。

二、视野检查法

眼注视某一物体时，不仅能看清该物体，同时也能看清注视点周围一定空间的物体，眼固视时所能看到的空间范围称为视野。视野的范围是由眼与注视目标的距离和被注视物体的大小决定的。视网膜的敏感度以黄斑中央凹为最高，距黄斑部越远则敏感度越降低。测量中心视力时采用大小不同的视标，测量周围视力亦一样。视力表的视标是按视角的大小确定的，根据视野检查所用视标的大小和检查距离也可同样计算出视角的大小，并借以测量视野的好坏。所用视标的大小不同，测量出的视野范围也有所不同。研究证明，视标的视角最大限度为 9°，超过 9°也不会使视野再度扩大，但小于 9°则视野就随视标的减小而缩小。

如果用不同大小的视标测出不同大小的视野，按照大小顺序排列，堆积在一个空间内，就能形成一个"视野山"，Traquair 称为盲海中的视岛。视岛上任一点的垂直高度即表示为该点的视敏度，在同一垂直高度各点的连线表示视觉等高度线圈，称为等视线。正常视岛的顶峰相当于最敏感的黄斑中央注视点，由此点做一垂直线可将视岛分为鼻侧和颞侧两部分，鼻侧山坡是陡峭的，颞侧山坡是倾斜的。在顶峰附近有一深洞直达水平面，此洞相当于生理盲点区。海拔较低的视岛周边部对应于视野光敏度较低的周边视网膜。

测量视野不仅要测量视岛的海岸线，也要测量视岛内部的海拔高度。视岛的海岸线是用最大视角的视标测出来的范围。顶峰是用小视角的视标测出来的范围而且只限于中心部。视野的大小是相对的，完全取决于视标的大小、颜色和检查距离，所以在检查时必须注意这几点。

周围视野非常重要，因它不仅能使人辨识周围的环境和物体的方位，也可辨识物体移动的速度。没有周围视野就看不清中心视野以外的人和物，这对生活有很大影响。在临床上有很多疾病其视野显示一定的改变，所以视野检查对于眼底病、视路和视中枢疾病的定位和鉴别诊断极为重要。

（一）正常视野

正常视野的大小可因视标的大小、颜色、检查距离、光线的强弱以及背景的不同而有所不同。此外，生理解剖的不同，如睑裂的大小、鼻梁和眼眶的高低以及瞳孔的大小等都可影响视野的范围。单眼的正常视野和双眼的正常视野不同。

1. 单眼视野

正常的单眼视野略近圆形，颞侧稍大于鼻侧。这种视野是视网膜有光感部分的投影，称为绝对视野。正常视野因受眼附近组织的影响而使其鼻侧视野显著减小，称为相对视野。一般视野系指相对视野而言。正常单眼视野的范围以下方为最大，上方最小。一般正常单眼视野外界上方为60°，下方为75°，鼻侧为60°，颞侧为100°。用白色视标查得的视野最大，蓝色者次之，红色者更次之，绿色者最小。有学者曾用电投影视野计以 5 mm 视标检查 31 026 只正常眼的视野，发现我国正常人的上方视野比日本人的稍窄，而鼻下视野则比欧美人的稍宽些。

2. 双眼视野

双眼同时注视一点所能看见的视野范围称为双眼视野。双眼视野较单眼视野大，除双颞侧新月区外，其他部分均为双眼同时都能看见的区域（图 1-3）。利用双眼视野可以识别伪盲。

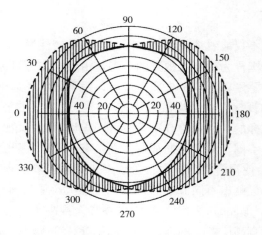

图 1-3　双眼视野

3. 生理盲点

在中心注视点外约15°，水平偏下约3°处有一竖椭圆形的视野缺损，称为生理盲点，由于是 Mariotte 在 1663 年发现的，所以又称为 Mariotte 盲点。生理盲点的横径为 6°~8°，相当于视盘的大小，因为视盘处无视网膜，所以无感光功能，视野上呈现为绝对暗点。在生理盲点的上下方仔细检查，可见一弧形弱视区，为视盘附近大血管的投影，名为血管暗点。当眼压升高或压迫眼球时，血管暗点扩大而且更为明显。

（二）视野改变的类型

视野的改变主要是周边视野改变和视野中出现暗点。

1. 周边视野改变

周边视野改变可根据视功能损伤的程度分为视野收缩和视功能低下。

视野收缩是指视野障碍从周边部开始，真正的收缩是指对所有的视标都是全盲，不管刺激的强弱如何，视野缺损都相同，边缘峻陡，这是比较少见的。

大部分视野缺损是视功能低下，这要靠视野的定量检查才能发现，至少要查 2 个等视线或用定量视野计检查。刺激越大，视野越大则等视线就越大。这种视野收缩的边缘是倾斜状的。分析视野的收缩或低下对疾病的早期诊断和判断预后有重要临床意义，尤其是部分视野低下对分析疾病的性质更为重要。视功能普遍低下可见于屈光间质不清的患者。

根据缺损的部位，视野的收缩或低下又可分为向心性收缩或低下、不规则性收缩、偏盲性收缩和水平性缺损。

（1）向心性收缩或低下：视野形状不变，仅周围界限均等地收缩，患者常有一般性的视力减退，这是由于视网膜周边部的功能相应地丧失所致。轻度的向心性收缩患者并无感觉，高度的向心性收缩（视野呈管状）使患者感到行动极为不便。

（2）不规则收缩：视野周围的界限呈不规则收缩，形状不一，以尖端向中心扇形或三角形者较多见。不规则收缩性状有以下几种：①扇形尖端位于生理盲点，如中心动脉某一分支栓塞；②扇形尖端位于中心注视点如视路疾患；③象限盲，为 1/4 视野缺损如视放射的前部损伤；④鼻侧视野显著收缩如青光眼；⑤颞侧视野显著收缩如视路疾患或视网膜鼻侧疾患。

（3）偏盲性收缩：偏盲是视野的一半缺损，通常为垂直中线所分。真正的偏盲多系双眼同时发生，为视交叉和视交叉以上视路病变所发生的视野缺损。病变的位置和程度不同，偏盲的形态也有所不同。因此，检查视野对脑部病变的定位诊断极为重要。偏盲性收缩或低下有以下几种。

1）同侧性偏盲：为一眼的颞侧偏盲和另一眼的鼻侧偏盲，多为视交叉以后视路的病变所引起，可分为右侧同侧和左侧同侧偏盲；有完全性、部分性和象限性同侧偏盲。部分性同侧偏盲最为多见，缺损边缘呈倾斜性，双眼呈对称性或不对称性。上象限性同侧偏盲见于颞叶或距状裂下唇的病变；下象限性同侧偏盲则为视放射上方纤维束或距状裂上唇病变所引起。

2）异侧偏盲：分为双颞侧偏盲和双鼻侧偏盲。双颞侧偏盲为视交叉病变所引起，程度可以不等，从轻度颞上方视野低下到双颞侧全盲。双鼻侧偏盲不是真正的偏盲，常由某一个上述病变所致，为不规则不对称的视野缺损。

偏盲可以是绝对性或相对性视力低下。双眼视野缺损的形状、大小完全相同者称为一致性缺损，不对称者称为不一致性缺损，前者多见于皮质性疾患。同侧偏盲中心注视点完全二等分者称为黄斑分裂，见于视交叉后视路的前部病变，检查时受检者必须充分合作，否则不易查出。偏盲时注视点不受影响者称为黄斑回避，见于脑皮质后部疾病；也可能是缺损的早期，最后形成黄斑分裂。

（4）水平性缺损：为视野上半部或下半部缺损，有单侧或双侧，前者为视交叉前部病变所致，如视网膜中央动脉的鼻下和颞下支阻塞或下方的缺血性视盘病变可引起上方水平缺损。双上方或下方水平性偏盲见于距状裂的双侧下唇或上唇病变。

2. 暗点

暗点是视野中的岛状缺损，可发生于任何部位，但多位于视野的中心部。当暗点伸到视野的周边或与周边部缺损相连接时则称为"突破"，如青光眼的进展期。

暗点按部位可分为：①中心暗点，位于中心注视点；②中心周围暗点，缺损部位几乎均等地在中心注视点的周围；③旁中心暗点，亦位于中心部但大部分偏向中心点的一侧，有的接近中心注视点，也有的一小部分和中心注视点相重合；由于偏向的方向不同，又分为上中心暗点、下中心暗点、鼻侧中心暗点和颞侧中心暗点；④周围暗点，位于视野的周边部，见于周边部视网膜脉络膜病变或距状裂的前部病变；⑤盲点性暗点，包括生理盲点在内的暗点如生理盲点扩大、血管性暗点和中心盲点暗点、中心盲点暗点为中心注视点和生理盲点相连的视野缺损，见于轴性视神经炎和烟草中毒性视弱等；神经纤维束性暗点也属于盲点性暗点，从生理盲点开始随神经纤维走行分布。

暗点按形状可分为：①圆形；②椭圆形即中心盲点暗点，常呈哑铃形或不规则椭圆形；③弓形或弧形暗点及神经纤维束型暗点，由生理盲点或其附近伸向鼻侧；比耶鲁姆（Bjer-rum）区的上下纤维受影响则形成双弓形暗点，上下终止于鼻侧水平线上，此类型暗点见于青光眼；如果视盘鼻侧纤维发生病变，则视神经纤维型的视野呈楔形缺损；④环带型暗点，有的环形暗点的凹面向着中心注视点，但不符合神经纤维的走行，这种暗点可发生于视野的任何部位，典型者见于视网膜色素变性；⑤偏盲性或象限性中心暗点是中心部偏盲或为一象限尖端受影响的缺损，一般很小；半盲性暗点也与全视野的偏盲相同，分为同侧性偏盲和异侧性偏盲。

（三）视野分析的内容

检查视野除注意缺损和暗点的部位和形状外，还要分析它们的大小、浓度、均匀度、边缘、动态、单双侧和其他特殊性质。这些对于了解疾病的性质、定位和预后都是非常重要的。

1. 大小

视野缺损的大小在诊断上意义不大，但对于预后是非常重要的。必须用不同的等视线来确定缺损和暗点的大小。如果缺损边缘是倾斜的，则用小视标查的结果比用大视标查出的大而清楚，例如用3/1 000等视线检查仅能发现小的中心暗点，而改用1/1 000检查则出现中心盲点暗点。视野缺损和暗点的大小根据病情的进展和改善随时改变，密度高边缘陡峭的缺损的大小比较稳定，病变恢复也较困难；密度低边缘倾斜者容易改变，例如，用5/1 000等视线查出的缺损很小，1/1 000者则很大，病情恶化时则暗点进一步变为致密，病情好转时则暗点缩小或消失。

2. 浓度

视野浓度是由视野缺损区所在部位的视力确定的，程度不等。轻者仅有视力低下，最重者则缺损区完全失明，后者少见。大多数患者有一定视功能，例如用1/330检查是完全失明，但用 20/330 检查则缺损区消失。视野的浓度在自动静态定量视野检查的灰度图上显示得更明显。

高浓度的视野缺损说明神经纤维传导完全受阻。在一个暗点区内可能有一个或几个浓度高的核心，而在其周围有视力减低区。暗点可根据浓度分为比较性和绝对性：比较性者可以分辨一定大小的白色视标，但对较小的白色或其他颜色视标都不能辨识，记录时以平行线表示之。绝对性者对所有视标和光感完全看不见，临床上这种暗点少见，一般为对某一小视标呈绝对性，而对较大视标呈比较性；或者对白色为比较性，而对其他颜色则为绝对性。例如，视神经病变患者的中心暗点对红绿色常为绝对性而对黄色则为比较性；相反视网膜疾患引起的中心暗点对黄色呈绝对性，而对绿色则呈比较性；生理盲点对各种颜色都是绝对性暗点，记录时以交叉线条或全涂黑色表示绝对性暗点。

3. 均匀度

视野缺损区内的均匀度可以是一致的，也可以是不一致的。凭借暗点的均匀度和核心的排列可以分析出其组成部分，这对于了解病变的性质和定位是很重要的。例如，颞侧偏盲性暗点的颞上方比颞下方致密则说明病变时颞下方直接压迫黄斑部纤维的交叉处，这对诊断疾病性质就有了线索；同样地分析早期青光眼旁中心暗点的均匀度，则可以发现暗点核心的排列呈弓形。均匀一致的高浓度暗点用视野计粗略检查即可测出，但有些暗点需要细致的定量方法才能查出它的真实情况。

检查方法：①增加检查距离或用小视标以减小视角，也可既减小视标又增加距离；②用滤光片减低光度或用电流量控制光度；③根据病情用不同颜色的视标检查。

4. 边缘

如果缺损的边界进退较宽和逐渐改变，用不同大小的视标产生不同的等视线，这种边缘称为"倾斜"边缘；如果可见区与不可见区的分界线很清楚，即所有的等视线都相同而且重叠在一个位置上，这种边缘称为"陡峭"边缘，见于生理盲点和偏盲的正中垂直分界线。分析边缘可以了解疾病进展的情况，例如倾斜边缘的暗点表示病情容易变化，可进展，可逆性也大；陡峭边缘时表示病情稳定，进展缓慢。必须用不同的视标或检查距离确定缺损边缘。

5. 动态

动态是指暗点的发生和疾病进展急剧或缓慢状态，从而反映出疾病的性质。例如，烟草中毒性视弱的中心暗点的开始和进展都是缓慢的，而多发硬化症的中心暗点在几小时内即可出现，消失也比较快；又如，血管性缺损开始快，压迫性缺损的开始和发展都慢。

6. 单双侧

单眼视野改变多见于视网膜脉络膜病变和视交叉前的视路疾病。发生在视交叉后的视路疾患、多发性硬化症、慢性球后视神经炎和中毒性弱视者多为双侧性。视网膜、脉络膜也可以双眼受累。

7. 特殊性质

有些暗点在某种情况下特别明显，例如，视神经纤维损伤所致的视野缺损用红色视标容易显示出来，视网膜脉络膜病变所致的暗点用蓝色视标容易检出；有些缺损如青光眼视野在暗光下明显。此外，有的暗点患者自己能感觉到者称为阳性暗点，多发生于视网膜脉络膜病变。玻璃体浑浊视野也可发生阳性暗点。有的暗点必须经过检查才发现，称为阴性暗点，多由于视盘后的视路传导的一部分或视中枢细胞的一部分被破坏而发生。视网膜脉络膜疾病严重者也可出现阴性暗点。

（四）视野检查方法

检查视野时不仅要检查视野周边的界限，也要检查其中有无缺损区即暗点。注视点30°以内的视野范围称为中心视野，30°以外称为周边视野。无论中心视力如何，视野半径小于10°者属于盲。视野检查方法分为动态视野检查方法和静态视野检查方法。

1. 普通视野检查方法

一般是动态视野检查，是指用同一刺激强度光标从某一不可见区如视野周边部向中心移动，以检测视野可见范围的方法。常用的动态视野检查方法包括对照视野检查法、弓形视野计检查法、平面视野计检查法等。虽然有各种新型视野计，但这些普通视野检查法操作简单、易于掌握、视野计价廉，仍是常用方法。

（1）对照视野检查法：此法是以检查者的正常视野与受检者的视野作比较，以确定受检者的视野是否正常。这种方法适用于下列情况：①初步视野测量；②急于求得结果；③不能做详细视野检查的卧床患者；④不能很好注视的患者，如小儿和精神病患者。

此法的优点是简单易行，不需要任何仪器而且可以随时随地施行。对于有明显视野改变的视神经萎缩、视网膜脱离和偏盲患者，用此法能立即测知患者视野的大概情况。

检查方法：令受检者背光与医生对坐或对立，彼此相距约为1 m，两眼分别检查，检查右眼时受检者闭合左眼（或用眼罩遮盖），医生闭合右眼，同时嘱受检者注视医生的左眼，然后医生伸出手指或持视标于检查者和受检者中间，从上、下、左、右各不同方向由外向内移动，直到医生自己看见手指或视标时即询问受检者是否也已看见，或嘱其看见视标时立即告知。这样医生就能以自己的正常视野比较出受检者视野的大概情况。

（2）弓形视野计检查法：弓形视野计是比较简单的动态周边视野检查计，最常用的弓形视野计是由 Purkinje（1825 年）发明、由 Forster 用于临床的，以后又经过多次改进。目前常用电光投影弓形视野计，由一个半径为33 cm 的半弧形的金属板、发光的照明管和头颏固定架组成。弧形金属板的背面有度数，中央为0°，左、右各为90°，半弧板的中央固定在一支架上，固定处有一方向盘，可随意向任何方向转动。照明管向弧板的内面照射出一圆形光点作为光标，在弧形板的中央有 X 形光点为注视目标。视标的光度、大小和颜色均可随意调换。用手操纵转动方向盘使光标在弧板上移动。这种视野计的优点是视标的大小、颜色、亮度都有一定的规格，检查方便、迅速，也便于掌握。

检查方法：将视野计的凹面向着光源，受检者背光舒适地坐在视野计的前面，将下颏置于颏架上，先检查视力较好的眼，使受检眼注视视野中心白色固定点，另一眼盖以眼罩。一般开始用3～5 mm 直径白色或其他颜色的视标，沿金属板的内面在各不同子午线上由中心注视点向外移动到受检者看不见视标为止，或由外侧向中心移动，直至受检者能看见视标为止。反复检查比较，以确定视野或缺损的边界，并记录在视野表上。如此每转动30°检查一次，最后把记录的各点连接起来，就是该眼视野的范围。

（3）平面视野计检查法：平面视野计是比较简单的动态中心视野检查计，常用的视野计是 Bjerrum 屏，为1 m 见方的黑色屏，在它上面以不明显的条纹按照视角的正切，每5°画一向心性圆圈，其方法如图 1-4 所示。CD 为黑色屏面，O 为屏的中心，A 为眼的位置，AO 为1 m 的检查距离，$\angle OAB$ 为5°角，由 OAB 可求出 OB 的长度。$OB = OA \times \tan \angle OAB$，

$OB = 100 \times \tan 5^\circ = 8.75$ cm。因此，以 O 为中心，以 8.75 cm 为半径所画出的度数即 5° 视角的度数，同样 10° 视角的度数由 $\angle OAE$ 可得出。$OE = 100 \times \tan 10^\circ = 17.63$ cm。以 O 为中心，以 17.63 cm 为半径所画出圆圈为第二个圆圈，其他以此类推。此外再由中心向外画放射状的直线，每两根直线之间相隔 30° 角。在视野计的中心放置一 5 mm 直径的白色圆盘作为注视点。此法主要检查视野 30° 以内有无暗点。

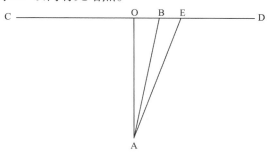

图 1-4 平面视野计度数说明图

$OB = OA \times \tan\angle OAB$；$OB = 100 \times \tan 5^\circ = 8.75$ cm

检查方法：令受检者坐在视野计的前面 1 m 处（个别情况下用 2 m 距离），受检眼注视视野计中央的固定点，另一眼遮以眼罩，置颏于持颏架上，先测出生理盲点，借以了解受检者是否理解检查和检查方法，以及会不会合作注视。然后用 2 mm 视标由视野计的正中向周边或由周边向正中移动，在各子午线上检查，同时询问受检者何处看见或看不见视标，随时用小黑头针记录暗点的界限，然后把所得的结果转录在视野表上。

（4）Amsler 方格表检查法：Amsler 提出用此表做中心注视区的视野检查。方格表是 10 cm 见方的黑纸板，用白线条划分为 5 mm 宽的正方格 400 个，板中央的白色小圆点为注视目标（图 1-5），检查距离为 30 cm。这也是一种普通简单的检查方法。

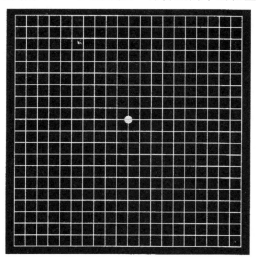

图 1-5 Amsler 中心视野检查表

检查时询问受检者以下问题。

1）是否看见黑纸板中央的白色注视目标。如果看不清或看不见注视目标，则说明有比较性或绝对性中心暗点，令受检者指出看不清（比较性暗点）或看不见（绝对性暗点）区域的范围。如果两者同时存在，则令受检者指出它们之间的关系，以便找出比较性暗点的"核心"（绝对性暗点）。

2）是否能看见整个黑纸板，如果看不见则令受检者指出哪一部分看不见。

3）方格有无变形，线条是否扭曲。

此法简单易行，方格表携带方便，可以迅速而准确地查出中心视野的改变。

（5）普通视野检查时注意事项：在视野检查的全部过程中，注意受检眼必须始终注视中心固定点，此外应注意以下各项。

1）照明度：普通视野检查多用人工照明，也可在日光下进行，但天气变化容易影响检查结果，因此最好使用人工照明，把灯放在受检者头的后面，使光线均匀地照在视野上。最好设有可变异的照明装置，对某些疾病，例如青光眼，减低照明度更容易发现视野异常。

2）视标及其移动方向：视标大小不同，有 1~2 mm 的，也有 1~2 cm 的，对于视力严重减退患者可选用较大视标。不同疾病的患者对颜色的敏感度各不相同，因此，除用白色视标外，检查视网膜疾病患者应采用蓝色和黄色视标；对视神经疾病患者则采用红色和绿色视标。根据物理学原理，视标越小，视野越小。例如，用 2 mm 视标查得的视野不仅比用 5 mm 者小 5°~10°，而且各子午线也相应地一致缩小。如果用 5 mm 视标查得的视野是正常的，而用 2 mm 时，则可发现某一方向的视野不是相应地而是明显地缩小，这就提示在这方向有病变；如果用 5 mm 视标检查时发现某一方向有缺损，但不能确定该缺损为病变抑或是为其他原因所致时，可用 2 mm 视标再检查一次，如果在这一方向同样也发现有缺损，则表示该处确有病变。有时用强大刺激（大视标）不能发现轻微的视野改变，但用小而弱的刺激反而可以发现，所以必要时用大小不同视标测量视野。TPOH 指出检查视路疾病时，需用 3 种视标检查，即 5 mm 白色、2 mm 白色和 5 mm 红色。视标的颜色必须保持原有的浓度，如果退色就影响视野的大小，检查就不可能正确。

视标移动方法：移动视标要与进行方向垂直摆动，因为视网膜特别是它的周边部对断断续续的刺激最为敏感。白色视野以看见视标之处作为视野的边界，颜色视野以能明确分辨视标颜色之处为视野的界限。关于颜色视野各医生检查结果常不相同，这是因为颜色视标由外向内移动时颜色逐渐改变的缘故。例如，红色视标由周边向中心移动时，最初为灰色，继而为黄色、橙色，最后才是红色。如果预先不向受检者解释清楚，受检者往往以看见灰色时就认为已看见。因此，再检查时应告知受检者，在真正看见红色时才说看见，但不要求其颜色的浓度和中心注视点一样。

3）影响视野的因素：具体如下。①受检者的合作：应先向受检者解释检查视野的方法及其重要性，以便争取其合作，在检查过程中不应分散受检者的注意力，如果受检者感觉太疲乏，可嘱其暂时闭眼休息片刻，否则将影响检查结果。②面形：受检者的脸形、睑裂的大小、鼻梁的高低、眶缘的凹凸以及眼球在眶内的位置，均可影响视野的大小及形状。③瞳孔的大小：缩小的瞳孔可使视野缩小，对青光眼患者尤为重要。如果检查前瞳孔药物性缩小则视野缩小，反之瞳孔开大则视野增大。用药可以改变瞳孔的大小影响视野，在观察病变过程中要注意到这一点。④屈光不正：远视眼的视野比近视眼者稍大，但差别无临床意义。用平面视野计检查时未矫正的屈光不正，常常使视野缩小。检查周边视野时，受检者最好不戴眼镜，以免镜框阻碍视线。如果受检者有高度屈光不正，可令其戴镜而用较小视标使测得的视野范围缩小，不受镜框的影响。⑤屈光间质的改变：白内障可引起视野普遍缩小，手术前后有明显不同。如1例青光眼患者伴有白内障，视野极度收缩呈管状，待白内障摘除后视力矫正到正常，视野扩大，可见弓形暗点。⑥对随访观察的患者，每次检查的条件必须一致，方可比较。⑦检查者要技术熟练，认真负责，耐心做解释工作，使受检者在检查的全部过程中能充分合作。

4）视野记录方法：视野表上必须注明受检者的姓名、检查的年月日、当时的视力和光源的种类。如果是在明室检查应记录天气阴晴和检查的时间，也要记录视标的大小、颜色和检查距离。视标的大小和检查距离可用分数记录，以视标大小为分子，距离为分母，例如5/330是视标为5 mm，距离为330 mm。最后检查者在记录表上签名。

2. Goldmann 动态定量视野计检查法

Goldmann 视野计是一种半定量的视野检查法。Goldmann 视野计检查背景为一半径300 mm的半球壳，内壁为乳白色，在其上方中间边缘处有背景光源光度调节器，每次使用前调节背景光度到31.5 asb。背景的中心有注视点，距此300 mm处有受检者的固定头架。视野计背面右上方有调节视标亮度和大小的装置，有3个横行的槽穴和横杆。

第一横槽：即上方的横槽，为视标光度滤光器调节装置，根据检查的需要横杆在a、b、c、d、e 5个位置移动，分别代表各视标调节光度通过情况各为40%、50%、63%、80%、100%，e 处无滤光片，光线可完全通过。各滤光片间阻挡光线的亮度相差1.25倍即0.1对数单位。

第二横槽：位于第一横槽下方，为视标光度，根据检查的需要横杆可在1、2、3、4四个位置上移动，在 e 处分别代表光度为31.5 asb、100 asb、315 asb、1 000 asb。各滤光片间所阻挡光线亮度相差3.15倍，即0.5对数单位。

第三横槽：位于一、二横槽的右侧，为调节视标大小（mm²）的装置。根据需要横杆可在0、Ⅰ、Ⅱ、Ⅲ、Ⅳ、Ⅴ6个位置上移动，分别各代表1/16、1/4、1、4、6、64，各数间相差4倍，即0.6对数单位。当前述3个横杆推向最右侧时，视标面积与亮度均为最大即Ⅴ4e，面积为64 mm²，亮度为1 000 asb，调节滤光为100%。例如检查时用的视标为Ⅰ2e，即表示视标为1/4 mm²，亮度为100 asb，调节滤光为100%。

视野计背面上方中心部有望远镜筒，以便于注视受检者瞳孔是否是中心注视，并可测知瞳孔大小。背面左上方有视野操纵杆固定钮，操纵杆的一端活动在视野纸上，另一端视标光点反应在视野计的背景上，操纵杆按检查的需要来来回回在视野纸上移动，让受检者辨识。例如，操纵杆在记录纸（视野纸）的左侧时是代表视标在受检者左侧视野半球上。如果想把视标从左侧移到右侧，必须先将操纵杆小心地移向下方，经过视野纸的下边，才能转向右侧，完成右侧视野的检查。视野计背面下方是视野纸放置处，视野计右侧面有视野纸夹的螺旋，当拧松时露出夹间裂隙，可从此裂隙插入视野记录纸，轻轻移动，对准位置，然后拧紧两侧的固定螺旋。视野计背面右下方有视标控制开关钮，向下压钮即在视野背景上显露小光点视标，放松时可自动关闭，光点消失。在开关钮附近还有矫正眼镜架座。

检查方法：通电源后校正视野计背景亮度，一般维持在31.5 asb，即把第二横杆推向0.315，视标在Ⅴ校正投射光源的亮度，然后安装视野纸。

装置矫正眼镜，特别是老年人要加用与年龄相应的眼镜。白内障摘除与人工晶状体植入术后因丧失调节能力，需要在最佳远视力矫正后加用 +3.25 球镜。

使受检者下颌和前额舒适地紧靠在头部固定的下颌托及额带上。双眼检查先查视力好的眼。

训练受检者正确理解视野检查的方法，并说明积极配合是获得正确检查结果的关键。其方法及令受检者注视背景的中心点，可由望远镜监视之。先选用最大最亮的刺激物 V4e 在注视点周围闪烁光亮，受检者手持回答电钮，嘱其看见光点出现即按钮，以示受检者对检查方法的理解。然后用 I4e 最小最亮的光点检查生理盲点。

在常规视野检查中，I 号视标为标准视标，从 1a 到 4e 有 20 个不同亮度。只有当 I4e 看不到时才改用 II～V 号大视标。

视标移动每秒 3°～5°，由周边向中心移动。

在颞侧 25°水平线用 I2e 视标选取中心阈值做中心视野检查，注意有无暗点。

在鼻侧 55°水平线用 I4e 视标选取周边阈值，做周边视野检查。也可根据不同疾病有重点地检查，如青光眼注意鼻侧阶梯，偏盲注意垂直线的两侧。

在做视野检查的整个过程中，检查者应通过望远镜观察受检者的眼位，应特别注意受检者回答时的眼位，若其眼球注视欠佳有轻微移动，则不做记录。

3. 自动静态定量视野检查方法

视野学的发展及其研究一直与视野计的更新换代和检查方法的改进有关。电子计算机自动视野计的应用已成为视野检查的划时代标志。自动视野计的主要特点是具有不同的检测程序，阈上值筛选检测能用来判定视野的范围是否正常，而阈值检测可以精确的定量视野的敏感度。根据不同疾病及其可能受累视野而设计专用的检查程序，如青光眼程序、黄斑部疾病程序和神经性疾病程序等。检查者可根据不同疾病及其可能的视野特点选择相应检查程序有效地进行视野检查。

不断有新的视野计及统计方法和软件问世，具有代表性的自动静态视野计是 Humphrey 和 Octopus 视野计。

（1）Humphrey 视野计：Humphrey 视野计是由电子计算机自动控制的投射型视野计。不断有新的机型更新换代，统计方法也由一般的视野分析到多种统计软件的统计分析，如 Statpac、Statpac2、回归分析、多个视野检测结果分析、概率图分析及青光眼半视野对照分析等。以现在常用的 Humphrey（HFA II）750 型全功能视野计为例进行说明。

Humphrey 视野计是一整体机型，由视野屏、光学系统、中央处理器和受检者部分组成，可进行人机对话。视野屏是一个非球面的屏幕，由计算机控制将光标投射到白色半球状的检查背景内的不同部位，光标的大小与 Goldmann 视野计的 I～V 号光标相同，III 号视标为常用光标，但在蓝/黄视野检测时应选用 V 号光标。通过滤光片调整亮度，产生的投射光标亮度在 0.08～10 000 asb，光标持续时间为 200 毫秒，背景亮度 31.5 asb。通过彩色滤光片可以进行彩色视野检查。其前端有头颏固定装置。中央处理器不仅要控制光学系统，还配有一个程序和数据储存的硬盘、磁盘驱动器和显示屏，并连接有打印机。

检查方法：首先输入受检者的一般资料［包括姓名、出生年月日、视力、矫正镜片、眼压值、杯盘比（C/D）值等］。受检者将头颏固定在视野计前，由检查者用光电笔或触摸屏根据受检者的病情选择合适的检测程序（筛选程序/阈值程序）。

　　给受检者做检测示范并进行检测训练。应确认受检者已完全理解检测方法时，开始检测。检查时光标点将在视野计的半球壳内背景上自动出现，受检者看见光点则按钮回答。检查开始时，光标随机地投射到生理盲点区，如果受检者按钮应答，则说明该受检者的固视情况不良。当错误应答次数超过规定标准时，机内的报警系统就会发出铃声，提示检查者重新训练受检者怎样进行检查。

　　Humphrey 视野计采用生理盲点固视监测技术，受检者的眼被摄入后显示在显示器上，并可通过调节瞳孔的位置，使其位于显示器的十字中心以监视其固视状态。检测过程中应随时观察受检者的检测状况，如有固视丢失率过高、假阴性率过高等现象，应及时终止检测，重新开始。全部检测完成，有铃声提示，可进行存储并开始打印。

　　检查结果由 Humphrey 视野计的 Statpac 统计软件进行分析。Statpac 软件主要是建立在广泛正常视野检测的基础上，自动地将视野结果与各年龄的正常视野模式进行比较。

　　Humphrey 视野计有 3 套检查程序：筛选程序、阈值检测程序和自动诊断程序。筛选程序包括 3 个青光眼检查程序，3 个中心视野检查程序，3 个全视野检查程序，还可以选择自定义检查程序随意增加检查位点，并可根据需要将增加的位点加入上述各检查程序中。阈值检测程序包括 8 个标准检查程序，覆盖黄斑中央和视野 30°～60° 及颞侧半月形视岛区。

　　打印形式：Humphrey 视野计阈值视野检测结果打印包括上方的患者姓名等资料、左上方的可靠性数据，以及 6 个视野图，数字图、灰度图、总偏差数字图、模式偏差数字图、总偏差概率图和模式偏差概率图。

　　（2）Octopus 视野计：Octopus 视野计是投射式电子计算机自动视野计，由半球形投射视野计和处理数据用的电子计算机组成，可以提供不同的程序，应用于普查及定量阈值测量。本视野计有不同的类型和不同的软件程序供不同临床需要，以 2000R 型专供青光眼早期视野检查的 G1 程序为例说明。由于青光眼早期损害多发生于中心和鼻侧视野区，在该检测程序中整个视野范围内安排 73 个光刺激点，其中 59 个位于中心 26° 以内，其余 14 个点安置于中周部和周边区内，但在鼻侧视野内的刺激点比较密集。G1 程序的特点是对检查结果的定量评价。视野检查结果不仅可用灰度图和数字表示，也可以通过计算机直接演算出一组视野指数。如下列数项：①平均光敏度（MS），这是代表所有检查点不同光敏感度的算术平均值，其病理含义是视野的弥漫性损害；②平均损害（MD），是各个检查点上测得的光敏感度数值与其正常值差数的平均值，此值的增加则标志视野的弥漫性损害；③丢失差异（LV），此值的增加标志局限性视野损害，特别是对早期小的视野缺损有意义；④矫正丢失差（CLV），当 LV 较小且接近正常边界值时，则需继续检查此值，因为一个小的 LV 值可以是由视野检查过程中的扩散或一个小暗点所致，为了作出区别，则需做双向检查以计算CLV；⑤短期波动（SF），此值代表一次视野检查期的扩散数值，亦需应用双相检查确定，其目的是为验证 MS 检查结果的重复性；早期青光眼损害可为 SF 值增高，但患者不合作亦可导致类似结果。

　　检查方法如下。

　　1）检查分为 3 相，首先检查第 1 相即检查中心 59 个点的差异性光敏感度，由电子计算机直接算出 MS、MD 和 LV 值。如果得到的 MD 和 LV 值在正常限内，或 LV 有明显病理范围，则直接进入第 3 相检查，即对周边 14 个点进行测试；如果 LV 为边界值，则用第 2 相，即对中心 59 个点重复检查，计算出 CLV 和 SF 值。检查结束后，根据需要可用数字、符号或灰度图及视野指数进行显示。

2）结果判定：首先根据视野指数作出判定，假如 MD 值超出正常范围，而 LV 值或 CLV 值在正常范围内，则为弥漫型视野损害，无暗点；若 LV 值或 CLV 值增加，则为局限型缺损；若 MD 值正常，LV 值或 CLV 值增加则有小暗点。当 LV 值轻度增加时，则通过检查第 2 相，计算出 CLV 值和 SF 值，以鉴别由真实暗点而致的离差和由扩散而致的离差，同时也可区别青光眼的早期损害与由于患者不合作而致的误差。在上述分析断定的基础上，再根据图示法，标出视野缺损的性质和形态。

4. 全视野三维计量法

视野检查结果是一个三维立体结构构成视野山，视野缺损的数量也应该用一个体积单位来描述。病理性视野与正常人视野之间的差值是一个体积，对这一缺损体积如何计量，我国贺忠江等提出了一种全视野三维立体计量法，并研制出 TTT 两用全视野立体分析仪。它包括 2 部分内容，即中心视野总灰度值计量法和周边视岛分层立体角计量法。

三、光觉检查法

光觉是视觉中的最基本机能，是从视觉系统接受外界光刺激开始，到视皮层最后得到光感知的整个生理过程。人眼所能感受到的光，仅是光波中 400～760 nm 范围的可视光，当这种光波到达人眼视网膜后激发了视网膜上视锥细胞和视杆细胞两种感光细胞，使其产生兴奋，经过光化学和电生理活动，经视神经把光觉传达到脑皮质，其中视杆细胞主要对暗光起作用，视锥细胞则对亮光下各种颜色起作用。人眼视网膜视杆细胞量大，多分布在中央凹以外的视网膜上，而视锥细胞则量小多集中在中央凹部，所以正常人从明处进入暗处，无法辨认周围物体，随着在暗处停留时间的增加，逐渐觉察周围物体，增加了对光的敏感度，这种适应过程称为暗适应，测量暗适应能力和其过程，也就是光觉测定的基本内容。已暗适应的眼进到明亮处，也会发生视力障碍，但不久就可对光亮适应，称为明适应。

对最小量光线引起光感觉的阈值，称为光刺激阈，光刺激阈的高低与光的敏感度强弱成反比。通过对暗适应过程中，光刺激阈的变化的测定，就可得到暗适应曲线，因而得知人眼光觉的情况。

暗适应过程，大致分为两个主要阶段，即视锥细胞敏感度和视杆细胞敏感度。正常人最初 5 分钟对光敏感度提高很快，以后转为渐升，在 5～8 分钟时可见一转折点此即 a 曲，又名科尔劳施屈（Kohlrausch）曲，随后光敏感度又有较快上升，20 分钟后渐趋稳定，直到 50 分钟左右基本完成。在 Kohlrausch 曲之前的暗适应段为视锥细胞敏感段，称为快相期，其后段为视杆细胞敏感段称为慢相期，通常至少测定 30 分钟暗适应阈值。

自 Aubert 用暗适应过程测定光觉以来，有了许多新设备，现在公认较好的是 Goldmann-Weekers 暗适应计，现介绍其检查条件、步骤及正常标准曲线于下，作为参考。

暗适应计重点检查暗适应曲线及其阈值。其结果受多种因素影响，故检查条件必须固定，且必须有自己的正常标准曲线才能便于临床应用。检查步骤是先在明室内停留 10 分钟，后进入绝对暗室内，让患者面对 Goldmann-Weekers 型暗适应计的球口，固定好下颌，双眼在自然大小瞳孔下注视球中央 2 分钟，后接受球面内 3 000 asb 亮度的前曝光共 5 分钟；立即熄灭前曝光灯，在绝对黑暗下令患者注视球中央试盘中心上方 11°投射的红光点，让患者分辨试盘上的黑白条道。试盘直径 56 mm，距离 30 cm 相当于 11°，试盘的透过率为 0.52，黑白条道对比度为 100%，照在试盘上的暗适应灯照度为 6 Lux，故试盘亮度为 6 × 0.52 = 3.12 asb。检查前先将调节试盘亮度的旋钮转到最大，使打孔记录杆针尖对准在记录图表对数 7 单位处。记录表安放在自动转鼓上，其旋转速度 50 Hz 每分 4.5 mm，记录图表纵坐标为亮度用对数单位表示，横坐标为时间单位用分表示。当患者能分辨出黑白条道时，迅速转动旋钮减弱试盘的亮度到分不清黑白条道时为止，待其又分清黑白条道时在图表上打孔记其亮度，待患者又能明显分清黑白条道时再减弱试盘亮度到分不清黑白条道，待其又分清时再在图表上打孔，如此反复持续共 30 分钟。最后取下图表接连记录表上的针孔点即绘成暗适应曲线。

检查条件不同其暗适应曲线结果也不同。视杆细胞以在视网膜 10° ~ 20° 最密集，故采用 11° 固视。现将冯葆华等用上述方法所检查的 60 例正常人的暗适应曲线结果及其正常上界介绍如下，见表 1-1 和图 1-6。

表 1-1 正常暗适应曲线及其上界

项目	时间/分钟					
	5	10	15	20	25	30
正常曲线值	3.26 ± 0.32	2.47 ± 0.27	2.08 ± 0.34	1.74 ± 0.25	1.55 ± 0.31	1.40 ± 0.29
正常上界值	3.89	3.00	2.75	2.24	2.16	1.97

注 正常上界值 = 均值 + 1.98 × 标准差。

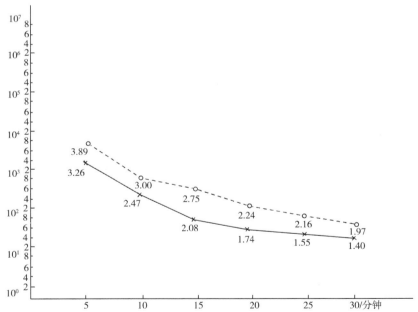

图 1-6 正常暗适应曲线及其上界 Goldmann – Weekers 型暗适应计 11° 固视

暗适应曲线是视网膜视杆细胞功能的检查方法。我们在大量临床实践中证实 11° 固视最敏感。正常上界 30 分钟阈值如超过 2 对数单位即有夜盲现象，如超过 3.9 对数单位即说明已无视杆细胞功能，此曲线即为单相曲线。暗视功能减退可依 30 分钟阈值将其分成 4 级：

2.0~3.0 对数单位者为轻度（＋），3.1~4.0 对数单位者为中度（＋＋），4.1~5.0 对数单位者为重度（＋＋＋），5.1 对数单位以上者为极度（＋＋＋＋）。

暗适应曲线用于确诊有无夜盲现象及夜盲程度的轻重，以及评价夜盲治疗效果。

如不具备 Goldmann-Weekers 暗适应计，也可用对比法或其他暗适应计。

对比法：检查者和被检查者从明处一起进入暗室，记录下时间，在微弱光线下二人同时在同等距离上，以看清视力表第一个大字的时间作为对比。此法仅可粗略了解被检查者的暗适应情况。检查者的暗适应必须正常。

Forster 光觉计：为一箱式结构。在具有由旋钮调节光强度的暗箱里，贴有黑白条纹纸，经 15 分钟暗适应后，令患者由视孔窥视黑白条纹，能辨别条纹时，旋钮的刻度（直径）Pmm 与正常者刻度 Nmm 比较，患者的光觉可用 N^2/P^2 相对地表示出来。

此外还有 Nagel、Zeis Hatinger 暗适应计等。

有暗适应障碍（夜盲）的疾病有：先天性停止性夜盲，如静止型白点状眼底；有先天因素但出生后出现夜盲，如视网膜色素变性、白点状视网膜变性、先天性梅毒性视网膜脉络膜炎、高度近视眼等。后天性者有特发性夜盲（维生素 A 缺乏症）；症候性夜盲，如开角型青光眼晚期、糖尿病性视网膜病变、肝功能障碍等。

（李相军）

第二节　眼压检查法

眼压是眼内容物对眼球壁及内容物之间相互作用产生的压力。

正常人的眼压值是 10~21 mmHg（1 mmHg＝133.3 Pa）。眼压是青光眼诊断和治疗中必须的临床资料。眼压测量的方法有指测法和眼压计测量法。

一、指测法

检查方法及步骤如下。

（1）测量时让被检者两眼尽量向下注视。

（2）检查者将两手中指、小指置于被检者前额作支撑，示指指尖放在上睑板上缘的皮肤面。

（3）检查者两示指向眼球中心方向交替轻压眼球，当一指压迫眼球时，另一指即可感触波动感。

（4）根据指尖感觉到的眼球波动感，来估计眼压的高低。

（5）眼压正常记录为 Tn；眼压轻度、中度和高度减低分别记录为 T-1、T-2 和 T-3；眼压轻度、中度和高度增高分别记录为 T＋1、T＋2 和 T＋3。

临床上多用于不能用眼压计测量眼压的情况，如角膜白斑、角膜葡萄肿、圆锥角膜和扁平角膜等引起角膜曲度明显改变者。此方法只能粗略地了解眼压，注意不可过度用力压迫眼球。

二、眼压计测量法

眼压计分为压陷式眼压计（又称接触式眼压计）、压平式眼压计（又称非接触式眼压计）。

（一）Schiotz 眼压计测量法

Schiotz 眼压计属于压陷式眼压计，放在角膜上的底板中轴以一定重量的砝码压迫角膜中央，根据角膜被压陷的深度间接反映眼压。

1. 准备眼压计

（1）在眼压计的试板上测试眼压计的指针是否指向零位，并检查指针是否灵活。

（2）眼压计的足板部分先用 75％乙醇棉球擦拭，再以消毒干棉球擦干。

2. 麻醉

被检眼滴入表面麻醉药，如用 0.5％丁卡因滴眼液滴眼 2 次。

3. 体位

嘱被检者仰卧直视上方，并举起左手伸出示指作为注视点，通过此注视点双眼直视上方，角膜切面保持水平位。一般先测右眼，后测左眼。

4. 测量

（1）检查者右手持眼压计持柄，左手指轻轻分开被检者上、下眼睑，分别固定于上、下眶缘。

（2）缓慢地将眼压计足板放置于角膜中央，保持垂直。

（3）可见眼压计指针随着眼球搏动在刻度尺前微微摆动。

（4）先用 5.5 g 砝码读指针指示的刻度，如读数小于 3，则需换 7.5 g 的砝码，再行检测；依此类推，用 10 g 的砝码测量，再以 15 g 的砝码测量。

（5）每眼同一砝码连续测量 2 次，其读数差值应不超过 0.5 格刻度数。

5. 换算记录眼压值

（1）根据测量眼压时所用的砝码重量，从眼压计所附的换算表中查出对应的眼压值。

（2）记录值为：砝码重量/指针偏转刻度数＝换算后眼压值，单位为毫米汞柱（mmHg）。

6. 测量结束

测完眼压，用抗菌药物滴眼液滴被检眼。用乙醇棉球立即将眼压计足板清洁干净，放回眼压计盒内。

7. 检查的注意事项

（1）检测者不要人为地向被检眼加压。

（2）测量眼压时，眼压计足板压陷角膜的时间不宜过长，否则会引起眼压下降或角膜上皮损伤。

（3）如发现角膜擦伤，应滴用抗菌药物眼膏后遮盖，1 日后复查是否痊愈。

（4）考虑异常巩膜硬度的影响，必要时测校正眼压。用两个不同重量的砝码测量同一眼所得的指针偏转刻度值，对照专用"校正眼压与眼壁硬度负荷读数"表查找，得出眼球壁硬度和校正眼压值。

（二）Goldmann 眼压计测量法

Goldmann 眼压计属于压平式眼压计，其原理为用可变的重量将一定面积的角膜压平，根据所需的重量与被检测角膜面积改变之间的关系判定眼压。Goldmann 眼压计测量法受眼球壁硬度和角膜弯曲度的影响甚小，是目前准确性较可靠的眼压测量方法。

有裂隙灯上装附式的压平式眼压计以及手持式压平眼压计。手持式压平眼压计的优点是不需裂隙灯显微镜，被检者坐卧位均可测量。以前者常用。

检查方法及步骤如下。

1. 测量前准备

（1）清洗和消毒，先用手指蘸少许软肥皂溶液擦洗测压头，然后用自来水流水冲洗干净，最后用75%乙醇棉球或3%过氧化氢棉球擦拭。

（2）将消毒后的测压头放置于眼压计测压杠杆末端的金属环内。

（3）将测压头侧面轴向刻度0°或180°置于水平方位，即对准金属环的白线。如果被测眼有3 D或以上的散光时，则需将散光的弱主径线刻度置于43°轴向方位，与金属环的红线对准。

（4）将裂隙灯显微镜的钴蓝滤光片置于裂隙灯光前方，并将控制灯光的裂隙充分开大，使蓝光照射在测压头部。裂隙灯置于显微镜一侧，呈35°～60°角。

（5）被检眼滴表面麻醉药，如用0.5%丁卡因滴眼液滴眼2次。

（6）被检眼结膜囊内滴0.25%～0.50%荧光素钠溶液或以消毒荧光素纸条放置于被检眼下穹隆结膜囊内，使角膜表面泪液染成黄绿色。

2. 测量

（1）嘱被检者坐在裂隙灯显微镜前并调好位置。

（2）一般先测右眼，后测左眼。

（3）将测压头置于显微镜前方。

（4）嘱被检者放松，向前注视，尽量睁大睑裂。必要时检查者用手指轻轻牵拉上睑，帮助被检者开大睑裂。

（5）将眼压计的测压旋钮转至0°刻度位置。

（6）调节裂隙灯显微镜操纵杆，缓慢地将裂隙灯显微镜向前移动，使测压头刚刚接触被检眼的角膜。

（7）此时在钴蓝光照射方向的对侧角膜缘会出现蓝光，停止向前推进裂隙灯显微镜。

（8）用裂隙灯显微镜低倍目镜观察，可见2个黄绿色半圆环。左右、上下调节裂隙灯显微镜操纵杆，使2个半圆环位于视野中央，并使其左右、上下对称，宽窄均匀。缓慢转动测压旋钮，直到2个半圆环的内界刚好相切，此时为测压终点。

（9）从测压螺旋上读出至测压终点时所用压力的刻度数，乘以10，即得眼压值，单位为毫米汞柱（mmHg），1 mmHg = 133.3 Pa。如以眼压值再乘以0.133，则单位为千帕（kPa）。

（10）重复测量2～3次，所得结果相差值不超过0.5 mmHg，可取平均值。

3. 测量结束

测量完毕后清洁测压头，用抗菌药物滴眼液滴被检眼。

4. 检查的注意事项

（1）测压头与角膜接触时间不宜过长，否则可引起眼压下降，或引起角膜上皮损伤。

（2）滴用荧光素不宜过多过浓，荧光素半环太宽，测出的眼压可能比实际偏高，此时应吸除过多泪液后再测量。

（3）异常角膜厚度和曲度会影响测量结果。

（三）电脑非接触式眼压计测量法

电脑非接触式眼压计测量法的原理是利用一种可控的空气脉冲，气流压力具有线性增加的特性，将角膜中央部恒定面积（3.6 mm）压平，根据电子计算机感受角膜表面反射的光线和压平此面积所需的时间测出眼压计数值。

其优点是避免了通过眼压计与受检者角膜直接接触引起的交叉感染，无须表面麻醉。

检查方法及步骤如下。

1. 测量前准备

（1）被检者坐于非接触眼压计之前，嘱其将头部固定于眼压计头架上，向前注视，尽量睁开睑裂。

（2）调节调焦手柄，将眼压计测压头对准待测眼角膜，此时眼压计监视屏上自动显示待测眼眼别。

2. 测量

（1）在眼压计控制板上选择"auto"系统进行启动测压。

（2）被检眼注视测压头内的绿色注视灯，调节焦点至适当时，监视屏上两个方框重叠，系统自动发出一阵气体压平角膜，监视屏上自动显示出眼压值和几次测量的平均值。

（3）如果被检者欠合作或测量方法有误，所显示的数值自动标上" * "号或不显示数值。

3. 测量结束

测量完成后在控制板上按"print"，可将测量结果打印出来。

4. 检查的注意事项

（1）电脑非接触式眼压计与 Goldmann 压平式眼压计相比，在正常眼压范围内的测量值是可靠的，但在高眼压时其测量值可能出现偏差，角膜异常或注视困难的被检者中可能出现较大误差。

（2）由于测压时非接触式眼压计不直接接触眼球，因而减少了应用其他眼压计测压可能引起的并发症，如角膜擦伤、对表面麻醉药过敏和播散感染。

（3）角膜异常者应慎用，因为不但测量值可能不准确，还可能引起角膜上皮下气泡。

（李相军）

第三节　屈光检查

屈光检查是使用不同的方法检测眼屈光不正的性质及程度，以了解眼屈光状态的方法。主要包括主觉检查法与他觉检查法。随着医学验光这个概念的提出，电子计算机验光仪逐步在临床使用。

一、主觉检查法

主觉检查法指被检者在自然调节状态下，依其诉说视力情况来选择最适宜的镜片，根据所用矫正透镜的性质与屈光度值（D）来测被检眼的屈光异常状态及其矫正视力的方法。这种方法完全是以被检查者主觉的知觉能力、判断能力为依据，因此在使用上有一定的局限性。

1. 插片法

（1）根据被检者的裸眼视力，以试镜求得最佳视力。

（2）测裸眼视力。

（3）如远视力不能达到1.0，而能看清近视力表的1.0，则可能为近视眼。检查眼底结合病史选用镜片度数，镜片度数从 -0.25 D 开始递增，直至被检者能清楚看到1.0。

（4）如远、近视力都不好，或者近视力 <0.9、远视力正常者，则可能为远视眼，可试"＋"球镜片。如果为近视眼加"＋"球镜片视力肯定下降，如果是远视眼则视力提高或不变，逐渐增加"＋"镜片至视力增加到最好。

（5）如只用球镜片不能满意地矫正视力，再加用凹凸柱镜片，并转动柱镜的轴位，直至达到最佳视力。

（6）如果所选择的球镜片和柱镜片已将视力矫正到1.0或1.2，仍需用下述6步法加以证实：① +0.25 D 球；② -0.25 D 球；③ +0.25 D 柱轴相同；④ +0.25 D 柱轴垂直；⑤ -0.25 D 柱轴相同；⑥ -0.25 D 柱轴垂直。

逐渐将以上6步法循序加于镜片的前面来增加其屈光度，直至患者不再接受任何镜片为止。

（7）老视眼的矫正法，在近距离用主觉检查法获得近用度数，再按近距离视觉需求及年龄情况来计算，开出眼镜处方。

2. 雾视法

将一大于2.0的高度凸球镜片置于受检眼前，形成人为近视，而视力明显下降、视物模糊，有如处于云雾之中，又称为云雾法。

检查方法及步骤如下。

（1）先给被检者戴高度凸球镜（ +2.00 ~ +3.00 D）造成近视状态。

（2）嘱被检者看远视力表，开始感觉很模糊，过数分钟后即觉较清晰，说明睫状肌的调节逐渐松弛。

（3）此时可加凹球镜片，以 -0.25 D 递增，必要时加凹柱镜片，直到获得最佳调节视力。

（4）从原加凸镜片度数中减去所加凹镜片度数，即为患者屈光不正度数。

临床上适用于远视或远视散光患者，也可用于假性近视的诊断，对因各种原因不能使用睫状肌麻痹剂或对麻痹剂过敏者尤宜。但不适用于估计有近视或近视散光的患者。

3. 针孔检查法

在被检眼前放置针孔片，可阻止周围光线干扰，将瞳孔人为缩小，消除眼屈光系统中周边部分的光学作用，克服部分散光，并可增加所观察外界物体的景深。

如果为屈光不正者，其中心视力会有所提高。如果为屈光间质病变、眼底病变等，则视力不能提高。

检查方法及步骤如下。

（1）被检者与视力表相距为5 m。

（2）选用镜片箱内的针孔片，为孔径1 mm 的圆孔黑片。

（3）在被检眼前加一针孔片进行视力检查。

临床上可对屈光异常和屈光间质病变、眼底病变进行定性鉴别。但仅依此点不能确定屈光异常的性质及度数。

4. 散光的主观测定法

检查方法及步骤如下。

（1）选用交叉柱镜进行测定，鉴别有无散光，调整散光度数和轴位。

（2）检查者旋转交叉柱镜把柄，改变散光轴方向，也可以翻转正面、负面。镜柄放在45°位置，"＋"轴在垂直位称第1位，在水平位为第2位。

（3）测定有无散光：①在已矫正的球镜前放置交叉柱镜，如果第1位、第2位的视力相同，比不加镜片模糊，表明原矫正镜片已准确；②如果放置交叉柱镜某方向清楚，其反转后模糊，说明有散光存在；③如果"＋"轴在90°位置清楚，就在90°位加"＋"柱镜，或在180°位加"－"柱镜。

（4）矫正散光轴位法：①将交叉柱镜放置于已矫正镜片前，使其"＋"与"－"轴分居在原散光轴的左右各45°位置；②迅速翻转交叉柱镜，以决定在哪个位置上可增加视力；③将试用柱镜片的轴，向所用交叉柱镜上同符号之轴的方向转动；④根据第1位及第2位视力好坏来移动矫正镜片的轴向，直至视力不因交叉柱镜的反转而改变时为止。

（5）矫正原用散光度的准确性：①将交叉柱镜轴位加放在已矫正镜片原来的轴位上，使"＋""－"号轴交替重叠于原柱镜轴向；②嘱被检者注视散光表或视力表；③分别根据放置第1位好还是第2位好，增加或减少原有的柱镜屈光度，使视力达到最好的水平为止。

（6）检查的注意事项：①矫正中要增加某一方向柱镜度时，应同时增加与其符号相反的半量球镜度数；②先告知被检者，应用交叉柱镜试验不一定能增进视力，不一定能多读视力表上一行字，而只需感觉比较模糊或比较清楚即可；③交叉柱镜加于被检眼前，每一位置只可保持数秒；④交叉柱镜试验时，镜柄的转动当力求迅速，被检眼才能比出哪一位置清楚，哪一位置模糊；⑤选用多大的交叉柱镜，应根据被检者的视力而定，视力好者，用低度交叉柱镜；视力差者，用较高度交叉柱镜。

临床上在进行以上主觉检查法时应注意，其为高度个性化的检查，要结合多方面因素给予最合适的矫正度数。易受调节作用的影响，不够准确，但40岁以上者调节力已减退，可用插片法。进行主观屈光检查之前，一般先进行眼底常规检查。雾视法的主要目的是减少调节的影响，主要用于远视、远视散光或混合散光的患者。应用雾视法采用递减镜片测量远视性屈光不正时，注意在未换低一级"＋"球镜片以前，不要撤掉原先加载眼前的较高度数的"＋"球镜片。小孔检查是一种粗试检查，主要用以鉴别视力低下的原因。

二、他觉检查法

不需患者诉说，只由检查者根据检查的状况来测知屈光状态。还可用于主觉检查法不可能或不可信赖时，如儿童、聋哑、精神迟钝的成人等。

（一）电子计算机自动验光

为目前最常用的方法，操作简单、快捷，可测定屈光状态、屈光不正的性质和程度。

1. 检查方法及步骤

（1）首先开启电源，预热仪器。

（2）嘱被检查者就座，调整适宜高度，固定头位。

（3）被检查者睁开双眼，注视仪器前孔中的视标。

（4）调节仪器高度及左右方位，使被检眼位于视屏环形光标区。

（5）调节仪器焦距使视屏上的角膜影像清晰。

（6）进一步细调移动环形光标至瞳孔中央。

（7）按动记录键，打印结果。

（8）验光时每眼连续测3次。

2. 检查的注意事项

（1）检查者要熟练掌握操作技术，尽量缩短测试时间。

（2）被检者保持头、眼位的相对不动，尽量处于松弛状态，配合检查。

（3）注意仪器的保养和定期测试。

（二）视网膜检影

视网膜检影法为最常用的一种较准确的他觉屈光检查法，此法是用检影镜观察眼底反光的顺动和逆动，客观测量眼屈光状态的一种方法。

本检查方法的原理是根据透镜的共轭焦点理论来确定被检眼的远点位置。对正视眼而言，5 m以外发出的平行光线，经过处于调节静止状态的眼屈光系统后，在视网膜上结成清晰的像，此时无限远处的发光点与视网膜是互为共轭焦点，即将视网膜成像的位置作为一个发光点，它向外发射的光线是由屈光指数较高的屈光介质（眼内）向屈光指数较低的介质（空气）中进行，因此，光线射出眼外也成平行光线，同理，近视眼视网膜上一发光点向外发射光线为向远点聚合的光线，而远视眼视网膜上发光点向外发射的光线是为散开光线，即视网膜与其远点互为共轭焦点。

最常用的检影法为静态检影法。使被检眼的调节作用处于完全松弛状态下的屈光检影法。有点状光检影和带状光检影两种方法。下面以点状光检影法为例来说明。

检查方法及步骤如下。

（1）青少年用睫状肌麻痹剂（如阿托品、后马托品、复方托吡卡胺等）散瞳，成人可用小瞳孔检影。

（2）在暗室内进行，检查者与受检者相距1 m对面而坐。

（3）检查者手持检影镜（直接或间接检影镜），将光线投射到被检者的瞳孔区内，轻轻转动镜面，观察由视网膜反射到瞳孔区的光影运动情况是顺动还是逆动，以及光影移动的速度。

（4）判断光影移动情况。

1）如果光影为顺动，即瞳孔区光影运动的方向与检影镜运动的方向相一致，表明被检眼的远点位于检查者眼的后方，该眼的屈光状态可能是正视眼、−1.00 D以内的近视或远视眼，可在眼镜架上放正球镜片，逐渐增加度数至瞳孔区的光影不动，即达到中和点，由此可得出该眼的远点。

2）如果光影为逆动，即瞳孔区光影运动的方向与检影镜运动的方向相反，表明被检眼的远点位于1 m以内，即表示该眼为−1.00 D以上的近视，可将负球镜片放在试镜架上，逐渐增加度数，直至光影不动，达到中和点。

（5）屈光度数的确定。

1）在出现反转点时的镜片度数上再加上检查距离造成的−1.00 D"人为近视"，即为被检眼的实际屈光不正度数。

2）如在检影中两主径线上的中和点不同，表明有散光，两条主径线是互相垂直的，则可分别找出两个主径线上的中和点，其屈光度数之差即为散光的度数，用相应的柱镜片，将轴位置于低屈光度的径线上即可矫正散光。或者根据影动中出现的散光带的方向确定散光轴位。在平行于轴的方向上放置不同的柱镜片，如果是顺动散光带放"＋"圆柱镜片；如果是逆动散光带放"－"柱镜片。

3）根据散光带影动的速度及宽窄不断改变圆柱镜的度数，直到散光带消失。此时的圆柱镜为散光的度数。

（6）试镜。

1）根据检影结果进行试镜，将镜片放在试镜架上，纠正检影 1 m 距离的误差。

2）可小量增减屈光度结合交叉柱镜校正散光轴位获取最佳矫正视力。

3）小瞳孔检影者要试戴眼镜 10～30 分钟，感觉舒适方可开具处方。

4）散瞳检影者需当睫状肌麻痹剂的药效完全消失后瞳孔已完全恢复时，做第 2 次复验后再开眼镜处方。

三、综合验光仪

综合验光仪首先是用来检查眼外肌功能的仪器，从 20 世纪 70 年代开始大量用于屈光不正的检查。随着医学验光这个概念的提出，综合验光仪的使用越来越普遍了。

（一）综合验光仪的结构

1. 镜片控制部分

（1）球镜控制。

（2）柱镜控制。

2. 各种辅助镜片控制部分

内置辅镜控制。

3. 外置补充系统控制部分

（1）交叉圆柱系统（JCCs）。

（2）旋转棱镜系统。

4. 调整控制部分

（1）瞳距旋钮。

（2）水平旋钮和平衡指示。

（3）后顶点距调整旋钮。

（4）视轴倾斜调整。

（二）检查方法及步骤

以用综合验光仪（图 1-7）进行远距离主观验光为例。

1. 验光使用的仪器

（1）投影视力表。

（2）投影屏。

（3）标准综合验光仪。

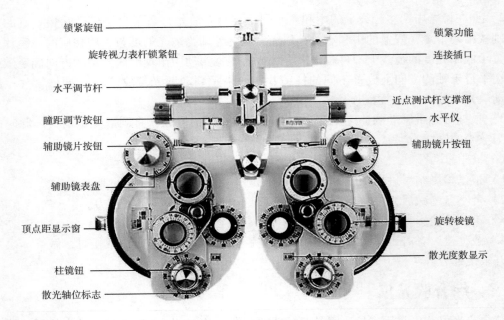

图 1-7　综合验光仪

2. 综合验光仪功能转盘符号

（1）O：Open，无任何镜片。

（2）OC：遮盖片。

（3）±0.50 D：交叉圆柱镜，用于检测调节幅度。

（4）6△U：底朝上的 6 度棱镜测双眼平衡。

（5）PH：针孔镜，检查屈光不正。

（6）+0.12 D：用于检测红绿表。

（7）RL/GL：红/绿色滤色片，检测双眼视功能及融合力。

（8）R/WMH：红色水平马氏杆镜，用于检测隐斜视。

（9）R/WMV：红色垂直马氏杆镜，用于检测隐斜视。

（10）P135°：偏光片，用于检测立体视觉或双眼平衡测试。

（11）P45°：偏光片，用于检测立体视觉或双眼平衡测试。

（12）R±1.50：用以抵消检影工作 67 cm 距离所产生的屈光度。

3. 镜片度数范围

（1）负镜片范围：−0.25 ～ −19.00。

（2）正镜片范围：+0.25 ～ +16.75。

（3）负柱镜片范围：−0.25 ～ −6.00。

（4）三棱镜范围：1△ ～20△。

4. 检查前准备工作

（1）被检者舒适地坐在椅子上。

（2）调整综合验光仪上瞳距旋钮，使窥孔与受检者的远距离瞳距相匹配。

（3）将综合验光仪置于受检者眼前，保持综合验光仪的水平状态。

（4）调整投影视力表，投射出带有"1.2"等细小视标的整行视标。

（5）可将静态视网膜检影的结果置入综合验光仪上，作为主观验光的起始度数。

5. 验光具体步骤

（1）初步球镜确认阶段。

1）雾视：①雾视右眼的视力达到 0.3 ~ 0.5；②根据屈光性质，视力 <0.3 者加度数，视力 >0.5 者减度数；③球镜片调整幅度在 0 ~ 1.50 D，以"减负加正"为原则。

2）右眼球镜矫正。

3）红绿视标：①绿色字清晰，近视过矫；远视欠矫；②红色字清晰，近视欠矫；远视过矫；③加减 ±0.25 D 或以上至红绿一致。

4）MPMVA：即最好视力的最高正镜最低负镜，若视力达到 1.0 或以上，可做下一步：红绿表测试、双眼平衡等；如视力不达 1.0，可能存在散光，需再做散光检查。

（2）散光矫正精确阶段。

1）雾视。

2）散光线图：①判断线图清晰度；②线图上是否有一条线特清晰，若有则表明有散光，无则没散光；③若90°线清晰则表示散光轴在180°，若180°线清晰则表示散光轴在90°。

3）回复球镜度。

4）交叉圆柱镜精确柱镜轴位和度数：①把 ±0.25 D 交叉圆柱镜"柄轴重叠"摆好，翻转并询问"1"或"2"好？②在水平轴看红点上下，在垂直轴看红点左右；③根据此调整轴向"进10°退5°"至"1"和"2"一样清，来精确柱镜的轴位；④把 ±0.25 D 交叉圆柱镜"轴轴重叠"摆好，翻转并询问"1"或"2"好？⑤观察与轴向重叠的是红点"1"还是黑点"1"清，注意"红加黑减"；⑥据此调整柱镜度至"1"和"2"一样清，来精确柱镜的度数。

（3）球镜的最终确定阶段。

1）红绿视标。

2）加减球镜度。

左眼重复上述步骤。

（4）双眼平衡和双眼镜度最后确认阶段。

1）双眼平衡：①嘱被检者闭眼，在被检者右眼前加3△或4△底向上的三棱镜，左眼前加3△或4△底向下的三棱镜，是否看到两行模糊的视标，调整球镜度数，直到两行视标一样的模糊；②在被检者双眼前插偏振光片，双眼同时看视标，看两幅图，交替遮盖，了解是否一样清，哪幅图清即表示哪眼清，将清眼镜片减度数至双眼调节平衡。

2）红绿视标。

3）双眼同时加减球镜度数。

4）写出配镜处方。

（李相军）

第二章　眼科常用药物

第一节　抗青光眼药物

青光眼是我国主要致盲性眼病之一，作为不可逆盲的重要原因，其防治已成为重要的公共卫生问题。早期发现、合理治疗，绝大多数患者可终身保持有用的视功能。青光眼患者眼压升高与房水生成增加、排出障碍密切相关。抗青光眼药物可通过抑制房水生成或者促进房水排出来进行治疗。抗青光眼药物分为拟胆碱药（通过缩瞳促进房水流出）、β受体阻滞剂（减少睫状体的房水生成）、α$_2$受体激动剂（促进房水流出和减少房水生成）、碳酸酐酶抑制剂（减少房水生成）、前列腺素衍生物（通过影响葡萄膜巩膜途径促进房水排出）。

一、毛果芸香碱滴眼液

1. 主要成分

毛果芸香碱，辅料为玻璃酸钠、依地酸二钠、磷酸氢二钠、氯化钠、羟苯乙酯，pH为4.0~6.0，渗透压摩尔浓度比为0.9~1.1。

2. 药理

毛果芸香碱是一种拟胆碱药物，可直接激活瞳孔括约肌上的M胆碱受体，收缩瞳孔括约肌，引起前房角间隙扩大，使房水易于回流，降低眼压。4%毛果芸香碱降压效果最好，浓度继续增加其降压效果并不成比例地增加，反而增加了药物的不良反应。

3. 眼内通透性

本品同时具有较好的水溶性和脂溶性，角膜通透性良好。

4. 适应证

用于治疗原发性青光眼，包括开角型与闭角型青光眼。

5. 禁忌证

禁用于任何不应缩瞳的患者，如瞳孔阻滞性青光眼、虹膜睫状体炎等；禁用于对本品任何成分过敏者。

6. 规格

8 mL：80 mg。

二、马来酸噻吗洛尔滴眼液

1. 主要成分

马来酸噻吗洛尔，辅料为氯化钠、氢氧化钠、羟苯乙酯，pH 为 6.5 ~ 7.5，渗透压摩尔浓度比为 0.9 ~ 1.3。

2. 药理

本品为 β 受体阻滞剂，对高眼压及正常眼压均有降眼压作用。其降压机制为减少房水生成。滴眼 20 ~ 30 分钟后眼压开始下降，1 ~ 2 小时后降眼压作用达到峰值，其降眼压效果可持续 12 小时以上。

3. 眼内通透性

研究表明，0.5% 马来酸噻吗洛尔滴眼液单次兔眼滴眼，30 分钟后房水及血中的药物浓度达到峰值，半衰期为 1.5 小时。

4. 适应证

用于治疗原发性开角型青光眼、高眼压症、部分原发性闭角型青光眼、多种继发性青光眼，还可防治眼科激光手术和白内障手术术后引起的眼压升高。

5. 禁忌证

有严重的呼吸系统和心血管系统疾病的患者，以及 1 岁以下的患者禁用。

6. 规格

5 mL：25 mg；5 mL：12.5 mg。

三、盐酸倍他洛尔滴眼液

1. 主要成分

盐酸倍他洛尔，辅料为卡波姆、硼酸、N-月桂酰肌氨酸、依地酸二钠、苯扎溴铵，pH 为 6.5 ~ 7.5，渗透压摩尔浓度比为 0.9 ~ 1.1。

2. 药理

本品为选择性 β_1 受体阻滞剂，其无膜稳定作用，故不影响角膜的敏感性。其降压机制与减少房水生成有关，但其降眼压效果不及马来酸噻吗洛尔。长期用药眼压控制稳定，无漂移现象。本品对 β_2 受体不产生阻滞作用，故不影响眼部血管的正常功能调节。

3. 眼内通透性

本品具有良好的角膜通透性。0.5% 盐酸倍他洛尔滴眼液滴眼后 30 分钟起效，2 小时后药物浓度达到峰值，其作用可以维持 12 小时。

4. 适应证

用于慢性开角型青光眼和（或）高眼压症患者的治疗。可以单独使用，也可以同其他降低眼压的药物联合使用。

5. 禁忌证

对本品任一成分过敏者禁用，窦性心动过缓、严重房室传导阻滞、心源性休克或心力衰竭史的患者禁用。

6. 规格

5 mL：12.5 mg。

四、盐酸卡替洛尔滴眼液

1. 主要成分

盐酸卡替洛尔，辅料为氯化钠、苯扎溴铵，pH 为 6.2～7.2，渗透压摩尔浓度比为 0.9～1.1。

2. 药理

盐酸卡替洛尔为非选择性 β 受体阻滞剂，对 β 受体的阻滞作用为普萘洛尔的 20～30 倍。本品具有内在拟交感活性和极小的局麻作用。其降眼压机制主要是减少房水生成，对高眼压和正常眼压患者均有降眼压作用。

3. 眼内通透性

本药水溶性好，极性强，故在角膜的通透性差。健康志愿者滴用2%卡替洛尔，4～5 小时后降眼压效果达到峰值（降幅达 5.2 mmHg），滴入量的 16% 从尿中排出。青光眼患者滴眼 1 小时后眼压开始降低，4 小时后眼压降幅达到峰值（降幅达 5.6～9.9 mmHg），药效持续 8～24 小时。

4. 适应证

原发性开角型青光眼、高眼压症。

5. 禁忌证

支气管哮喘或有支气管哮喘病史者、严重慢性阻塞性肺疾病患者禁用，窦性心动过缓、二度或三度房室传导阻滞、明显心力衰竭、心源性休克患者禁用，对本品过敏者禁用。

6. 规格

5 mL：50 mg；5 mL：100 mg。

五、左布诺洛尔滴眼液

1. 主要成分

左布诺洛尔，辅料为聚乙烯醇、依地酸二钠、焦亚硫酸钠、磷酸二氢钾、磷酸氢二钠、氯化钠、苯扎溴铵，pH 为 5.5～7.5，渗透压摩尔浓度比为 0.9～1.1。

2. 药理

本品为非选择性 β 受体阻滞剂，通过减少房水的生成降低眼压。

3. 眼内通透性

滴用本品 1 小时后眼压开始降低，2～6 小时降眼压效果达高峰，可维持 24 小时。

4. 适应证

用于治疗原发性开角型青光眼及高眼压症。

5. 禁忌证

禁用于有支气管哮喘病史或有严重的慢性阻塞性肺疾病、窦性心动过缓、二度或三度房室传导阻滞、严重心力衰竭的患者，以及对本品过敏者。

6. 规格

5 mL：25 mg。

六、酒石酸溴莫尼定滴眼液

1. 主要成分

酒石酸溴莫尼定，辅料为聚乙烯醇、氯化钠、枸橼酸钠、枸橼酸、苯扎溴铵，pH 为 5.6 ~ 6.6，渗透压摩尔浓度为 280 ~ 330 mOsmol/kg。

2. 药理

本品是一种 α_2 受体激动剂，既能减少房水的生成，又可增加经葡萄膜巩膜途径的外流。用药 2 小时后降眼压效果达到峰值。开角型青光眼及高眼压症患者使用本品 4 周，眼压下降率为 30.1%。

3. 眼内通透性

本药具有一定的角膜通透性，并有一定程度的全身吸收，滴眼后 1 ~ 4 小时血药浓度达峰值。

4. 适应证

用于治疗原发性开角型青光眼及高眼压症。

5. 禁忌证

禁用于对本品中任何成分过敏者。禁用于新生儿和婴儿。禁用于使用单胺氧化酶抑制剂及影响去甲肾上腺素传递的抗抑郁药的患者（如三环类抗抑郁药）。

6. 规格

5 mL：10 mg。

七、盐酸安普乐定滴眼液

1. 主要成分

盐酸安普乐定，辅料为氯化钠、羟苯乙酯等，pH 为 6.8 ~ 8.2，渗透压摩尔浓度比为 0.9 ~ 1.1。

2. 药理

安普乐定为选择性 α_2 受体激动剂，能减少房水的生成，其膜稳定作用不明显。正常人使用本品后可使房水生成减少 1/3。

3. 眼内通透性

本品为可乐定的氨基衍生物，其角膜通透性较可乐定低，但通过结膜和巩膜进入睫状体的能力增强。

4. 适应证

适用于青光眼患者。用于控制和预防氩激光穿刺术、氩激光虹膜切除术或 Nd：YAG 后房穿刺术后引起的眼压升高。

5. 禁忌证

禁用于接受单胺氧化酶抑制剂治疗的患者和对本品过敏的患者。

6. 规格

0.25 mL：2.5 mg。

八、布林佐胺滴眼液

1. 主要成分

布林佐胺，辅料为依地酸二钠、氯化钠、苯扎氯胺，pH 为 6.8~8.2，渗透压摩尔浓度为 270~340 mOsmol/kg。

2. 药理

布林佐胺与眼组织中占优势的碳酸酐酶 II 型同工酶具有高度亲和力，通过抑制眼部睫状体的碳酸酐酶可以减少房水的分泌，降低眼压。

3. 眼内通透性

动物实验发现，本品滴眼后能迅速渗透进入结膜、房水、角膜、虹膜、视网膜等眼组织，在用药 0.5~2 小时后即可在眼前节各组织获得最大放射性。

4. 适应证

用于治疗高眼压症、开角型青光眼。

5. 禁忌证

禁用于对布林佐胺或者药品成分过敏者、已知对磺胺过敏者、严重肾功能不全者（肌酐清除率低于 30 mL/min）及高氮性酸中毒者。

6. 规格

5 mL：50 mg。

九、拉坦前列素滴眼液

1. 主要成分

拉坦前列素，辅料为氯化钠、磷酸二氢钠一水合物、无水磷酸氢二钠、苯扎溴铵，pH 为 6.5~6.9，渗透压摩尔浓度为 250~300 mOsmol/kg。

2. 药理

本药为前列腺素 $F_{2\alpha}$ 的类似物，是一种选择性前列腺素 FP 受体激动剂，能通过增加房水流出而降低眼压。

3. 眼内通透性

本品具有良好的角膜通透性，滴眼后 2 小时，在房水中的浓度达到峰值，半衰期为 3~4 小时。

4. 适应证

用于治疗开角型青光眼和高眼压症。

5. 禁忌证

禁用于已知对本品滴眼液中任何成分过敏者。

6. 规格

2.5 mL：125 μg。

十、贝美前列素滴眼液

1. 主要成分

贝美前列素，辅料为氯化钠、磷酸氢二钠、枸橼酸、氢氧化钠（或盐酸调 pH）、苯扎溴铵，pH 为 6.8 ~ 7.8，渗透压摩尔浓度比为 0.9 ~ 1.1。

2. 药理

贝美前列素为一种合成的前列酰胺，其作用机制一般认为是通过增加房水经小梁网及葡萄膜巩膜 2 条外流途径而降低眼压的。

3. 眼内通透性

本品用药 10 分钟后即达到血药峰值浓度，给药后的第 1 周可达到稳态浓度。贝美前列素无全身蓄积状态。通过眼部给药进入全身循环，以原形进行循环后主要随尿液排出，还有 25% 的药可以经粪便排出。

4. 适应证

用于降低开角型青光眼及高眼压症患者的眼压。

5. 禁忌证

禁用于对贝美前列素或本品中其他任何成分过敏者。

6. 规格

3 mL：0.9 mg。

十一、拉坦噻吗滴眼液

1. 主要成分

拉坦前列素、马来酸噻吗洛尔，辅料含苯扎溴铵，pH 为 5.8 ~ 6.2，渗透压摩尔浓度比为 0.9 ~ 1.1。

2. 药理

本品为拉坦前列素和马来酸噻吗洛尔的复方制剂。

3. 适应证

适用于 β 受体阻滞剂治疗效果不佳的患者，本品可降低开角型青光眼和高眼压症患者升高的眼压。

4. 禁忌证

禁用于有支气管哮喘病史、严重的慢性阻塞性肺疾病、窦性心动过缓、二度或三度房室传导阻滞、明显的心力衰竭以及对本品过敏的患者。

5. 规格

2.5 mL：拉坦前列素 125 μg，马来酸噻吗洛尔 17 mg。

十二、曲伏前列素滴眼液

1. 主要成分

曲伏前列素，辅料含聚季铵盐-1，pH 为 6.8，渗透压摩尔浓度为 278 mOsmol/kg。

2. 药理

曲伏前列素经过角膜吸收后，被角膜酯酶水解为活性游离酸从而发挥作用。曲伏前列素的游离酸能激活睫状体上的前列腺受体，使睫状肌松弛，肌间隙增大，从而促进房水经葡萄膜巩膜途径的外排，降低了眼压。研究发现，本品的夜间用药效果优于晨间用药。

3. 眼内通透性

研究表明，兔眼滴药 1 ~ 2 小时后房水中出现药物峰值。

4. 适应证

用于治疗开角型青光眼、高眼压症。

5. 禁忌证

对曲伏前列素和本药物所含有的任何其他成分过敏者禁用。

6. 规格

2.5 mL：0.1 mg。

十三、曲伏噻吗滴眼液

1. 主要成分

曲伏前列素、马来酸噻吗洛尔。

2. 药理

本品为曲伏前列腺素和马来酸噻吗洛尔的复合制剂，能降低成人开角型青光眼或高眼压症患者升高的眼压。

3. 适应证

适用于单用 β 受体阻滞剂或前列腺素类似物降眼压效果不佳者。

4. 规格

2.5 mL：曲伏前列素 0.1 mg，马来酸噻吗洛尔 12.5 mg（以噻吗洛尔计）。

十四、布林佐胺噻吗洛尔滴眼液

1. 主要成分

布林佐胺、马来酸噻吗洛尔。

2. 药理

本品为布林佐胺和马来酸噻吗洛尔的复方制剂。

3. 适应证

适用于治疗高眼压症、开角型青光眼，还可以作为对 β 受体阻滞剂无效或者有使用禁忌证的患者单独治疗药物，或者作为 β 受体阻滞剂的协同治疗药物。

4. 禁忌证

支气管哮喘者或有支气管哮喘史者及严重慢性阻塞性肺疾病患者禁用；窦性心动过缓、二度或三度房室传导阻滞、明显心力衰竭及心源性休克患者禁用；对本品过敏者禁用。

5. 规格

5 mL：布林佐胺 50 mg，马来酸噻吗洛尔 25 mg（以噻吗洛尔计）。

十五、醋甲唑胺片

1. 主要成分

醋甲唑胺。

2. 药理

本品能抑制睫状体上皮碳酸酐酶的活性，从而减少房水生成（50% ~60%），降低青光眼患者的眼压。

3. 适应证

用于原发性开角型青光眼、闭角型青光眼及某些继发性青光眼的辅助治疗。

4. 禁忌证

肝、肾功能不全致低钠血症、低钾血症、高氯性酸中毒者禁用，肾上腺衰竭及肾上腺皮质功能减退及有肝昏迷倾向者禁用，对磺胺类药物过敏的患者禁用。

5. 规格

25 mg；50 mg。

十六、20% 甘露醇注射液

1. 主要成分

甘露醇。

2. 药理

本品通过提高血浆渗透压，减轻组织水肿，降低眼压、颅内压和脑脊液容量及其压力。

3. 适应证

用于其他降眼压药无效时或眼内手术前准备。

4. 禁忌证

已确诊为急性肾小管坏死的无尿患者禁用，严重失水者禁用，内活动性出血者及急性肺水肿或严重肺淤血患者禁用。

5. 规格

250 mL：50 g。

（滕　贺）

第二节　干眼治疗药物

干眼是以泪液分泌减少，泪膜稳定性降低，进而导致眼表损害为特征的一组疾病。患者常主诉眼部干涩、异物感、畏光、疼痛、眼红、视物模糊或视力波动等不适，重者可致视力明显下降而影响工作和生活。其病因与过度用眼、维生素 A 及维生素 D 缺乏、舍格伦综合征（Sjogren syndrome）、性激素水平变化、过敏、创伤、感染、眼睑炎以及使用含防腐剂的滴眼液等有关。

治疗药物分类：①高分子聚合材料类，具有润滑保湿作用，如玻璃酸钠、甲基纤维素类、聚乙二醇、聚乙烯醇、卡波姆等；②牛血清提取物类，促进细胞能量代谢，刺激细胞再生与修复，改善组织营养；③细胞因子类，促进角膜上皮再生；④局部用免疫抑制剂，通过抑制炎症细胞的聚集及炎症因子的释放，减少泪腺及结膜组织淋巴细胞的浸润，抑制泪腺、结膜杯状细胞的凋亡而发挥作用，如环孢素、他克莫司等；⑤其他，维生素 A、胎盘组织液等。

一、人工泪液滴眼液

1. 主要成分

氯化钠、碳酸氢钠、羧甲基纤维素钠，辅料为羟苯乙酯，pH 为 7.0 ~ 9.0，渗透压摩尔浓度应为 310~330 mOsmol/kg。

2. 药理

与泪液等渗，模仿泪液，提高眼表湿度。

3. 适应证

用于干眼、缺少或无泪液、眼干燥综合征、眼疲劳等患者。

4. 禁忌证

尚不明确。

5. 规格

8 mL。

二、羧甲基纤维素钠滴眼液

1. 主要成分

羧甲基纤维素钠，辅料为氯化钙、氯化镁、氯化钾、氯化钠、乳酸钠，pH 为 6.0~7.0，渗透压摩尔浓度比为 0.9~1.1。

2. 药理

润滑眼球，作用时间持久。

3. 适应证

用于缓解眼部干燥或因暴露于阳光或风沙所引起的眼部烧灼、刺痛等不适感。

4. 禁忌证

对本品过敏者禁用。

5. 规格

0.5%。

三、羟丙甲纤维素滴眼液

1. 主要成分

羟丙甲纤维素，辅料为硼酸、硼砂、氯化钠、甘油，pH 为 6.0~7.8，渗透压摩尔浓度比为 0.9~1.1。

2. 药理

本品通过附着于眼球表面，模拟泪膜黏蛋白的作用。另外，本品还可通过明显降低清洁的角膜表面接触角而增加角膜的润湿作用，增加角膜前泪膜的稳定性。

3. 适应证

干眼症。

4. 规格

0.5%。

四、玻璃酸钠滴眼液

1. 主要成分

玻璃酸钠，辅料为 6-氨基己酸、依地酸二钠、氯化钾、氯化钠、苯扎氯铵，pH 为 6.0~7.0，渗透压摩尔浓度比为 0.9~1.1。

2. 药理

玻璃酸钠具较好的保水作用，还可与纤连蛋白结合，促进上皮细胞的连接和伸展，促进角膜上皮损伤的愈合。

3. 适应证

用于治疗干眼症，替代泪液减缓干眼造成的眼表组织损伤和不适。

4. 规格

5 mL：5 mg。

五、右旋糖酐 70 滴眼液

1. 主要成分

右旋糖酐 70，辅料为硼酸钠、氯化钠、氯化钾、纯净水、聚季铵盐-1，适量的盐酸或氢氧化钠（调节 pH），pH 为 6.0 ~ 8.0，渗透压摩尔浓度应为 260 ~ 320 mOsmol/kg。

2. 药理

本药作用温和，迅速及持续地缓解眼球干燥，过敏及刺激性症状，并可替代泪膜，消除眼球的灼热，疲劳及不适感。

3. 适应证

减轻各种原因造成的眼部干涩、灼热或刺激等不适症状。

4. 规格

5 mL：5 mg。

六、聚乙二醇滴眼液

1. 主要成分

聚乙二醇 400、丙二醇，辅料有山梨醇，pH 为 7.7 ~ 8.0，渗透压摩尔浓度应为 260 ~ 330 mOsmol/kg。

2. 药理

本品为高分子聚合物，具有亲水性和成膜性，能起到类似人工泪液的作用。

3. 适应证

用于缓解眼干涩引起的灼热和刺痛症状。

4. 禁忌证

对本品成分过敏者禁用。

5. 规格

5 mL：聚乙二醇 20 mg，丙二醇 15 mg。

七、聚乙烯醇滴眼液

1. 主要成分

聚乙烯醇，辅料为聚乙烯吡咯烷酮、氯化钠、注射用水。pH 为 4.5 ~ 6.0，渗透压摩尔浓度应为 270 ~ 330 mOsmol/kg。

2. 药理

本品属于高分子聚合物，具有亲水性和成膜性，在适宜浓度下，能起类似人工泪液的作用。

3. 适应证

用于缓解眼干涩引起的灼热和刺痛症状。

4. 规格

0.8 mL：11.2 mg（以聚乙烯醇含量计）。

八、卡波姆滴眼液

1. 主要成分

卡波姆，辅料有依地酸二钠、西曲溴铵，pH 为 6.8～7.8，渗透压摩尔浓度为 225～275 mOsmol/kg。

2. 药理

本品由固相基质和水相分散层组成，类似泪膜的黏液层和水层，可黏着在角膜表面，形成液体储库。

3. 适应证

用于干眼症、泪液分泌减少的替代治疗。

4. 禁忌证

对西曲溴铵过敏者禁用。

5. 规格

10 g：20 mg。

九、卡波姆眼用凝胶

1. 主要成分

卡波姆，辅料为中链三酰甘油、山梨醇、氢氧化钠、西曲溴铵，pH 为 7.1～7.7。

2. 药理

本品中的卡波姆（0.2%，质量分数）可以形成高黏度的晶状透明凝胶。基于它的水凝胶性质，本品可以黏附于角膜的表面并且可以潴留液体。凝胶的结构会被泪液中的盐分破坏，释放出其中的水分。

3. 适应证

作为泪液的替代物治疗干眼症。

4. 禁忌证

对本品中任何成分过敏者禁用。

5. 规格

10 g：20 mg。

十、羟糖甘滴眼液

1. 主要成分

右旋糖酐 70、羟丙甲纤维素、甘油，辅料为聚山梨酯 80、硼酸、氯化钠、氯化钾、氯化钙、氯化镁、氯化锌、甘氨酸、聚季铵盐-1，pH 为 6.5～8.0，渗透压摩尔浓度比为 0.9～1.1。

2. 适应证

减轻由于泪液分泌不足或暴露在风沙、阳光下、久视等引起的眼部干涩、刺痛等不适症状。

3. 规格

5 mL：右旋糖酐 70 5 mg，羟丙甲纤维素 15 mg，甘油 10 mg。

十一、软骨素滴眼液

1. 主要成分

硫酸软骨素，辅料为玻璃酸钠、硼酸、硼砂，pH 为 5.0～7.0，渗透压摩尔浓度比为 0.9～1.1。

2. 药理

硫酸软骨素是从动物组织提取、纯化制备的酸性黏多糖类物质，是构成细胞间质的主要成分。可加速伤口愈合，减少瘢痕组织的产生，有利于角膜上皮细胞的迁移，从而促进角膜创伤的愈合。本品还可以改善血液循环，促进渗出液的吸收及炎症的消除。

3. 适应证

用于治疗角膜炎（干燥型、创伤型、病原型）、角膜溃疡、角膜损伤或其他化学因素所致的角膜烧伤等。

4. 禁忌证

对本品过敏者禁用。

5. 规格

0.8 mL：24 mg。

十二、维生素 A 棕榈酸酯眼用凝胶

1. 主要成分

维生素 A 棕榈酸酯，辅料为卡波姆 980、氢氧化钠、叔丁基对羟基茴香醚、中链三酰甘油、依地酸钙钠、山梨醇、山梨醇酯 80、丙二醇，pH 为 7.0～8.0。

2. 药理

维生素 A 为上皮细胞正常分化所必需，供给不足会对角结膜上皮细胞造成损伤，维生素 A 可促进角膜上皮细胞损伤的修复。卡波姆 980 可在眼表形成保护性的薄膜，维持泪膜的稳定性。

3. 适应证

用于治疗包括角结膜炎干燥症在内的各种原因引起的干眼症。

4. 禁忌证

已知对本品的任何成分过敏者禁用。

5. 规格

5 g：5 000 IU（以维生素 A 计算）。

十三、小牛血清去蛋白眼用凝胶

1. 主要成分

本品含 50% 的小牛血去蛋白提取物，小牛血去蛋白提取物主要含多种游离氨基酸、小分子肽和寡糖。

2. 药理

本品能促进眼部组织及细胞对葡萄糖和氧的摄取与利用，可促进细胞能量代谢，从而改善组织营养，刺激细胞再生和加速组织修复。

3. 适应证

用于治疗各种原因引起的角膜损伤、大疱性角膜病变、神经性麻痹性角膜炎、角膜和结膜变性，以及由碱或酸引起的角膜烧伤等。

4. 禁忌证

对本品所含成分或同类药品过敏者禁用。

5. 规格

5 g：2.5 g。

十四、小牛血去蛋白提取物眼用凝胶

1. 主要成分

本品含20%的小牛血去蛋白提取物，小牛血去蛋白提取物主要含多种游离氨基酸、小分子肽和寡糖。辅料为羧甲基纤维素钠、山梨醇、苯扎氯铵、磷酸氢二钠、聚维酮K30、丙二醇，pH 为 6.5～8.0。

2. 药理

本品能促进眼组织对葡萄糖和氧的摄取与利用，改善组织营养，刺激细胞再生和加速组织修复，并能使过度增生的肉芽组织蜕变，胶原组织重组，减少瘢痕形成。

3. 适应证

用于治疗各种原因的角膜损伤、角膜烧伤、大疱性角膜病变、神经麻痹性角膜炎、角膜和结膜变性等。

4. 禁忌证

对本品所含成分或同类药品过敏者禁用。本品可能会减弱抗病毒药物（如阿昔洛韦、三氟胸苷等）的药效。

5. 规格

5 g：1 g。

十五、重组牛碱性成纤维细胞生长因子滴眼液

1. 主要成分

主要成分为重组牛碱性成纤维细胞生长因子，辅料有聚乙烯醇、羟苯乙酯，pH 为 6.5～7.5，渗透压摩尔浓度比为 0.9～1.1。

2. 药理

本品来源于中胚层和外胚层的组织，具有促进修复和再生的作用。

3. 适应证

用于治疗各种原因引起的角膜上皮缺损、干眼症、大疱性角膜病变、轻中度化学烧伤、角膜手术及术后愈合不良、地图状单纯疱疹性角膜炎等。

4. 规格

5 mL：21 000 IU。

十六、重组人表皮生长因子滴眼液

1. 主要成分

重组人表皮生长因子（rhEGF），辅料为稳定剂，pH 为 6.9 ~ 7.3，渗透压摩尔浓度为 250 ~ 400 mOsmol/kg。

2. 药理

本品可促进角膜上皮细胞的再生，缩短角膜的愈合时间。

3. 适应证

各种原因引起的角膜上皮缺损。

4. 禁忌证

对 rhEGF、甘油、甘露醇有过敏史者禁用。

5. 规格

3 mL：40 000 IU。

十七、重组人表皮生长因子衍生物滴眼液

1. 主要成分

重组人表皮生长因子衍生物，辅料为甘油、甘露醇、磷酸氢二钠，pH 为 6.5 ~ 7.5，渗透压摩尔浓度比为 0.9 ~ 1.1。

2. 药理

本品可促进角膜上皮细胞的再生，加速眼角膜创伤的愈合。

3. 适应证

用于治疗各种原因引起的角膜上皮缺损。

4. 禁忌证

对天然和 rhEGF、甘油、甘露醇有过敏史者禁用。

5. 规格

3 mL：15 000 IU。

（滕　贺）

第三节　白内障治疗药物

各种原因如老化、遗传、营养障碍、物理损伤、中毒、辐射、手术、炎症、药物以及某些全身代谢性或免疫性疾病，都能引起晶状体发生浑浊，形成白内障。迄今为止对白内障的治疗尚无特效药物，药物治疗对早期白内障可能有一定疗效。对已经影响患者生活质量的白内障，手术治疗是唯一手段。白内障治疗药物分为抗氧化损伤类、抗醌体类、醛糖还原酶抑制剂、辅助营养类等。

一、还原型谷胱甘肽滴眼液

1. 主要成分

还原型谷胱甘肽，辅料为十二烷基硫酸钠、聚维酮 K30、依地酸二钠、甘露醇、硼砂、6-氨基己酸、牛磺酸、无水乙醇、聚乙二醇6000、硫柳汞钠，pH 为 5.0～6.5，渗透压摩尔浓度比为 0.9～1.1。

2. 药理

还原型谷胱甘肽对含-SH 的酶及其他细胞成分均具有保护作用，能预防或抑制白内障的进展。

3. 适应证

用于治疗角膜溃疡、角膜上皮剥离、角膜炎、初期老年性白内障。

4. 禁忌证

有药物过敏史的患者使用前应请教医师或药师。

5. 规格

5 mL：0.1 g。

二、牛磺酸滴眼液

1. 主要成分

牛磺酸，辅料为硼酸、硼砂、氯化钠、羟苯乙酯，pH 为 6.5～7.5，渗透压摩尔浓度为 350～450 mOsmol/kg。

2. 药理

牛磺酸在房水和玻璃体中与还原性糖竞争性结合，使玻璃体中蛋白质避免糖化和氧化，抑制了晶状体上皮细胞凋亡和脂质过氧化，能预防或抑制白内障的进展。本品还能促进视网膜生长发育，缓解睫状肌痉挛等。

3. 眼内通透性

牛磺酸相对分子量小，无抗原性，各种给药途径均易吸收。

4. 适应证

用于治疗牛磺酸代谢失调引起的白内障。也可用于急性结膜炎、疱疹性结膜炎、病毒性结膜炎的辅助治疗。

5. 禁忌证

对成分过敏者、牛磺酸滴眼液过敏者禁用。

6. 规格

8 mL：0.4 g；10 mL：0.5 g。

三、法可林滴眼液

1. 主要成分

法可林，辅料为硼酸、硼砂、氯化钠、羟苯乙酯，pH 为 6.5～7.5，渗透压摩尔浓度比为 0.9～1.1。

2. 药理

本品为蛋白质分解酶的激活剂，有促进蛋白质分解的作用，滴眼后能渗透到晶状体内，使变性的蛋白质分解并被吸收，具有维持晶状体透明，改善眼组织新陈代谢，阻止白内障病情发展的作用。此外，还能抑制醛糖还原酶活性，阻止糖性白内障发生。

3. 适应证

用于治疗老年性白内障初发期、外伤性白内障、先天性白内障、糖尿病性白内障、继发性白内障。

4. 禁忌证

化脓性眼病患者禁用，对本品过敏者禁用。

5. 规格

10 mL：1.5 mg。

四、吡诺克辛滴眼液

1. 主要成分

吡诺克辛，辅料为依地酸二钠、浓甘油、聚山梨酯80、苯扎氯铵、pH调节剂，pH为3.4～4.0，渗透压摩尔浓度比为0.9～1.1。

2. 药理

吡诺克辛钠能竞争性地抑制醌类物质，保持晶状体透明，并吸收水不溶性蛋白转变为水溶性蛋白，阻止白内障的进展。

3. 适应证

用于治疗早期老年性白内障。

4. 规格

5 mL：0.25 mg。

五、复方碘化钾滴眼液

1. 主要成分

碘化钾、碘化钠、维生素C、维生素B_1，辅料为硼酸、硼砂、焦亚硫酸钠、氯化钠、羟苯乙酯、羧甲基纤维素钠、注射用水。pH为6.0～8.0，渗透压摩尔浓度为260～340 mOsmol/kg。

2. 药理作用

本品能促进玻璃体和晶状体的代谢，促进浑浊物质的吸收；维生素C还有抗自由基和维持晶状体透明度的作用。

3. 适应证

用于治疗早期白内障。

4. 禁忌证

对碘过敏者禁用。

5. 规格

8 mL。

六、甲状腺素碘塞罗宁滴眼液

1. 主要成分

甲状腺素、三碘甲状腺原氨酸，辅料为氯化钠、羧甲纤维素钠、磷酸二氢钠、氢氧化钠、硫柳汞钠，pH 为 7.0 ~ 9.0，渗透压摩尔浓度比为 0.9 ~ 1.1。

2. 药理

本品具有抗实验性硒白内障的药理作用，能增加晶状体整体透明度，减轻核浑浊，减轻晶状体纤维破坏程度，减轻其对晶状体上皮细胞内含巯基的钾钠三磷腺苷酶损害程度。

3. 适应证

用于早期和未熟期老年性皮质性白内障的治疗。

4. 禁忌证

对甲状腺激素过敏者禁用，甲状腺功能亢进患者禁用，心动过速、眼内出血患者禁用。

5. 规格

3 mL：3 mg。

七、氨碘肽滴眼液

1. 主要成分

本品系采用猪全眼球和甲状腺经胰酶和真菌蛋白酶水解提取而成的生化制剂，含有机碘和谷氨酸、胱氨酸、甘氨酸、天氨酸、冬氨酸、赖氨酸等 18 种氨基酸，多肽，核苷酸和多种微量元素等。pH 为 5.5 ~ 7.0，渗透压摩尔浓度比为 0.9 ~ 1.1。

2. 药理

本品能改善眼部血液循环和新陈代谢，促进玻璃体浑浊吸收，促进组织修复再生，阻止白内障发展，提高视觉功能。

3. 适应证

用于早期老年性白内障、玻璃体浑浊等眼病的治疗。

4. 禁忌证

对本品过敏者禁用。眼部有严重炎症或溃疡者应禁用。禁止与汞制剂同用。

5. 规格

5 mL：甲状腺特有的有机化合碘 0.125 ~ 0.20 mg。

八、苄达赖氨酸滴眼液

1. 主要成分

苄达赖氨酸，辅料为羟丙甲纤维素、磷酸二氢钠、磷酸氢二钠、氯化钠、硫柳汞钠，pH 为 6.8 ~ 7.8，渗透压摩尔浓度比为 0.9 ~ 1.1。

2. 药理

苄达赖氨酸对晶状体醛糖还原酶有抑制作用。

3. 适应证

用于治疗早期老年性白内障。

4. 禁忌证

眼外伤及严重感染时，暂不使用，或遵医嘱。

5. 规格

5 mL：25 mg；10 mL：50 mg

九、眼氨肽滴眼液

1. 主要成分

本品为牛或猪眼球经消毒后以乙醇提取除去蛋白质的灭菌水溶液。

2. 药理

本品含多种氨基酸，多肽，核苷酸及微量钙、镁等，有促进眼组织的新陈代谢，伤痕愈合，吸收炎性渗出，并能促进眼角膜上皮组织再生的作用。

3. 适应证

用于治疗角膜炎、沙眼、视力疲劳、早期白内障、玻璃体浑浊及青少年假性近视等眼疾。

4. 禁忌证

对本品过敏者禁用，化脓性眼病局部禁用。

5. 规格

5 mL：12.5 g。

（滕　贺）

第四节　散瞳药与睫状肌麻痹药物

散瞳药与睫状肌麻痹药物，按药理作用可分为 M 胆碱受体阻滞剂和交感神经兴奋剂。前者通过阻断 M 胆碱受体，松弛瞳孔括约肌和睫状肌，使瞳孔散大，后者通过兴奋瞳孔散大肌，使瞳孔扩大，其作用比较弱，持续时间较短。在眼科临床，这类药品主要用于眼底检查、屈光检查和防止假性近视及葡萄膜炎患者的治疗。

一、硫酸阿托品眼膏

1. 主要成分

硫酸阿托品，辅料为液体石蜡、羊毛脂、黄凡士林。

2. 药理

阿托品阻断 M 胆碱受体，松弛瞳孔括约肌和睫状肌，导致去甲肾上腺素能神经支配的瞳孔扩大肌的功能占优势，从而使瞳孔散大。本品使瞳孔散大后，虹膜退向边缘，阻碍房水通过小梁网排入巩膜静脉窦，引起眼压升高。阿托品使睫状肌松弛，拉紧悬韧带使晶状体变扁平，减低其屈光度，引起调节麻痹。

3. 眼内通透性

本品角膜通透性良好，涂眼 10 分钟后，阿托品在房水的浓度达到峰值，作用时间可持续数日至数周。

4. 适应证

用于治疗散瞳，也可用于治疗虹膜睫状体炎。

5. 禁忌证

禁用于青光眼、前列腺肥大、儿童脑外伤、唐氏综合征、痉挛性瘫痪患者。

6. 规格

1%；0.5%。

二、复方托吡卡胺滴眼液

1. 主要成分

托吡卡胺与盐酸去氧肾上腺素，辅料为依地酸二钠、三氯叔丁醇、甘露醇、硼酸、硼砂、氯化钠，pH 为 4.5～6.5，渗透压摩尔浓度比为 0.9～1.1。

2. 药理

托吡卡胺为 M 型胆碱受体阻滞剂，作用类似阿托品。去氧肾上腺素是肾上腺素 α_1 受体激动剂，具有散瞳作用，但持续时间短，作用较阿托品弱，一般不引起调节麻痹和眼压升高。

3. 眼内通透性

本品眼内通透性良好。滴眼后 5～10 分钟开始散瞳，15～20 分钟散瞳效果最显著，4～10 小时后瞳孔可恢复至滴药前水平。

4. 适应证

用于以诊断及治疗为目的的散瞳和调节麻痹。

5. 禁忌证

青光眼和房角狭窄、前房较浅的患者禁用。

6. 规格

5 mL：托吡卡胺 25 mg，盐酸去氧肾上腺素 25 mg。

（滕　贺）

第一节 眼睑炎症

一、睑腺炎

睑腺炎又称麦粒肿，俗称"挑针眼"，是化脓性细菌侵入眼睑腺体而引起的一种急性炎症。眼睑皮脂腺或汗腺被感染者称为外睑腺炎，睑板腺被感染者称为内睑腺炎，多由金黄色葡萄球菌感染引起。

（一）诊断

1. 病史采集

（1）起病情况：起病急骤。

（2）主要临床表现：患眼局部有红、肿、热、痛等典型急性炎症表现，内睑腺炎炎症较局限，有硬结、疼痛和压痛。睑结膜面充血肿胀，2~3日后中心形成一黄色脓点，可自行穿破睑结膜而痊愈。外睑腺炎炎症集中在睫毛根部的睑缘处，初起眼睑红肿范围较弥散，剧烈疼痛，有硬结，压痛明显，同侧耳前淋巴结可肿大。如感染靠近外眦部，可引起反应性球结膜水肿，2~3日后局部皮肤出现黄色脓点，硬结软化，可自行溃破排出脓液，红肿迅速消退，症状缓解，多在1周左右痊愈。也可自行吸收消退。如炎症反应剧烈，可发展成眼睑脓肿，整个眼睑红肿，并波及同侧颜面部，球结膜反应性水肿剧烈，可脱出睑裂外，伴有体温升高、寒战、头痛等全身中毒症状，如不及时处理，有可能引起败血症或海绵窦血栓而危及生命。

2. 体格检查

（1）一般情况：感染严重时有不同程度发热。

（2）眼睑皮肤：红肿、硬结和压痛，外睑腺炎可有脓肿形成。

（3）结膜：睑结膜充血肿胀，内睑腺炎可有黄色脓点。严重时球结膜有水肿。

（4）淋巴结：同侧耳前淋巴结肿大。

3. 诊断要点

根据以下要点即可诊断：①一个眼睑的部分红肿；②明显压痛；③硬结；④病变不在泪囊和泪腺部位。

（二）鉴别诊断

1. 与眼睑蜂窝织炎鉴别

睑腺炎严重时整个眼睑红肿，皮肤面无脓点显露，易误诊为蜂窝织炎。睑腺炎眼睑红肿并不均匀一致，在肿块处充血及肿胀明显，压痛明显，而在其他部位压痛不明显。蜂窝织炎红肿比较弥漫，上、下眼睑均可累及，毒血症状较重。

2. 与睑板腺囊肿鉴别

内睑腺炎与睑板腺囊肿同样是睑板腺的炎症，应注意鉴别。睑腺炎是急性炎症，红肿、疼痛症状明显，在睑结膜上有脓点出现。睑板腺囊肿在睑结膜上有一个暗红色斑点，穿破后该处有半个米粒大的肉芽组织。化脓性睑板腺囊肿也呈急性炎症表现，但炎症不及睑腺炎剧烈，先有包块，而后继发感染，手术切开可见胶样内容物。

（三）治疗

1. 治疗原则

（1）热敷：每日 3～4 次，每次 15～20 分钟。

（2）局部用抗生素滴眼液和眼膏。

（3）有发热、炎症反应剧烈者口服抗生素。

（4）脓肿形成后切开引流。

2. 治疗方案

（1）手术适应证：睑腺炎局限，化脓并有黄白色脓点时。

（2）手术禁忌证：睑腺炎未化脓局限时。

（3）术前准备：无特殊要求。

（4）麻醉：外睑腺炎无须麻醉，内睑腺炎可用表面麻醉。

（5）手术要点：①外睑腺炎切口在皮肤表面，与睑缘平行；内睑腺炎切口在睑结膜面，与睑缘垂直；②脓肿较大时应放置引流条；③内睑腺炎有肉芽组织形成时应带蒂剪除；④术毕涂抗生素眼膏后盖眼垫。

（6）手术注意事项：①切开排脓后切勿挤压排脓，以免感染扩散；②切口应足够大，使排脓通畅，否则可能形成肉芽组织；③放置引流条不宜太紧使切口阻塞。

（四）术后观察与处理

（1）术后第 1 日换药，放置引流条者，如引流的脓液较多应更换引流条，如脓液较少可拔除引流条。

（2）局部应用抗生素药物。

（3）有全身症状者或伴有其他部位的感染者，应全身给予抗生素药物。

二、睑板腺囊肿

睑板腺囊肿又称霰粒肿，是睑板腺出口阻塞、腺体的分泌物潴留在睑板内对周围组织刺激引起的一种炎性肉芽肿。有一纤维结缔组织包囊，囊内含有睑板腺分泌物及包括巨噬细胞在内的炎症细胞浸润。

（一）诊断

1. 病史采集

（1）起病情况：病程缓慢。

（2）主要临床表现：表现为眼睑皮下类圆形的硬块，边界清楚，通常与皮肤无粘连，大小不等。较大的睑板腺囊肿可使局部皮肤隆起，无压痛，自觉无疼痛不适，可引起上睑下垂。睑结膜处呈暗紫色。小的囊肿可自行吸收消退，多数长期不吸收或逐渐变大变软，最后自行破溃，在睑结膜面形成肉芽肿。继发感染形成化脓性睑板腺囊肿，临床表现与内睑腺炎相同。

2. 体格检查

（1）眼睑皮肤：皮下类圆形的硬块，边界清楚，通常与皮肤无粘连，无压痛。如继发感染皮肤红肿，有压痛。

（2）结膜：睑结膜面呈暗紫色，破溃后在睑结膜面形成肉芽肿。

3. 诊断要点

多见于青少年或中壮年；眼睑皮下类圆形硬块，无压痛；睑结膜面呈暗紫色，破溃后在睑结膜面形成肉芽肿。

（二）鉴别诊断

1. 与睑板腺癌鉴别

睑板腺癌肿块坚实，常见于中老年女性，因此老年人眼睑一个部位反复发生的睑板腺囊肿应怀疑睑板腺癌，病理检查可确诊。

2. 与睑腺炎鉴别

当睑板腺囊肿继发感染时与内睑腺炎临床表现一样，但睑板腺囊肿在发生内睑腺炎前已存在无痛性包块。

（三）治疗

1. 治疗原则

（1）较小的囊肿早期热敷，局部应用抗生素药物。

（2）一般需手术刮除，应将囊肿内容物与囊壁一起清除干净。

2. 术前准备

（1）眼部滴抗生素滴眼液 1~3 日。

（2）检查凝血功能，女性避开月经期。

（3）洗脸，清洁面部。

3. 治疗方案

（1）非手术治疗：抗生素眼液滴眼，热敷，较小的囊肿可以完全吸收。

（2）手术治疗。

1）手术指征：①囊肿较大在眼睑皮肤明显隆起者；②囊肿溃破在睑结膜面形成肉芽组织时。

2）手术时机：非手术治疗无效，眼睑、结膜和角膜无急性炎症者。

3）麻醉：表面麻醉，囊肿周围皮下及结膜下浸润麻醉。

4）睑板腺囊肿摘除手术要点：①检查囊肿位置、数目、避免遗漏；②用睑板腺囊肿夹夹住囊肿后翻转眼睑；③从结膜面以尖刀刺入并切开囊肿，切口与睑缘垂直；④用小刮匙伸入切口，彻底刮除囊肿内容物；⑤用有齿镊夹住囊壁，用尖头剪剪除囊壁；⑥如囊肿的囊壁靠近皮肤面，皮肤很薄，可从睑皮肤面做平行于睑缘的切口，进入囊腔；去除囊壁后缝合皮肤；⑦如囊肿破溃后形成肉芽肿，应先剪除肉芽组织后再在破口处扩大切口刮除囊肿内容物；⑧术毕手掌按压 15 分钟，确认无活动性出血后涂抗生素眼膏包眼。

（四）术后观察与处理

1. 一般处理

（1）术毕时可有少量出血，加压包扎后嘱患者用手掌压迫眼睑切口部15分钟止血。

（2）术后次日换药，涂抗生素眼膏包眼。

（3）有皮肤缝线者，术后5日拆除缝线。

2. 手术并发症的观察及处理

（1）出血：如术后数小时发生大出血，除外全身心血管或血液病，主要是术中损伤了睑动脉弓。如有活动性出血，应翻转眼睑，用睑板腺囊肿夹压迫切口周围，以压迫止血。如压迫无效，应清除切口内腔的积血块，仔细寻找活动性出血点，先电凝止血，再在切口直接缝合，亦可在切口一侧或两侧做缝合压迫止血。皮下淤血斑可自然吸收。术后全身可适当予以止血药。

（2）皮肤穿破：术前应认真检查睑板腺囊肿的特征及其与周围组织的关系，以选择睑结膜或皮肤切口。一旦皮肤穿破较大应缝合修补。

（3）泪小管断裂：靠近内眦部囊肿切除时，可在泪小管内滞留泪道探针再手术，以免术中伤及泪小管。

（4）术后皮下遗留硬结或囊肿复发：多由于深层哑铃状睑板腺囊肿清除不彻底，较小睑板腺囊肿被遗漏，残留肥厚囊壁或内容物所致。术前认真检查避免遗漏，术中尽量彻底剪除囊壁。如术中切开囊肿发现内容物为实性肿物，或老年人发生睑板腺囊肿，特别是复发性囊肿，应行病理检查排除睑板腺癌。

（5）睑缘变形：近睑缘的睑板腺囊肿在睑结膜面做切口时，常损伤睑缘后唇和前唇，造成睑缘瘢痕或损伤睫毛根部。对于睑缘睑板腺囊肿，如位于睑板下沟附近或在睑板腺开口处，应做睑缘间灰线切口。如从皮肤面穿破形成肉芽组织，术后睑缘皮肤也可能变形，此时可待半年后瘢痕稳定再行修整。

三、睑缘炎

睑缘是眼睑皮肤和睑结膜汇合处，其上有睫毛毛囊和睑板腺的开口，容易导致细菌感染而发生炎症，分鳞屑性、溃疡性和眦部睑缘炎3种类型。

（一）诊断

1. 病史采集

（1）起病情况：缓慢。

（2）主要临床表现：自觉痒、痛、异物感等不适症状，长久不愈者睑缘肥厚变形，有睑外翻、溢泪等。

（3）既往史：屈光不正、营养不良、贫血等。

2. 体格检查

（1）睑缘充血、肿胀、糜烂、有鳞屑覆盖，睫毛可脱落或倒睫。

（2）睑缘肥厚变形，可有睑外翻、结膜充血。

（3）荧光素染色检查显示角膜点状上皮染色。

（二）治疗

（1）治疗全身慢性病、矫正屈光不正等。

（2）生活规律，减少刺激性食物及烟酒等刺激。

（3）清洁、热敷、按摩眼睑。

（4）抗生素药物及皮质类固醇药物的应用。

四、接触性皮炎

接触性皮炎是眼睑皮肤对某种致敏原或化学物质所产生的变态反应或刺激反应。过敏引起的接触性皮炎是眼睑皮肤对致敏原的免疫反应，以瘙痒为特点。刺激引起的接触性皮炎是眼睑皮肤对化学物质的非免疫反应，以烧灼感或刺痛等感觉为特征。

（一）诊断

1. 病史采集

（1）起病情况：一般起病急骤。

（2）主要临床表现：急性期眼睑红肿，皮肤出现丘疹或疱疹，主觉痒或烧灼感，有渗液。急性期后，渗液减少，红肿减轻，但皮肤表面变得粗糙，有痂皮及脱屑，睑结膜肥厚、充血。有时在开始用某种药物时并无不良反应，但当连续使用一个阶段后才出现变态反应。

2. 体格检查

（1）眼睑皮肤：急性期眼睑红肿，皮肤可见丘疹或疱疹；急性期后，红肿减轻，皮肤表面粗糙，有痂皮及脱屑。

（2）结膜：睑结膜可显著肥厚及充血。

3. 诊断要点

有局部用药史及接触化学物品史；局部瘙痒或刺痛；眼睑皮肤湿疹样皮损，充血水肿明显，但没有压痛。

（二）鉴别诊断

主要应与睑腺炎鉴别：睑腺炎疼痛感觉明显，并有局部硬结和压痛，皮肤没有皮损。接触性皮炎有瘙痒感或烧灼感明显，没有硬结，伴有皮损。

（三）治疗

（1）立即中断与致敏原或刺激原的接触。

（2）局部用氯化钠溶液或3%硼酸溶液湿敷。

（3）短期使用地塞米松滴眼液，皮肤面涂皮质类固醇类眼膏。

（4）全身应用维生素C和抗组织胺药，严重时口服皮质类固醇类药物。

（5）戴深色眼镜减少光线刺激。

五、单纯疱疹病毒性睑皮炎

单纯疱疹病毒性睑皮炎是常见的病毒性睑皮炎之一，是由人单纯疱疹病毒Ⅰ型感染所致的急性眼周皮肤疾病。易复发，常在高热、上呼吸道感染、紧张和劳累之后发病，也可见于孕妇及衰弱的老年人。

（一）诊断

1. 病史采集

（1）起病情况：急性起病。

（2）主要临床表现：病变可侵犯上、下睑，下睑多见。疱疹呈多个或簇状，半透明，周围充血、水肿，有刺痒，疼痛与烧灼感。初起水疱内含有透明黄色液体，1周左右可吸收结痂，一般不化脓，不留瘢痕，少数可由睑缘向眼球蔓延，累及角膜。

2. 体格检查

（1）眼睑皮肤：眼睑皮肤疱疹呈多个或簇状，半透明，周围充血、水肿。不化脓，不留瘢痕。

（2）眼表：可有结膜充血，角膜可有上皮病变。

（3）淋巴结：可有耳前淋巴结肿大。

3. 诊断要点

多见于年老体弱者；眼睑皮肤疱疹，愈合后不留瘢痕；睑结膜可有充血，角膜可有病变。

（二）鉴别诊断

与带状疱疹病毒性睑皮炎鉴别：带状疱疹病毒性睑皮炎疼痛明显，皮疹不超过中线，愈合后有瘢痕，并有色素沉着。

（三）治疗

1. 局部

皮肤面用0.1%阿昔洛韦眼膏或疱疹净（碘苷）眼膏，结膜囊滴0.1%阿昔洛韦滴眼液以防角膜受累。

2. 全身

严重者全身应用阿昔洛韦。

六、带状疱疹睑皮炎

带状疱疹睑皮炎是常见的病毒性睑皮炎之一，由水痘—带状疱疹病毒感染了三叉神经的半月神经节或三叉神经的第1支或第2支引起。正在接受放射治疗或免疫抑制剂治疗的患者易发生。

（一）诊断

1. 病史采集

（1）起病情况：急性起病。

（2）主要临床表现：先有三叉神经分布区剧烈疼痛，数日后皮肤上出现簇状疱疹，伴有畏光、流泪。

2. 体格检查

（1）眼睑皮肤：疱疹局限在面部一侧，以绝不超过中线为特点。眼神经受累时疱疹分布在患侧头皮、额部及上睑皮肤，如眶下神经受累时疱疹同时分布在下睑、颊部和上唇皮肤。

（2）结膜充血，角膜上皮或基质炎症。

（3）如疱疹出现在鼻翼等处时说明鼻睫状神经受累，发生角膜炎和虹膜炎的可能性更大。

（4）可有耳前淋巴结肿大。

（5）炎症消退后皮肤留有瘢痕，并有色素沉着。

（二）治疗

（1）休息、避光、止痛、镇静。

（2）局部应用抗病毒滴眼液，应用抗生素药物预防继发感染。

（3）严重患者全身应用抗病毒药物。

（4）并发角膜炎或虹膜炎者需积极治疗。

（滕　贺）

第二节　眼睑肿瘤

眼睑肿瘤分为良性与恶性两大类。

一、良性肿瘤

（一）色素痣

眼睑色素痣多为出生时即有，少数为青春期出现。婴儿期生长较快，而 1 岁后生长缓慢，到成年逐渐停止发展，还有一部分可自行消失，仅有极少一部分可以恶变成黑素瘤。色素痣的大小，色素量多少各不一致，根据表面形态而分为 5 种。

1. 斑痣

表面平滑而不隆起，没有毛发长出。

2. 毛痣

高出于皮肤表面，其上有毛发长出。

3. 乳头状痣

突出乳头状，色深黑，小至米粒，大至绿豆大小。

4. 睑分裂痣

在上、下眼睑皮肤上，包括睑缘有色素痣，大小范围各人不同，当闭眼时两者合二为一，有的可侵犯结膜。此系胚胎时期睑裂尚未分开时即已形成。

5. 先天性眼皮肤色素细胞增多痣

又称太田痣，常于出生时或稍晚在眼及上颌部皮肤出现淡褐色、青灰色或蓝褐色无浸润不隆起的斑片，在巩膜上也可见到蓝色斑块，有时见于结膜、葡萄膜或视网膜。罕有恶变。

色素痣治疗：①色素痣无症状，为良性肿物，一般不需治疗；但注意避免搔抓，以免刺激发生恶变，如一旦增大，色素加重，表面粗糙，毛细血管扩张，且有出血倾向者，应考虑恶变的可能性，应尽早全部彻底的切除，送病理检查；②若目的为美容可用冷冻、二氧化碳（CO_2）激光治疗或整形治疗，也应治疗彻底，不残留以免激发恶变。

（二）黄斑瘤

黄斑瘤是黄色瘤的一种，并非真正的肿瘤。多见于老年人，女性更常见，双上睑和

（或）双下睑皮肤内侧，对称性，扁平稍隆起于皮肤表面的橘黄色斑块，略呈椭圆形或长三角形，病理为真皮内多数泡沫状组织细胞，本病为脂肪代谢障碍性皮肤病。原发性者常有家族高脂蛋白血症，继发者常有某些血清蛋白升高疾病，也有不伴有血脂异常者。

黄斑瘤治疗：①本病无自觉症状，因与脂肪代谢有关，因此应注意饮食调配；②肝素有促进脂肪代谢，消除血脂的作用，在无出血素质和不伴有凝血迟缓各种疾病的患者，可用肝素注射液注射，取 0.1 mL（含 625 U），注射于黄斑瘤的下方，每周 1 次，较小者注射 5 ~ 6 次，大的需注射 10 次左右，瘤的范围可缩小，甚至消失；③皮肤松弛者可做黄斑瘤切除，但不能防止附近皮肤再发。

（三）血管瘤

血管瘤较常见，是由新生血管组成的良性肿瘤，属于血管发育畸形。多发生于婴幼儿。临床上分为鲜红斑痣、脑面血管瘤病、草莓状血管瘤、海绵状血管瘤。

1. 鲜红斑痣

鲜红斑痣又称火焰痣。出生时或出生后即发生，为淡红色或暗红色斑片，边缘不整，边界清楚，压之褪色，有时其表面有小结状增生。随年龄增长而扩大，但成年期可停止生长，无自觉症状，有的在 2 岁时自行消退。

2. 脑面血管瘤病

即斯德奇—韦伯（Sturge-Weber）综合征。本病为眼、皮肤、脑血管瘤，眼部表现有眼睑紫葡萄红色斑或火焰痣、结膜和巩膜有血管瘤、虹膜颜色变暗、青光眼（可能是房角结构异常和上巩膜压力增加所致，可呈水眼或牛眼，也可表现为后天性高眼压）、可伴有脉络膜血管瘤，视力减退甚至失明。面部血管瘤循三叉神经分布区发病，有火焰痣或葡萄酒样色斑。全身表现因颅内血管瘤可致癫痫发作、对侧半身麻痹、智力低下，X 线检查颅内可能看到特殊的线状钙化斑。

3. 草莓状血管瘤

一般在出生后数周内出现，初发为粟粒或绿豆大的半球形丘疹，色红，边界清楚，质软，表面光滑。出生后数月内生长较快，逐级增大呈桑葚状或分叶状如草莓，压之不退色，无自觉症状。1 岁内长到最大限度，约 3/4 皮损在 7 岁前自行消退。

4. 海绵状血管瘤

于出生后不久即出现，病变区为暗红色或青紫色，隆起性皮下结节状肿块，由血窦组成，质软、易于压缩、形状不规则、大小不等，色紫蓝，哭泣时肿瘤增大，无自觉症状。病变生长较快，但多数在 5 岁左右由于瘤内血栓或炎性纤维化而萎缩消退。

血管瘤治疗：①鲜红痣，可用冷冻、同位素 ^{32} 磷或 ^{90} 锶敷贴于患处，早期效果显著；②Stuger-Weber 综合征，应及早治疗青光眼，降低眼压；③草莓状血管瘤，多数消退不必治疗，长期不退且面积大者，可用 X 线照射，激光，CO_2 或液氮冷冻，但可能留有瘢痕；据国外有报道对大而影响视线者，肿瘤内注射激素（曲安奈德，triamcinolone acetonide），按婴儿体重计算给最大量，注射后生长缓慢，效果良好；④海绵状血管瘤，在瘤内注射硬化剂鱼肝油酸钠注射液，每 2 周 1 次，共 5 ~ 10 次，局限性者可手术切除。

（四）皮样囊肿

皮样囊肿又称皮样瘤，为先天发育异常，源于胚胎，常于出生时即有，婴幼儿时期缓缓增大，部分在 5 岁内发现，所以就诊较早。囊肿主要在骨缝附近生长，多以眶外上角（从颞额骨缝发生），也见于眶内上角（鼻额骨缝处起源）或眶内部。囊肿大小不一，初起时小，坚实如豌豆，逐渐长大可达乒乓球大小，呈圆形或椭圆形，表面光滑，界限清楚，与皮肤无粘连，有弹性。因与骨壁相近，可压迫骨壁凹陷。

组织学检查：为复层鳞状上皮构成囊壁，可有汗腺、皮脂腺，囊腔可为单房或多房，囊腔内含有皮脂腺样油脂、角化物质，还有毛发。

穿刺时如抽出黄色酸臭如牛油样液则称为油囊肿。

鉴别诊断：本病应与脑膜膨出相鉴别。脑膜膨出多发于眶内角骨缝，不能移动，有波动，压迫时可缩小，在无菌操作下穿刺出为透明的脑脊液。

皮样囊肿需手术摘除。

二、恶性肿瘤

（一）基底细胞癌

基底细胞癌是常见的一种眼睑皮肤恶性肿瘤。好发部位为眼睑皮肤，罕见从黏膜起源，以下睑内眦部为多见，男性比女性多发，老年人多于年轻人。

病变初起为微小，轻度隆起的半透明的结节，如含有色素则类似黑痣。结节外围可有曲张的血管围绕，表面有痂皮或鳞屑覆盖，经数年或数月缓缓增大，表面破溃成浅溃疡，边缘参差不齐，变硬、隆起、内卷，是因为溃疡边缘部皮肤鳞状上皮向下高度增生所致，溃疡边缘常带色素，周围充血，溃疡呈潜行在皮下穿掘，向四周扩展。因此溃疡底部较表面皮肤范围要大，故称侵蚀性溃疡。溃疡继续进行才使表面皮肤溃烂，溃疡较浅，其基底在一平面上，易出血，如不治疗或治疗不当，癌扩大常改变其原来的面貌形成菜花状，可能会误诊为鳞状细胞癌或黑素瘤。患者早期多无自觉症状，很少淋巴结转移。但继发感染，严重破坏组织后可引起剧烈疼痛，甚至可侵及鼻窦或颅内而死亡。

基底细胞癌治疗：以早期治疗预后较好，未能确诊前应做组织活检，确诊基底细胞癌后应彻底切除，但做活检时取材应在溃疡穿掘区，因溃疡基底有坏死肉芽组织，如果太浅易误诊为鳞状细胞癌。基底细胞癌对放射治疗敏感，但放射治疗并发症较多，故仍以手术切除为主，或先行放射治疗为手术创造条件，然后进行手术治疗。

（二）鳞状细胞癌

鳞状细胞癌是起自皮肤或黏膜上皮层的一种恶性肿瘤。皮肤黏膜交界处的睑缘是好发部位，发病率较基底细胞癌低，但其恶性程度却较基底细胞癌为重，发展也快，破坏力也大，可破坏眼组织、鼻窦或颅内而死亡，淋巴结常有转移。男性较女性多，老年人多于年轻人。

鳞状细胞癌好发于下睑，围绕睑缘，病变初起为局限性隆起如疣状、乳头状、结节状或菜花状，基底为蒂状或较宽，无自觉症状。逐渐长大，外观与基底细胞癌不易区别，但病变发展快，一面向浅层组织发展，一面向深部进行，表面破溃形成溃疡、出血、感染，有奇臭，能区别于一般良性的乳头瘤。也有的一发病即以溃疡形式出现，溃疡的特点是以边缘高起，参差不齐，有时可有潜行边缘，外观似基底细胞癌，但溃疡深，基底不在一平面，而是深浅不一，溃疡可呈火山喷口状，边缘较饱满甚至外翻，最后破坏眼球，蔓延至颅内而死亡。通过活检能与基底细胞癌相鉴别。

鳞状细胞癌的治疗：鳞状细胞癌中为高度未分化的梭形细胞对放射治疗较敏感。离睑缘较远者可用放射治疗，而分化好的则对放射治疗不敏感，因此以手术治疗为主。手术切除的范围要较基底细胞癌大，切除后可做整形手术。如病变已累及穹隆结膜、球结膜，则要考虑做眶内容摘除术，对肿大的淋巴结要做清扫，也可考虑术后转肿瘤科进行化学治疗。

（三）睑板腺癌

睑板腺癌是原发于睑板腺（迈博姆腺）的恶性肿瘤。发病率介于基底细胞癌和鳞状细胞癌之间。由于分化程度不同，有的历时几年，有的则发展迅速，对放射治疗不敏感。临床上女性较男性多，老年人多，上睑较下睑发病多，病变位置在睑板腺，无自觉症状，仅在皮肤面上摸到小硬结，相应的结膜面显得粗糙，可见黄白斑点，形似睑板腺囊肿。早期不破溃，肿瘤发展后可至睑板以外，此时在眼睑皮下则可摸到分叶状的肿块，表面皮肤血管可扩张。进一步发展，可有乳头状瘤样物从睑板腺开口处脱出。少数肿瘤弥漫性发展，使睑板变厚，眼睑变形，皮肤结膜不破。也有肿瘤坏死，结膜破溃显露出黄白色结节状肿瘤组织，摩擦角膜引起角膜溃疡。

晚期睑缘受累，皮肤溃疡，黄白色癌瘤由破溃处露出，一部分还可以沿结膜向眼眶深部发展，引起眼球突出，可转移至淋巴结，尤其分化不好的鳞状细胞型睑板腺癌较基底细胞型睑板腺癌转移发生率高。

本病早期需与睑板腺囊肿相鉴别，如在切除睑板腺囊肿时，切开的内容物不是胶冻样物质，而是黄白色易碎的物质，应高度怀疑睑板腺癌，需送病理进一步检查以免漏诊。

睑板腺癌治疗：睑板腺癌为恶性肿瘤，不治疗则溃疡出血，感染或转移而死亡，放射治疗不敏感，以手术治疗为主。分化好的很少转移，仅局部切除即可。分化不良的可转移至耳前、颌下或颈淋巴结，如有淋巴结转移，除应切除局部病灶外，更应做眶内容摘除术，还需要做淋巴结清扫术，以挽救生命。

（四）恶性黑色素瘤

恶性黑色素瘤部分来源于黑痣恶变，部分来源于正常皮肤或雀斑，各年龄都可发生，但老年人多见，儿童罕见。黑痣恶变原因不详，外伤或外来刺激（搔抓、紫外线等）可能是诱因。恶性黑色素瘤发展过程变异性很大，有的发展迅速，短期内即增大破溃，广泛转移；有的多年静止缓缓增大，也有的病灶很小而早已转移到内脏（肝、肺等）。恶性黑色素瘤好发于内外眦部，向皮肤和结膜发展，初起似黑痣或大小不等、高低不平的黑色素结节，表面粗糙，色素可浓淡不一，有的甚至无色素（无色素性黑素瘤），在大的结节的外围还有卫星小结节，附近色素弥散，血管充盈，有的迅速发展成肿块，也有发展成菜花状被误诊为鳞癌。患者疼痛不明显，但终究病灶形成溃疡，易出血，合并感染可以引起疼痛。病程长短不一。

恶性黑色素瘤需与黑痣鉴别。黑痣表面光滑，色素浓，质软，有的有毛。而恶性黑色素瘤表面粗糙，色素不等，质硬，表面有裂隙，形成溃疡，基底不平，易出血，早期即可有淋巴结或内脏转移。有毛痣脱毛也应考虑恶变的可能性。

因本病为高度恶性肿瘤，一经确诊应立即治疗，对放射治疗不敏感，故应手术切除。切除范围要大，距离病变区需 5 cm 以上，如有睑及球结膜受累应做眶内容摘除术；如有淋巴结转移，应进行清扫。本病预后不良。

（李　上）

第四章　屈光不正

第一节　眼球的结构、发育及特点

眼球是位于眼眶内的球形器官。有人把眼球比做自动照相机，这是非常形象化的比喻。眼球主要由两大部分构成，即眼球壁——照相机的外壳和眼内容物——照相机的镜头，另外在眼球壁的内面还有一层菲薄的视网膜——照相机的成像底片。

一、眼球的结构

（一）眼球壁

眼球壁——人体"照相机"的外壳，共有外、中、内3层组织构成。

1. 外层

由角膜（约占1/6）和巩膜（约占5/6）构成。角膜位于眼球壁的最前面，俗称"黑眼珠"，其实正常角膜为无色、透明、无血管组织，其"黑色"是透露了它后面的虹膜组织之故。正常成人角膜是横椭圆形，向前呈半球状的突出，横径11.5～12 mm，垂直径10.5～11 mm。角膜厚度，周边约厚1 mm，中央约厚0.5 mm。角膜的曲率半径前表面水平方向为7.8 mm，垂直方向为7.7 mm，后表面为6.8 mm。角膜为人体照相机的第1组镜头，其被镶嵌在巩膜上，镶嵌的地方被称为角巩膜缘，宽约1 mm，此处是房水排出的主要通道，是青光眼、白内障等内眼手术的重要部位。球壁的后面是瓷白色、不透明的巩膜，俗称"白眼球"，它质地坚韧，是由排列致密、相互交错的胶原纤维构成的，有保护眼球的作用。

2. 中层

由葡萄膜构成，因除去外层的眼球似一紫色葡萄，故而得此雅名。葡萄膜内含有丰富的血管和色素，故又称血管膜或色素膜。葡萄膜从前向后分为虹膜、睫状体和脉络膜3部分。虹膜的中心是瞳孔，内有使瞳孔缩小的瞳孔括约肌和使瞳孔开大的瞳孔开大肌，如同照相机的光圈，可随着光线的强弱缩小或扩大，以便控制进入眼内光线的多少。虹膜向后延续，其根部和睫状体相连，睫状体内的睫状肌构成睫状环，睫状肌的收缩和舒张可改变通过悬韧带附着在其上面的晶状体厚度，使晶状体的屈折力发生变化，从而起到调节的作用，使我们既能看远又能看近。睫状体上还有睫状突，其睫状上皮可以产生房水。房水除营养眼球外，又可产生一定的压力，参与支撑眼球壁，维持眼球的形状。睫状体向后延续和脉络膜相连。脉络膜布满了整个后极部眼球壁，它有丰富的色素和血管，为其内面的视网膜提供营养，也构成了眼这架自动照相机的"暗箱"。

3. 内层

由菲薄、透明的视网膜构成。视网膜后部正对视轴处有一小凹陷称为中央凹，其鼻侧有一微隆起区域称为视神经盘，又称视盘，是视神经穿出的地方。视网膜结构极其复杂，可分为外面的色素上皮层和内面的神经感觉层，主要由视细胞（视锥细胞和视杆细胞）层与神经纤维、双极细胞和节细胞构成。视网膜是人体照相机内的"胶卷"，主要起感光作用。感光的细胞主要是视锥细胞和视杆细胞。视锥细胞主要负责明视觉和色觉，视杆细胞主要负责暗视觉。黄斑区仅有视锥细胞而无视杆细胞，它是视网膜感光最敏锐的区域。黄斑区的注视性质与青少年弱视治疗的愈后有直接关系。

（二）眼内容物

眼内容物包括房水、晶状体和玻璃体，均为透明物且有一定的屈光指数。它们与角膜一起构成了屈光系统，又称屈光间质，为人体照相机的镜头。

1. 房水

房水为无色透明的液体，充满前后房。房水是由睫状突上皮细胞产生的，不断更新和循环，并保持动态平衡，维持眼压及眼内营养。

2. 晶状体

晶状体是位于虹膜之后玻璃状体之前富有弹性的双凸透镜，有屈折光线的作用。晶状体有前后两极及赤道部，前极在瞳孔中央，后极与玻璃体凹相接，赤道部以晶体悬韧带与睫状突相连。晶状体与睫状体共同构成人体照相机的调焦装置，使远、近物体皆能在视网膜上清晰成像。

3. 玻璃体

玻璃体是位于晶状体后面视网膜前面的无色、透明、半流动胶状物，充满眼球后 4/5 空腔，约 4.6 mL，它支撑眼球壁，保持眼球形状。

（三）眼肌

人类的每只眼球有上、下、左、右 4 条直肌和上、下 2 条斜肌共 6 条眼外肌。除下斜肌起源于眼眶壁的内下侧外，其余 5 条眼外肌均起于眶尖部的总肌腱环，这 6 条肌肉均止于球壁的不同部位，在动眼神经、外展神经、滑车神经的支配下，眼外肌的协同运动导致眼球运动。

（四）眼的辐辏作用

双眼球的运动是非常协调的，当我们看近距离的物体时双眼内直肌收缩加强，外直肌松弛，使双眼内转，这种作用被称为眼的辐辏作用，也称为眼的集合作用。

（五）眼球成像

眼球成像和照相机照相原理非常相似，但眼球是高级视觉器官，有许多独特的生物特性。当物体反射的光线经眼内透明的屈光系统曲折调节后聚焦于视网膜上，视网膜的视觉细胞的感光物质分解，产生光电效应，形成倒立缩小的实像，进而产生神经冲动并沿视神经通路传递至大脑视觉中枢，经大脑的皮质中枢综合分析融合后就看到了一个直立的物像。大脑将看到的物像信息分析和储存，且经强化后又可再现和记忆，通过回忆和联想，便可再现物像。

二、眼球的发育及特点

（一）婴幼儿眼球发育

婴儿出生时眼球前后径为 12.5～15.8 mm，比成人眼球短，故出现生理性远视。眼球的生长在第 1 年最快，到 3 岁时发育速度减慢。眼球后部的生长较前部为快，因此眼轴渐长，远视逐渐减轻。角膜的发育较早，1 岁末时几乎发育完全，在第 2 年时就达到了成人角膜大小。婴儿瞳孔直径约 1.5 mm，用扩瞳剂也不能散大，这是由于瞳孔开大肌发育不完全之故，5 岁左右才能发育充分。7 岁时，睫状肌才能发育完善。眼底的发育特点是，婴儿出生时黄斑部视锥细胞发育不全，故婴儿不能固视。直至出生后 4～6 个月，黄斑才发育完全，出现固视功能。晶状体在出生第 1 年发育很快，渐变扁平，且在一生中不断生长。总之，婴幼儿在生长过程中，视觉系统发育渐趋成熟，如受到干扰，便可影响视功能正常发育。再者，如果婴儿出生后没有远视，则在其发育过程中，就可能发生近视。由于小儿巩膜壁薄，韧性差，易扩张，如果较早形成近视，当发育完成时就易变成高度近视。

（二）青春期眼球发育

人到了青春期时，眼球的生长发育再次加快，一般在 15～16 岁时已基本上长为成人大小。以后改变甚微，每年约增长 0.1 mm，直到 25 岁左右才完全定型。在此发育过程中，随着眼球的前后径逐渐接近成人，原来的远视状态也渐渐消失，成为正视眼。若眼球前后径未能发育到成人眼轴长度，则为远视眼；若眼球前后径过度延长，则成为近视眼。

（蔚玉辉）

第二节　视力检查与视力表

在判断视功能是否正常的多项检查中，临床视力检查列在一切眼科检查的首位。众多的眼病患者也多因视力下降而来眼科就诊。可见视力是眼球功能的代表，在青少年近视眼防治工作中是不可忽视的。

一、视力表

（一）视力

视力又称视敏度，是指人们辨别注视目标的能力。视力可分为中心视力和周边视力。中心视力是指眼底黄斑部中央凹的视功能。周边视力是指中央凹以外的视网膜部分的功能。周边视力常用视野计来检查；中心视力又分远视力和近视力，常分别用远视力表和近视力表来检查。

用国际标准视力表检查时，在 5 m 远的距离看到最后一排视标"E"的缺口方向，这时的视力为 15。用标准近视力表检查时，在 30 cm 的距离看到最后一排视标"E"的缺口方向，这时的近视力为 1.0。

矫正视力是指视力低于 1.0 者，用镜片矫正后所获得的视力。例如，一近视眼患者原视力为 0.3，戴近视镜后视力为 1.2，此时的 1.2 即为矫正视力。未用镜片矫正的视力为裸眼视力。

（二）常用视力表

常用的远距视力表有儿童图形视力表、国际标准视力表、环行视力表和标准对数视力表。标准对数视力表是目前国家卫生健康委员会审核批准的国家标准，从 1990 年 5 月 1 日起在我国正式使用。它在视标、增率、检查距离、记录方法等方面都比国际标准视力表更趋于合理。其视标由国际标准视力表的 12 行增加到 14 行，采用 5 分记录法记录视力结果。近距视力表多采用耶格（Jaeger）近视力表、标准近视力表、标准对数视力表。

二、视力检查

检查远视力时，国内目前多用标准对数视力表，正常视力为 1.0 以上。视力表应悬挂在对窗位置，光线要充足，最好采用人工照明（如用视力表灯箱）。悬挂高度以 1.0 视标与被检查眼等高为宜。患者距视力表 5 m（如距离小，可在视力表对面 2.5 m 处安放一平面镜，患者注视镜内视力表）检查时用遮眼板分别遮挡左、右眼检查单眼视力。根据所能看到的最小视标采用小数或 5 分记录法记录视力情况。如在 5 m 处不能辨认 0.1，则嘱患者向视力表方向移近，直至能辨认出第 1 行符号 0.1 为止，记录此时患者与视力表间的距离，按以下公式计算出患者视力：视力 = 0.1 × 距离/5。

如距离 3 m 处才能辨认 0.1，则视力为 0.1 × 3/5 = 0.06，余类推。如在 0.5 m 处仍不能辨认 0.1，则可伸手指于患者眼前，嘱其数指，记录数指距离，如无数指能力，则将手在患者眼前摆动，如可辨认，则记录为眼前手动；否则应进暗室测定辨别烛光的距离及光投射的位置，如光觉完全消失可记录为无光感或失明。

检查近视力时，多采用标准近视力表或耶格近视力表。主要是用以检查患者眼球运用调节功能时的视力，检查的标准距离为 30 cm，能阅读第 7 行者为 1.0，或记为 J1，表示正常近视力，余类推。检查方法与远视力检查方法相同。如 30 cm 处不能辨认 1.0 者，则将近视力表移近或移远，直至看清为止。测得患者的近视力，以近视力距离（cm）记录（近视力/距离）。

检查视力时均应左右眼交替进行，一般先检查右眼后检查左眼，记录时也是按此顺序。遮盖一眼时，最好用眼罩或手掌，切勿用手指压迫眼球，以免使眼球变形，影响视力，或带来由指缝窥视的弊病。

检查远、近视力在眼科临床工作中有很重要的意义，通过对患者远、近视力的综合分析，可以对青少年屈光状态、眼部影响视力的疾病作出初步的判断。正视眼看事物要用调节，近视力表是测定动态视力，看远不用调节。远视力表则是测静态视力，远、近视力结合分析，可有以下几种情况。

（1）双眼远、近视力正常——a 正视眼；b 轻度远视眼。

（2）远视力低常，近视力正常——a 调节性近视；b 复性近视散光；c 某些全身疾病或药物所致的调节功能或晶体屈折力改变。

（3）远视力正常，近视力低常——a 青少年中度远视、远视散光，中年人轻度远视、老视；b 药物所致的睫状肌麻痹使调节力减退。

（4）远、近视力均低常——a 青少年弱视；b 高度近视，病理性近视；c 青少年高度远视，中年人中度远视；d 眼部疾病。

（尹瑞梅）

第三节　眼的屈光与调节

眼是人类重要的感觉器官，人类获得外界信息的 90% 以上是通过视觉感知的。眼球——这部世界上最精致的人体照相机，要把外界目标的物像通过屈光系统曲折聚焦进入机身内，最后成像在底片上。因此，要获得正常的视力，必须具备以下 3 个条件：①眼的屈光系统及调焦装置完整无缺、透明且位置及功能正常；②健全的视网膜；③大脑皮质视中枢功能正常。下面介绍 3 个条件中的第 1 项。

一、屈光原理

（一）屈光

光是电磁波的一种，当它从一种物质进入另一种物质时，如两种物质的光密度不同，其传播方向便会发生屈折，改变了原来的路线和方向，这种现象被称为屈光现象。表示某种物质屈光力的单位为屈光度（diopter），常以"D"表示：凸透镜的屈光力以"+"号表示，凹透镜的屈光力以"－"号表示。外界物体发出或反射出的光线进入眼内后，经过眼的屈光系统屈折后在视网膜上成像产生视觉，这种过程称为眼的屈光。

（二）屈光系统

眼的屈光系统由透明的角膜、房水、晶状体和玻璃体构成，这 4 者构成了一组复杂的复合透镜组。位于眼球最前端的透镜——角膜，呈球面形，前表面曲率半径平均为 7.8 mm，其中央圆形光学区厚 0.5 ~ 0.8 mm，屈光指数为 1.376；角膜后面为房水，其在前房内容量约为 0.3 mL，屈光指数为 1.336；晶状体为扁平弹性双面凸透镜，具有调节功能，前表面曲率半径为 10 mm，后表面为 6 mm，厚约 4 mm，屈光指数为 1.406；玻璃体约为 4.6 mL，屈光指数约为 1.336。眼在静止状态时全部屈光力为 58 ~ 60 D。由于空气与角膜屈光指数相差较大，故角膜的屈光力最强，约为 42 D，在眼的屈光系统中起主要作用。其次为晶体的屈光力较大，约为 19 D。

（三）调节、集合作用

当视近物时，为了看清目标，眼内的屈光系统开始工作，睫状肌收缩，使悬挂在其上的晶状体悬韧带松弛，富有弹性的晶状体前面中央部凸起呈球形，晶体厚度增加，屈光力增加，使视网膜成像清晰。眼的这种通过增加屈光力以看清近物的能力称为调节作用。调节力的大小以屈光度（D）表示，一般注视距离 33 cm 的近物时，所需调节力 3 D，眼与注视物体的距离越近，需要的调节力越大。

当视近物时，双眼内直肌收缩，使眼球向内转，双眼同时注视所看物体，眼内屈光力亦增加，使物体在视网膜黄斑部清晰成像，这种现象称为集合作用，又称辐辏作用。集合的单位为米角。眼与注视物体的距离越近，眼的视轴和注视中线上的目标构成的集合角越大，即米角越大。

调节与集合密切相关，当双眼视近物时，既需要调节也需要集合，两者是产生清晰双眼视觉不可缺少的重要条件。正视眼看 1 m 处物体时需 1 D 调节和 1 米角集合，看 0.5 m 处时则需 2 D 调节和 2 米角集合，以此类推，正视眼调节作用的屈光值等于集合作用的米角值。

如果双眼调节作用与集合作用出现分离的情况超过一定限度，又未戴合适的眼镜矫正，则会产生视疲劳、复视、视物不清，甚至出现内斜视或外斜视现象。

（四）眼的远点、近点

眼在无调节时，即在静止状态时，所能看清的最远点称为远点。当眼运用其全部调节力所能看清的最近点称为近点。眼的近点可用近点计来测量，正视眼的远点在无限远处，看远物时，不需要调节，其远视力在 1.0 以上。近视的远点在 5 m 以内，其远视力小于 1.0。远视眼的远点在眼球后的有限距离内，远视眼如不使用调节，远视力＜1.0，要想看清远物，必须使用调节。

（五）眼的调节范围、调节程度

眼的远点与近点之间的距离称为调节范围，眼看远点与近点时的屈光力之差称为调节程度，又称为调节力。调节范围和调节程度随眼的屈光状况的不同而不同。远视眼和正视眼的调节范围广，近视眼的调节范围小，正视眼看远时、近视眼看近时不用调节，远视眼看远、看近时都需要调节，所以易患视疲劳。

（六）调节、集合作用与瞳孔缩小作用

当正视眼看近物时，在运用调节作用的同时，伴随集合作用，并产生瞳孔缩小。这 3 种现象同时发生，并有着密切关系。调节作用是以睫状肌收缩为动力，看近物时，睫状肌收缩，晶状体悬韧带松弛，晶状体变凸，屈光力增加，从而看清近物；集合作用是由双眼内直肌收缩，双眼内转使视线集中于同一目标上；瞳孔在调节、集合时缩小，阻挡由角膜周边及晶状体周边射入眼内的光线，以减少眼的球面像差作用，使视网膜上产生清晰物像。

二、眼的屈光异态

（一）正视眼

正视眼是指在调节静止状态下，平行光线经眼屈光系统屈折后焦点正好成像在视网膜上。

（二）屈光不正

屈光不正是指当眼球调节处于静态时，来自 5 m 以外的平行光线经过眼的屈光系统屈折后不能在视网膜上形成焦点，此眼被称为屈光不正眼，又称非正视眼。

屈光不正共分 3 大类：近视、远视和散光。

1. 近视

当眼球前后径长或眼的屈光系统屈光力过强，眼的调节在静止状态时，屈光系统使进入眼内的平行光线聚成焦点落在视网膜前方，使视网膜上不能形成清晰的物像，此种光学情况的眼称为近视眼。近视眼可以用凹透镜矫正，使物体发射的平行光线在人眼前能稍散开，以便经眼屈光系统后能在视网膜上结成焦点。

2. 远视

与近视眼正好相反，当眼球前后径短或眼的屈光系统屈折力弱，眼的调节在静止状态时，屈光系统使进入眼内的平行光线聚成焦点在视网膜后方，使视网膜上形成的物像模糊不清，这种光学情况的眼称为远视眼。远视眼可以用凸透镜矫正，使物体发射的平行光线在未

进入眼内前，先变成集合光线，以使经眼屈光系统后能在视网膜上结成焦点，形成清晰的物像。

3. 散光

如果眼的屈光系统表面（主要是角膜）各径线的屈折力不一致，则经过这些径线的光线，不能聚交于同一焦点，这种屈光不正称为散光。轻度散光，如无视物不清及视疲劳症状，可以不必矫正；相反，即使轻度散光，如果有视物模糊及视疲劳症状，应戴柱镜片矫正；不规则散光可用硬性高透氧角膜接触镜（RGP）矫正。

（汤小娇）

第四节　近视眼的病因、症状、发病机制及危害

一、近视眼的病因

近视眼的病因极其复杂，迄今尚未明了。眼科工作者在长期研究、观察、临床实践中发现许多因素都可引起近视眼的发生和发展，但归纳起来主要有两大类，即环境因素和遗传因素。除病理性近视及高度近视外，其他类型的近视主要是由起决定性作用的环境因素引起。研究表明，近视的发生、发展除以上因素外还与以下因素有关，如早产儿、低体重儿；全身因素——无力型体质；全身性疾病——热性病、胶原系统疾病、甲状腺疾病、结核、风湿、龋齿、贫血、药物中毒等；眼部因素——先天性白内障、角膜病变、上睑下垂、晶状体纤维增生、视神经疾病、青年性黄斑变性、视网膜色素变性、色素性青光眼、眼前节感染性疾病等都易诱发近视眼。有研究者还发现单眼皮易患近视（黄种人单眼皮多，近视眼也多）。也有研究者指出 A、B、O 血型，内分泌系统不平衡，精神，心理，情绪等因素均与近视眼的发生和发展有关。

二、青少年近视眼发生发展的外部环境因素

根据综合研究分析认为，引起青少年近视眼发生发展的外部环境因素主要为：不良的照明，不合适的桌椅，不正确的读写姿势，长时间近距离读书写字，用眼过度，书本字迹太小或模糊不清，长时间近距离看电视、打电脑、玩游戏机，劳逸不当，营养不良，偏食、饮食结构不合理，睡眠不足，生活不规律，不注意眼部卫生及学习环境中的噪声，家庭中电视、计算机等家用电器的辐射因素等。

三、近视眼的遗传性

研究表明，高度近视属于常染色体隐性遗传，一般性近视即中、低度近视属于多基因遗传。常染色体隐性遗传方式是：每个人染色体的内部有 2 条遗传基因，当 2 条遗传基因都有近视基因时，那么这个人很可能是高度近视患者。子代的 2 条遗传基因，一条来自父亲，另一条来自母亲。当父母双方都是高度近视患者时，则父母 4 条遗传基因都有近视基因，子代的 2 条遗传基因都有近视基因。如果父母的 4 条遗传基因中 3 条有近视基因，则子代50%为 2 条遗传基因有近视基因，或者子代50%是 1 条遗传基因有近视基因，如果父母一方是高度近视，另一方是无近视遗传基因，则子代100%是隐性遗传者。如果父母双方各有 1 条遗传

基因有近视基因，则子代有 50% 为正常者，50% 为隐性遗传。如果父母双方 4 条遗传基因都无近视基因，则子女无遗传性。

多基因遗传是指该病由于多种遗传因素共同组成，当这种因素达到一定总量时就会发病。一般性近视为多基因遗传，但环境因素起很大作用。对于具有遗传素质的人，尽可能地避免促使近视形成的外部因素就显得更为重要。

通过问卷调查或近视眼普查中的家族系调查表明，凡是家中父母双方有近视者或祖辈有近视发病史者，其子女近视的患病率明显高于其他家系，且前者子女近视的发展速度也明显高于后者。父母一方如患近视，其子女近视发病率亦高于父母双方都无近视的子女的发病率。眼科专家胡诞宁等对双胞胎进行研究发现，双胞胎近视的一致率（即双胞胎同时患近视或同时不患近视称为一致率）高于非双胞胎，而双胞胎中同卵双胞胎一致率高于异卵双胞胎。研究还表明，近视发病率与种族有关，世界上黄种人近视发病率最高，在 40% 以上，白种人发病率中等，黑种人发病率最低。在我国，汉族人近视发病率高于其他民族。由以上情况可以说明近视是一种遗传性疾病。然而，近视眼的发生也并非完全由遗传决定的，与环境因素也有很大关系。父母有近视并非子女都有近视，有近视遗传因子者，因子不外显，近视亦不发病。遗传是近视眼发生、发展的生物学前提，环境因素决定近视发生的现实性。因而，一般性近视的发生可以避免，亦可阻止或延缓其发展。

四、近视眼的症状和体征

近视眼初期的症状是看远处物体不清楚，远视力降低，近视力正常。眯眼看时，又能看得清楚些。患者由于看远处不清，大多不喜欢室外活动，而对看书、绘画等室内活动兴趣较大，读书、写字时离书本很近，长时间读书、写字后会有双眼干涩、眼球酸胀、头昏等视疲劳症状。上课看不清黑板，影响课堂效果，不得不佩戴近视眼镜。低度近视患者，眼底一般未发生病变，此时如还不注意防治，则近视就要发展。中度近视患者，除个别人外，矫正视力一般正常，裸眼视力很差，有些患者眼前出现"飞蚊症"，玻璃体内出现不同程度的浑浊，视盘颞侧的弧形瘢变形扩大，并有脉络膜萎缩斑出现，眼轴延长，可能出现玻璃体后脱离现象。如果近视继续发展至 -6.0 D 以上的高度近视，视力极度降低，且易发展成病理性近视。患者行动较迟缓，矫正视力不一定能完全达到正常，这些患者往往心理负担很重，恐惧眼变形变坏，而不敢多看报、多读书，不敢多看电视或电子计算机，甚至不敢参加文体娱乐活动。双眼屈光参差过大者往往有一眼发展为斜视，或导致弱视。病理性近视的眼底病变更加重，眼球后极部继续扩展延伸，脉络膜的脱开逐步由视盘颞侧而伸展到乳头四周，形成环状弧形斑。视网膜、脉络膜发生萎缩变性、出血、渗出、裂孔，引起视网膜脱离，有些还可并发白内障、青光眼，严重者甚至可导致失明。在发生以上并发症的前后，患者可能出现闪光感、重影、视物变形等。此时由于眼轴过长，可能出现轻度突眼。

五、视疲劳

视疲劳又称眼疲劳。其主要表现为当长时间读书、写字、看电视、看电子计算机时，感到双眼干涩、眼睑沉重难以睁开、头晕头痛、眼球酸胀、眼眶疼痛、视物模糊、出现双影、读书串行、记忆力减退、颈肩酸痛，有的人还出现阅读恐惧症，有的人出现胃肠道功能紊乱，如恶心、食欲不振、消化不良、腹泻或便秘等。视疲劳并非为单独的眼病，而是由环境因素、眼部因素、身体素质和精神因素等相互作用而产生的症状群，故又称为视疲劳综合征。

单就眼部因素而言，正视眼读书、写字及看近处物体时，双眼内直肌收缩，使眼球内转，产生集合作用，同时眼内的屈光系统发生变化，产生调节作用。集合作用和调节作用密切协调，从而使人看清物像。此时，眼所需的调节力和集合力完全相等。青少年近视眼患者学习时往往离书本很近，内直肌过度收缩产生过强的集合力，集合力大于调节力，使集合、调节不能协调配合，从而产生视疲劳。假性近视患者则是调节和集合均过强，致使视疲劳。

六、近视眼的危害

近视眼对青少年造成的危害很多、很重，而且也是显而易见的。青少年时期正是人生中长身体、长知识的重要时朝，此时患了近视，则会严重影响他们身心健康的发育和对外界知识的获取。近视初期时，患者仅远视力下降，看远处物体不清，因而不喜欢室外活动，愿在室内读、写，造成性格孤僻。由于看不清黑板而影响课堂效果，加之长时间近距离读、写，导致视疲劳，注意力难以集中，造成学习效率不高，成绩下降，心理、精神负担加重等。此时，如仍未引起家长和孩子的高度重视，未到医院进行及时合理的诊治，那么这种恶性循环的多种综合因素便导致近视的进行性发展。近视给人们日常生活、工作、学习带来一系列的影响，如遇见亲友和熟人"视而不见"造成误会；因视力不好不敢参加文体活动而影响身心健康；因近视造成的外斜视，或眼球突出而影响美观，给青少年造成心理压力和精神负担；近视或其并发的弱视影响择业和前程等。近视眼对人们最大的危害是如其进程得不到遏制，任其发展成高度近视乃至病理性近视，出现玻璃体变性、浑浊，视网膜变性、出血、裂孔、脱离，白内障，青光眼等严重并发症，而这些并发症若未得到及时诊治，最终会导致失明。在中国，高度近视眼底病变已成为普通人群第 4 位致盲原因，在中、高级知识分子中，高度近视眼是最常见的眼病，致盲率居第 1 位。

七、近视易患人群

青少年学生正处于长身体、长知识的生长发育期，强烈的求知欲望和繁忙而紧张的学习，经常使他们处于长时间的眼、脑并用状态。然而青少年的眼和体内其他器官一样，其组织与功能也正处于逐渐成长发育阶段。此阶段为眼的调节力和集合力最强的时期。正常阅读距离为 33 cm，所需调节为 3.0 D，10~20 岁青少年的调节力为 10.0~14.0 D。青少年眼生理调节功能特强的特点，使他们对近距离操作有高度的适应力，在读、写学习时，将书本拿得很近，甚至在 10 cm 以内也能看清，这是人的生理本能，而且他们习以为常。但这样眼就需要 10.0 D 以上的调节力，以致眼内肌呈现痉挛状态。再看远处时，眼肌不能自如松弛，致使视远模糊不清，形成了近视。

八、近视眼并发症

近视眼并发症有玻璃体浑浊、玻璃体液化、玻璃体后脱离、白内障、青光眼、视网膜病变（包括黄斑变性、出血、裂孔，视网膜脱离等）、后巩膜葡萄肿、弱视、斜视等。近视眼最常见的并发症是玻璃体浑浊，最常见的致盲原因是视网膜脱离。

九、青少年近视眼的发病机制

青少年近视眼发病率最高的是原发性后天性近视眼，国内外眼科学者对发病机制进行了大量研究并提出了众多学说，主要有以下几点。

（一）眼内肌调节学说

眼内肌包括睫状肌和虹膜肌，专管眼的调节活动。眼内肌调节学说认为：①眼内肌作用过强，长时间近距离用眼时，为了看清物像，调节加强，睫状肌持续收缩，导致紧张或痉挛而诱发近视眼；②眼内肌功能不全，睫状肌功能减弱，调节力障碍而导致近视眼。

（二）眼外肌压迫学说

眼外肌包括4对直肌（外直肌、内直肌、上直肌、下直肌）和2对斜肌（上斜肌、下斜肌），对称地附着在双眼球壁上，维持双眼正常生理位置和协调运动。同时也对眼产生了机械牵引与压迫作用。当看近物时，内直肌收缩，产生辐辏作用，对眼球产生压力。久之，使眼轴延长。

（三）眼内压力学说

青少年眼球壁伸展性大，过度调节伴随过度辐辏，使睫状肌痉挛，脉络膜受到牵引，血管受压，眼球充血，致使眼压升高。升高的眼压作用于巩膜壁，使眼轴延长而导致近视眼。

（四）晶状体调节学说

看近物时，双眼内直肌收缩，产生集合作用的同时，睫状肌收缩，使悬挂在睫状环和睫状突上的晶状体悬韧带放松，晶状体变凸而产生调节作用，使能看清近物。长期近距离读、写时，过度的调节作用可使晶状体滞留于膨凸状态，屈光力增强，弹性降低，使5 m以外的物体发出的平行光线通过眼的屈光系统后，聚焦于视网膜之前，因而看不清远处物体，导致近视眼的发生。

近视眼研究的重点是：探讨其病因及发病机制，只有在明确病因及发病机制的基础上，才能从根本上解决近视眼问题。

（饶任东）

第五节　近视眼的分类及临床诊断

一、近视眼的预测

我国著名眼科专家褚仁远教授研制出"近视眼预测保健系统"检测仪，可简单、方便地了解儿童的客观屈光状态。通过对儿童眼轴、角膜曲率、前房深度的测量，以及通过近视眼预测保健系统的计算，能够了解儿童当前的客观屈光状态，从而提出建议。同时还可帮助判断当前流行的各类近视眼治疗方法的真伪；了解儿童假性近视的程度，预测儿童将来屈光状态发展趋势，从而可以有的放矢地采取适当措施。对于高度远视有弱视可能，将来发展成近视眼可能性很小的儿童，应鼓励其多用眼，进行弱视训练，避免因弱视而导致低视力。对于目前正视，但将来有发展为近视可能性的儿童，则告诫其注意防护。对于已近视，将来有发展为病理性近视眼可能性的患儿，则有时须提出手术治疗，减少病理性近视眼的发生，减少低视力的形成，改善生活质量，降低致盲率。

二、近视眼的分类

近视眼分类方法很多，目前尚无统一分类法。国内一般分为以下几类。

（一）按病理变化分类

（1）单纯性近视眼：仅仅是屈光系统异常，近视一般 < -6.0 D，眼底无病理性改变，远视力降低，近视力正常，矫正视力可达正常。

（2）病理性近视眼：又称恶性近视，变性近视，进行性近视等。近视 > -6.0 D，矫正视力 <1.0，眼轴明显延长，眼底出现病理性改变或伴有合并症。

（二）按近视程度分类

（1）轻度近视眼：≤ -3.00 D。

（2）中度近视眼：-3.25 ~ -6.00 D。

（3）高度近视眼：-6.25 ~ 12.00 D。

（4）超高度近视眼：> -12.25 D。

（三）按发病机制分类

（1）轴性近视眼：眼球屈光系统的屈光力正常，但眼球前后轴长度超过正常范围引起的近视。

（2）屈光性近视眼：由眼的屈光间质屈折率增强引起。例如，圆锥角膜、球形晶状体使角膜或晶状体的弯曲度增强；房水成分的变动；晶状体硬化浑浊导致屈光指数的增加等，都可产生近视。

（四）按屈光动态分类

（1）真性近视眼：在静态屈光情况下仍为近视眼。绝大多数近视眼为此类近视眼。

（2）假性近视眼：此术语当前在学术界有争议，指远视力低常、近视力正常的一种现象。又称为调节性近视眼。

（3）混合性近视眼：指既有真性近视成分又有调节痉挛因素的一类近视眼。

（五）按起源分类

（1）先天性近视眼：生来具有的近视眼。

（2）后天性近视眼：出生后形成的近视眼。

三、近视眼的诊断

（1）首先要详细询问病史、戴镜史及家族眼病史。

（2）检查远视力及近视力。

（3）做眼底及裂隙灯显微镜检查，确定有无眼前节及眼底病变。

（4）用睫状肌麻痹剂扩大瞳孔后检影验光测定屈光度。

四、病理性近视眼

如果患者有先天性近视眼，或者患者视力进行性下降，验光后近视度数不断增加，每年

增加 > 0.50 D；或者眼轴进行性延长，每年 > 0.4 mm，应怀疑为病理性近视眼。如果患者视力低常，眼底、裂隙灯检查发现眼部有近视性病变，验光检查为近视屈光度，且 5 岁以下者：≥ - 4.00 D，矫正视力≤0.4；6 ~ 8 岁：≥ - 6.00 D，矫正视力≤0.6；9 岁以上者：大于或等于 - 8.00 D，矫正视力≤0.6。以上情况可诊断为病理性近视眼。

五、先天性近视眼

生来具有的近视眼，早年发生发展，伴随人的一生。可以起因于遗传，也可由于母体妊娠期间感染某种疾病，内外因素引发胚胎发育异常，属病理性近视眼，绝大多数为高度近视眼，亦可合并其他综合征。遗传性近视眼属于先天性近视眼，但先天性近视眼不一定是遗传性近视眼。

六、假性近视眼

根据中华眼科学会眼屈光学组 1996 年制订的真假近视分类标准来进行诊断。远视力低常，近视力正常的患者经用睫状肌麻痹剂扩瞳后，远视力恢复正常，达 1.0 以上，验光呈正视或轻度远视者，可诊断为假性近视眼。如扩瞳后远视力不能提高或降低，近视屈光度未降低或降低度数 < 0.50 D 者为真性近视眼。如扩瞳后视力有所提高，近视屈光度明显降低（降低的度数≥0.5 D），但仍未恢复为正视者为混合性近视或半真性近视。

目前，尽管对假性近视一说有争议，但我们认为他对指导近视眼防治有一定的临床意义，在临床实践中近视眼形成之前确实有一个假性近视发展阶段，如在此阶段不要佩戴近视眼镜，而用综合方法积极治疗是完全可以痊愈的。

七、近视眼并发症

（一）玻璃体浑浊

部分真性近视在正常情况下，人眼中的玻璃体是无色、透明的胶状体。近视眼特别是高度近视眼，由于眼轴过长，一则导致眼内玻璃体的结构受到破坏，发生液化、混浊，另则导致眼底病变，视网膜、脉络膜出血渗出，进入液化的玻璃体内，加重玻璃体浑浊。

根据近视眼患者眼前"黑影"飞舞的症状，用眼底镜、裂隙灯显微镜检查所见玻璃体内有或多或少的漂浮物便可确诊。

（二）视网膜脱离

近视眼患者由于眼轴延长，且向眼球后部扩张，脉络膜和视网膜不能相应增长，导致后极部视网膜、脉络膜循环障碍，供血不足，变性、萎缩。周边部视网膜也常发生霜样变性、格子样变性、色素变性等，且形成裂孔，加之玻璃体的液化变性，减弱了对视网膜的支持作用，玻璃体内纤维条索也可与视网膜粘连，牵拉视网膜形成裂孔。液化的玻璃体通过裂孔进入视网膜下引起视网膜脱离。近视眼患者如主诉眼前火花或闪光感，或感觉有幕状黑影从某方向逐渐延伸至中央部，视力锐减或视物变形等时，眼科医生立即给患者做颜色视野检查、扩瞳做裂隙灯显微镜下三面镜检查及眼底检查，根据眼底情况排除其他眼底病变，便可确诊。

（三）白内障

晶状体位于玻璃体前，房水之中，近视眼患者由于眼内组织变性、萎缩、营养不良，使晶状体组织营养代谢发生障碍，导致透明晶状体变性浑浊，逐渐形成白内障。晶状体浑浊多为后极部后囊下"锅底"样浑浊或棕黄色核性浑浊，发展缓慢。近视眼患者如主诉视力进行性下降，近视屈光度逐渐增加，眼前有雾视感，做眼压、眼底裂隙灯显微镜检查排除其他眼病，仅见晶状体有上述特征性浑浊，便可确诊。

（四）青光眼

近视眼特别是高度近视眼，由于眼内组织包括房水排出系统如滤帘组织，广泛的硬化、变性，使房水排出阻力增加；加之近视眼患者长期紧张的脑力劳动，可能使大脑中枢及血管神经对眼压的调节失控，两者的综合因素导致眼内压升高，长期的高眼压使视神经受损，视功能受破坏，形成了青光眼。有报道，高度近视眼发生开角型青光眼的概率比无近视眼患者要高 6.8 倍。此种青光眼早期症状不明显，眼压轻度升高，约 5.00 kPa，眼底青光眼改变不明显，不典型；加之患者误以为是用目力过度产生的视疲劳而贻误诊疗，导致严重的不可逆视神经损害，乃至失明。

近视眼患者出现视力进行性下降，近视屈光度不断加深，出现眼胀、头痛等视疲劳症状，就应到医院眼科做全面检查。由于近视眼患者往往伴有玻璃体浑浊等其他并发症，故早期青光眼体征不明显。由于巩膜变薄，弹性差，测得的眼压偏低，必须测校正眼压，如多次测得的校正眼压偏高，再结合眼电生理检查结果进行综合分析，便可确定诊断。对可疑患者应做追踪随访观察，以免漏诊和误诊而造成失明。

（五）斜视

正常人读书写字时，眼必然会发生集合作用（即双眼内直肌收缩，使眼球内转）和调节作用（即双眼睫状肌和瞳孔括约肌收缩，晶状体向前凸出，瞳孔缩小），从而能够看清字体。调节作用和集合作用是同时发生、同步等量的。而近视眼的调节作用和集合作用则不能密切配合，容易产生视疲劳，为避免疲劳，往往放弃集合，久之，放弃集合的一只眼可能发生外斜视。外斜眼近视程度往往高于另一只眼，看东西时，外斜眼因视力差而放弃注视目标，久之，视功能减退，使出现弱视。因此，斜视常常会伴有弱视。少数集合过度的近视眼也可发生内斜视。可以用角膜映光法、视野计、同视机、棱镜片等诊断斜视，测定斜视度。

（六）视力下降

有些家长看到孩子视力下降就认为是孩子得了近视，要么去眼镜店配副眼镜一戴了事，要么到医院来要求医生开处方配镜而拒绝医生给孩子检查，这种做法是很不对的。因为近视眼的症状是视力减退，但视力减退者不一定都是近视眼，有许多眼病如严重沙眼引起的角膜病变、各种角膜疾患、葡萄膜炎、白内障、青光眼、各种眼底病、远视眼等都可使视力下降，所以，正确的做法是，发现孩子视力下降，就应请医生做全面检查，如远近视力、角膜、结膜、前房、晶状体、玻璃体、眼底等检查，以排除其他眼病，再经麻痹睫状肌扩瞳验光，辨别屈光性质，最后再决定是配眼镜，还是要做其他治疗，这样才不会延误治疗。

（吕颂谊）

第六节　近视眼的预防及非手术治疗

一、近视眼的预防

近视眼可以预防，这取决于人们对其重视的程度。预防近视必须用综合防治法，要从源头抓起。

（一）优生优育，先天预防

如果父母双方都是高度近视眼，孩子发生近视眼的概率非常大。孕妇应做到精神愉快，情绪稳定，妊娠期多吃富含蛋白质、维生素的食物，戒烟酒，防止疾病感染，如果父母双方有一方为高度近视者，应教育子女从幼儿园开始，严格注意用眼卫生，尽可能消除促进近视眼发展的环境因素。

（二）家长重视，齐抓共管，后天预防

创造良好的学习条件。适宜的桌椅，适度的光线，无噪声的环境。良好的学习习惯——正确的读写姿势，间隔的休息。坚持用眼保健操——做眼保健操、眼部穴位按摩，经常远眺。饮食结构合理——均衡饮食，少食糖类，不偏食。适当的体育锻炼——保持健康体格。充足的睡眠——保持精力充沛。严格观察视力——家中经常观察，学校定期检查。另外要适度减轻孩子过重的学习负担。

二、近视眼综合预防

由于近视发生发展的病因相当复杂，是先天和后天多种因素作用的结果。青少年正处于长身体、长知识的生长发育期，眼和全身其他器官一样也在不断发育，临床经验证明，只有用综合疗法的协同作用防治近视才能取得显著疗效。

（一）青少年端正读写姿势

不良的读写姿势包括双眼距离书本过近，歪头斜眼读写，躺着看书，走路看书，在晃动的车、船上看书等。双眼距离书本过近，颈部经常前屈，颈动脉会受到压迫，可能导致眼压升高；久之，则促使青少年易于伸展的眼轴变长而发生近视，或使近视发展。歪头斜眼或躺着看书，均破坏正常人两只眼球经常保持的水平状态，两眼的聚焦位置就会偏离正常的部位，眼的负担成倍增加，导致视疲劳、视力下降；另则，用这种姿势读写时，双眼距书本很近，久之容易造成斜视，眼肌疲劳，引起近视的发生和发展。走路看书，在晃动的车、船上看书时，周围环境中的噪声使思想不易集中，收效甚微；另外，由于晃动的书本与眼的距离不断改变，眼要不断地改变调节力，力求看清字迹，极易引起视疲劳，影响学习效果，久之也会导致近视或使近视度数加深。

端正的读写姿势为：读书、写字时眼与书本保持1尺（约33 cm）的距离。其优点是：在此距离阅读时，眼仅需要3 D的调节力，尚有充裕的剩余调节力用以减轻视疲劳。胸部距桌缘一拳，这样的读、写姿势可使胸、颈、脊椎部位保持生理舒适位置，颈动脉不受压迫，不影响眼压。握笔时手和笔尖保持1寸（3.3 cm）的距离，笔杆和纸面成60°角，这样使书写流利，眼不易疲劳。

（二）青少年合理间隔休息

因为读书、写字是一种艰巨的脑力劳动过程，此时，不仅要眼、脑并用，而且全身其他系统如循环系统、血液系统、肌肉系统、骨骼系统、神经系统等都要协调运作，长时间持续读、写、学习必定会使眼、脑及全身其他器官、组织过度疲劳。长此以往，不仅眼发生近视或近视度数加深，而且记忆力减退，学习效果不好，身心健康受到影响。

学生学习时合理的间隔休息时间为：小学生每隔 30 分钟、中学生每隔 40 分钟、大学生每隔 60 分钟就应休息 10 分钟。最有效的休息时间应是 15 分钟。间隔休息时应积极活动，蹦蹦跳跳或伸臂弯腰，做体操、远眺及眼部保健等。切不可在间隔休息时又去看电视、玩电子计算机，这样会使已疲劳的眼更加疲劳。

（三）合理饮食结构

研究发现，近视眼的发生、发展与饮食也有密切关系。有报道称，增加蛋白质和维生素的摄入，减少碳水化合物的供应，可使有遗传因素而发生近视的青少年降低近视度数或停止近视发展。我们也发现偏食或吃糖过多的儿童易患近视或近视发展较快。因此，要防治近视必须要保证饮食结构的合理。蛋白质是维持眼生长发育的首要物质；维生素 A、维生素 B_2 可维持角膜、视网膜正常代谢和功能，有利于预防角膜干燥、退化，以及夜盲症。含蛋白质、维生素 A、维生素 B_2 丰富的食物有牛奶、鸡蛋、瘦肉、鳗鱼、动物肝脏、扁豆、大豆、绿色蔬菜等。维生素 B_1 可维持眼神经系统的正常功能，含维生素 B_1 丰富的食物有粗杂粮、青鱼、瘦肉、小麦等。另外，胡萝卜素在人体内可转变成维生素 A，含胡萝卜素丰富的食物有胡萝卜、南瓜、西红柿、杏子、各种绿色蔬菜等。

不同的食物含有不同的营养素或同一食物中各种营养成分含量不同，所以青少年应均衡饮食，不偏食，尽量少吃糖或含糖过多的食物。

眼球的发育既需要蛋白质又需要维生素及某些微量元素如钙、铬、硒、锌等。研究表明，这些营养素中的任何一种缺乏都会引起近视或近视的进一步发展。肉、蛋、鱼类食物含有大量的蛋白质、钙，但维生素较少，新鲜的蔬菜、动物肝脏、水果中含有丰富的维生素，但蛋白质的含量较少。微量元素硒在鱼虾类，鸡、鸭、猪、牛等动物内脏，以及白菜、青蒜、南瓜、肉、鱼、蛋、苹果等食物中含量较多。硒只有和蛋白质结合在一起才能被人体吸收，饮食中如果蛋白质摄入不足，导致硒缺乏。微量元素锌在瘦肉、肝、牡蛎、扇贝、豆类、花生、核桃、杏仁、瓜子仁等食物中含量较多。食糖过多会影响人体对钙和铬的吸收，眼球壁的韧性降低，眼轴容易变长。加之血糖含量增加引起晶状体、房水渗透压改变，促使晶状体变凸，引起近视的发生和发展。

（四）充足睡眠

过度视疲劳是引起近视眼发生、发展的重要因素之一，充足的睡眠既是消除疲劳、恢复学习、工作能力和记忆力的重要手段，也是保证身体健康必不可缺少的。因为人在睡眠状态下，大脑、眼部肌肉、全身其他部位均处于充分的休息状态，最易消除疲劳。同时，人在睡眠时，内分泌、激素如促生长素的分泌增多，这对促进儿童、青少年的生长发育尤为重要。但目前由于一些学生学业负担过重，不能保证充足的睡眠时间，这样做往往会适得其反，因过度疲劳而损害了视力，最终也会降低学习的效果，所以青少年学生在繁忙的学习之后一定要保证充足的睡眠。学生科学的睡眠时间应是：每日小学生不少于 10 小时，中学生不少于

9 小时，大学生不少于 8 小时。

（五）标准桌椅

学生读写学习时端正的坐姿是防治近视的重要手段之一，而符合卫生标准的桌椅则是保证端正坐姿的必要条件。桌椅过高、过低都易使学生养成不良坐姿，危害视力，危害健康。因此，要根据孩子不同的身高合理调整桌椅高度和斜度，使之适合青少年各年龄阶段的生理特点，有利于正常的生长发育。简单衡量桌椅高低是否合适的方法为：让孩子坐在椅子上，双腿放平，双脚着地，桌缘正好齐心窝处（胸骨剑突下陷凹）则基本符合卫生标准。若椅子太低，可加坐垫；椅子过高，在脚下加垫或小凳子，勿使双脚悬空。若桌子过低，应垫高桌腿。同时桌面设计最好要有 14° 左右的坡度，这样读书、写字时头就不必向前低而是略向前倾，既可看到清晰字体，又避免或减少视疲劳。

（六）合理照明方式

研究表明，学生经常在过强、过弱的光线下学习，久而久之会诱发近视或使近视加重。读书、写字时最合适的光线为自然光线中的散射光线。这种光线照射均匀、柔和，不易产生视疲劳。白天学习时，坐在靠窗的桌子前，可采用自然散射光线。但要防止日光直射到桌面上。晚间宜采用白炽灯和荧光灯的混合光照明，即学习时除了开室内吊灯外，还要开台灯。因为室内明暗对比度大，眼易疲劳；明暗对比度相差小时，眼比较舒服，不易疲劳。阅读时所需的亮度一般在 100 Lux 左右。一般台灯用普通灯泡需 25 W，日光灯需 8 W；12 m² 左右的房间，吊灯需要 20～40 W；台灯离书本的标准距离是：日光灯 8 W，50 cm；15 W，75 cm；20 W，100 cm。白炽灯泡 15 W，30 cm；25 W，50 cm；60 W，100 cm。灯光不应直射眼，右手握笔写字者，灯光应从左侧或左前侧照明。

（七）禁忌阳光下读书

读书学习时所需的最佳光线为自然光线中的散射光线，能使眼舒适，不易产生视疲劳。所需的照明度约为 100 Lux。而太阳光线为直射光线，光线强烈、刺眼。在太阳光下看书，照明强度可达到 8 万～10 万 Lux，是通常所需要照明度 800～1 000 倍。时间过久，可对视网膜黄斑部造成光损害，使视敏度下降，甚至引起永久性视力减退。同时阳光中紫外线的照射，还容易引起角膜和晶状体的损害，引发白内障。

长时间在阳光下读书，瞳孔会持续缩小，引起瞳孔括约肌痉挛，睫状肌也过度收缩等视疲劳症状，长此以往便会引起近视眼的发生和发展。因此，要避免在阳光下读书学习。

（八）加强体育锻炼

研究表明，体质不良与青少年近视眼的发生有密切联系。要想有一双明亮的眼睛，必须要有健康的体格，健康的身体除了先天的因素及后天供给身体所必需的营养外，还需要适当、合理的体育锻炼。在室外进行体育运动可以增强体质，增加眼部血液供应和睫状肌的调节能力。在室外特别是在有绿色植物的原野中进行运动，空气新鲜，眼睛注视远方的机会增多，眼内调节放松，有利于视疲劳的恢复，对防治近视大有益处。

高度近视眼患者不宜参加室外剧烈运动。因为高度近视眼的眼轴延长，眼底视网膜脉络膜变薄、变性，剧烈运动时可能因震动或撞击而诱发视网膜裂孔或视网膜脱离等严重眼病，所以不适宜做剧烈运动，但可参加室外一般活动，如长跑、打羽毛球等，以增强体质，保护视力。

（九）预防电视性近视

顾名思义，由于看电视引起的近视称为电视性近视。其发病原理是电视机显像管辐射出的 X 线可大量消耗视网膜中的视紫质，加之看电视距离过近、姿势不正、持续时间过长、房间光线过暗等因素，使许多儿童、青少年视力锐减，在稍暗光线下或距离电视机稍远则看不清图像，形成了电视性近视。此种近视的特点是往往伴有弱视，矫正视力达不到正常，所以要用综合疗法进行治疗，要早防早治。

预防的方法如下。

（1）电视机屏幕和室内亮度对比度要适中。首先要调好电视机，使图像清晰，色彩分明，又不刺眼。看电视时房间内要开 1 盏光线柔和的灯，这样就可避免视疲劳。

（2）电视机的位置和距离要适当。电视机应放置在光线较柔和处，屏幕中心最好和眼处在同一水平线上或稍低一些。眼与电视的距离应是电视机屏幕对角线的 4 ~ 6 倍。简便测量法是：将一只手向前伸直，手掌横放，闭一只眼，如手掌正好把电视屏遮住，此距离较合适。一般而言，20 寸以下的电视应坐在 2 m 以外看，20 寸以上的电视应坐在 3 m 以外看。

（3）看电视时正确的姿势是坐在屏幕正前方，如果在侧向看，观察视角不应 <45°。坐姿要端正，不能躺卧，仰头看电视。

（4）间隔的休息实践证明，连续看电视时间越长，对视力损害越大。有报道，连续看电视 4 小时，视力就会减退 30%。看电视时，小学生每隔 30 分钟，中学生每隔 40 分钟就应起身休息或活动 5 ~ 10 分钟。学生看电视最好每周不超过 2 次，每次 1 ~ 2 小时。学生在生病、考试或节假日期间应严格控制看电视时间。

（5）注意增加营养：平时多吃动物肝脏、蛋、奶、鱼及胡萝卜、豆芽、橘子等食物。

（十）预防电脑终端综合征

电脑终端综合征是长时间持续在电子计算机屏幕前工作，由于过度用眼和屏幕射线及电磁波的影响，致使机体内维生素 C 和谷胱甘肽减少，以及视网膜视紫质消耗过多而出现眼干涩刺痒、畏光、流泪、视力减退、眼压升高等视疲劳症状及假性近视、结膜炎、角膜炎、微波性白内障、夜盲症等，有些甚至导致永久性视力损害。与此同时全身可出现注意力难以集中，颈肩酸痛，腰背痛，手和四肢麻木，情绪烦躁及身心异常等症状。此种综合征医学上称为电脑终端综合征。如单纯引起眼部症状和病变称为"电脑眼病"。电脑终端综合征的防治要做到：如果已经发病就应即刻去医院，及时治疗休息。

预防的方法如下。

1. 室内良好的采光

电子计算机操作室要有良好的自然光，电子计算机屏幕最好背向或侧向窗户，避免光线直射到屏幕上；人工照明的亮度以符合一般阅读要求为宜，如面积为 12 m² 的房间应安 48 W 日光灯一盏，光线亮度适中即可。

2. 电子计算机放置合适

电子计算机操作台要低于一般办公桌的高度，坐椅高低可调，使坐姿舒适；屏幕中心应与胸部相平，眼应与屏幕保持 70 cm 左右距离，过远或过近均对眼不利。

3. 间隔地休息

电子计算机屏幕上图像、数字闪烁跳动，长时间注视，眼不断进行调节，易导致视疲劳。所以用电子计算机时每隔 30 ~ 45 分钟，成年人最多不超过 1 小时，就应离机休息 10 分钟，远眺或做眼保健操。电子计算机操作过程中应经常眨眼或闭眼片刻，使泪液润滑角膜，消除视疲劳，防止近视的发生和发展。

4. 注意增加营养

多吃含维生素 A 和维生素 C 的食物，如肝、鱼、奶及各种新鲜蔬菜和水果。

（十一）合理安排游戏时间

玩游戏机时眼比看书、写字更容易疲劳，如不注意用眼卫生，则更容易使青少年发生近视或使近视度数增加，其致病的原理和电视、电子计算机致病原理一样。游戏机的特点是画面转变速度快，变化不定，眼需要不断变化调节，跟踪图像才能看清，加之其趣味性很强，很容易使孩子迷恋，久久不愿离去，所以对视力的影响很大。因此，教师和家长应正确引导青少年合理地玩游戏机。首先要调好屏幕亮度、对比度，调好室内光线，开亮 3 ~ 8 W 日光灯；注意眼与屏幕的距离，一般应按屏幕对角线的长度增加 3 ~ 4 倍为宜；间隔休息，玩 30 ~ 40 分钟休息 5 ~ 10 分钟，每次玩 1 小时；在玩游戏机过程中应经常眨眼或闭眼以增加休息时间，以免引起过度视疲劳而导致近视的发生和发展。

（十二）避免噪声刺激

现代医学研究表明，过强的噪声不仅损害听力，而且也伤害眼。有报道，当噪声强度在 90 dB 时，视网膜中视杆细胞辨别光亮度的敏感性开始下降；当噪声在 95 dB 时，有一部分人的瞳孔扩大，视物不清；当噪声达到 115 dB 时，几乎所有人的眼球对光亮度的适应都有不同程度的衰减。青少年如果长时间处于噪声环境中读书、学习，不仅注意力不能集中，记忆力减退，而且容易发生眼痛、眼花、畏光、流泪等视疲劳症状及眼损伤现象。医学专家还指出，噪声可影响人体内维生素的平衡，尤其是能使维生素 B、维生素 E 减少，从而使视力下降。因此，孩子应在安静的环境中学习，避免噪声对眼的损害。应多食新鲜蔬菜和水果或加服复合维生素 B、维生素 E。

（十三）预防家庭性近视

根据国内外眼科专家对近视眼发生原因的实验分析，并综合当前有关防治近视眼方面的论著，大家公认：看近处是引起近视的主要原因。学生读书、写字，长期看近处可使睫状肌、晶状体过度调节。久之，睫状肌痉挛，晶状体处于变凸状态，看远时不能完全放松，成为假性近视。长此以往，视网膜也发生了组织变化，使眼轴延长成为真性近视。我们的调查表明，学生在学校上课，黑板与学生距离最近的在 2 m 左右，为了看清黑板上的字，最近的学生只用 0.5 D 的调节，大多数都在 3 ~ 5 m 以外，仅用 0.3 ~ 0.2 D 的调节。所以学生上课时，基本上是忽而看远处的黑板，忽而看近处的书本，眼不停地做远近交替运动。同时，每节课 40 ~ 45 分钟，下课后休息 10 分钟，在教室外活动。同时，各个学校也十分重视防治近视工作。例如，不断改善教室内的黑板、照明、桌椅等教学条件，学生定期换座位，定时做眼保健操等，这些都有助于预防近视。但学生在放学回家后，在照明不足的书桌前埋头读写，有时长达数小时，若中间不休息，久之，容易引起近视的发生和发展。

当前在我国，大部分家庭较多关注孩子的学习——考试成绩的优劣，生活——吃、穿、住、行的好坏，身体——身高、体重及一些感染性重大疾病；较少关注眼，特别是近视眼的发生、发展，这也是导致近视眼的发病率在我国急剧上升的原因之一。究其原因，一是家长对近视眼的危害性认识不足，二是缺乏有关近视眼的防治知识。

孩子在发育成长过程中，大部分时间是在家庭，家长是孩子的第一位老师，防治近视眼离不开家长的帮助。家长首先要从思想上高度重视，要认识近视眼严重的危害性，了解有关防治近视眼的基本知识。要尽力为孩子创建一个安静、舒适的学习环境，安装适宜的照明装置，购置合适的桌椅及良好的学习用具。家长应帮助孩子改正学习中的不良习惯；检查和指导孩子作业，提高孩子单位时间的学习效率。提醒和督促孩子在学习过程中间隔休息，认真做好眼保健操。千万不可一味追求考试分数，晚上给孩子追加过多的家庭作业；更不能望子成龙，盼女成凤心太切，给孩子增设许多新的课目，使孩子每晚学习到深夜。孩子长期超负荷近距离学习，加之眼保健措施跟不上，很容易发生近视或使近视度数加大。

家长帮助孩子防治近视的另一做法是家中应悬挂远距标准对数视力表，每周给孩子检查3～4次视力。如果发现孩子视力降低或有波动，或有异常表情和动作，如孩子看远物眯眼、怕光，看东西时歪头、皱眉，写字、读书时眼与书本靠得很近，看电视坐得很近，常用手揉眼等，建议带孩子去医院做必要的眼科检查。早发现，早治疗，效果也好。

三、青少年近视防治方案

近视眼的多发性、普遍性及严重的危害性，决定了防治青少年近视眼的最佳方案应该是动员全社会的力量，全民参与，人人重视，预防为主，防治结合。近视眼是影响青少年生长发育和身心健康的大敌，不但给家庭带来负担，使个人遭受痛苦，也严重影响国家整体人口素质的提高并给社会发展带来一定影响。因此，防治近视眼要领导重视，发动群众，齐抓共管，建立必要的规章制度，尽力保证教室及家中书房照明、学习设备等的合理配套；严格执行国家教育部有关规定，减轻学生课业负担，同时做好防治近视眼的宣传工作及防治近视眼的仪器、保健品、药品监察和供应工作。学校应每学期定期召开学生家长座谈会或办学习班，聘请眼科专家讲解近视防治的基本知识。

（一）心理防治

青少年一旦得了近视，首先不要恐慌，要保持乐观的心情，但也不要漠然处之，任其发展。应积极去看眼科医生，经医生全面检查、扩瞳验光，确定是假性近视还是真性近视。如为前者，则用前面讲过的方法进行综合治疗，切不可佩戴近视眼镜；如为后者，则首先应遵照医生处方佩戴合适眼镜矫正近视，配眼镜后应遵照医嘱来决定自己眼镜的佩戴方式。要定期检查视力和屈光度，观察眼底和眼压，要注意用眼卫生，改正不良用眼习惯和生活习惯，注意生活、饮食起居的正常规律，增强体质，积极治疗全身或其他眼病，防止近视的发展和严重并发症的发生，必要时可采取后巩膜加固术以阻止近视的过度发展。

（二）视疲劳防治

视疲劳病因复杂，往往是由多种因素而引起，所以要采用综合治疗。首先要详细询问病史、症状、身体状况，排除全身其他疾病，再做眼部全面检查。检查眼位、眼外肌功能，如有外隐斜视和集合功能不足，应做眼外肌训练，提高双眼协调运动能力，增强融合功能，扩大融合范围。检查双眼远、近视力，如视力低常，应验光检查屈光状态，如有屈光不正，应佩戴合适眼镜。如发现眼部及全身有某种疾病，应积极进行适当治疗。如因不良环境、营养不良、睡眠不足、用眼过度而引起，就应积极改善学习环境、加强营养、劳逸结合，坚持眼的保健和用眼卫生,加强体育锻炼,增强体质。必要时可适当药物治疗,如口服中成药杞菊地黄丸或明目地黄丸,疗效显著;也可酌情使用针灸、按摩等治疗。

(三)治疗假性近视

一般认为假性近视是真性近视的"前驱",假性近视继续发展便可成为真性近视。假性近视的诊断必须经过眼科医师使用睫状肌麻痹剂扩瞳验光方可确诊。一经确诊必须立即治疗。首先使用前文讲到的综合疗法,读书、写字、学习时端正的读写姿势,间隔的休息,合理的饮食,适当的体育锻炼,充足的睡眠加之以双手示指分别按摩、轮刮双眼眶周围穴位,从上眶缘到下眶缘,从内眦到外眦,每次上、下共 100 次,每日 1~2 次,以及远眺,远、近雾视疗法或用 0.5% 托吡卡胺滴眼液(也可用 0.25% 托吡卡胺滴眼液)滴眼(每晚睡前点若干滴,由于夜间睡眠时瞳孔散大,仅持续 6~8 小时,晨起,瞳孔可恢复正常,对学习、生活无不良影响)。

需要强调的是,在治疗期间,家长一定要帮助患者纠正不正确读写姿势、不良生活习惯及不卫生的用眼习惯,否则停止治疗后,较易复发,最后导致真性近视。另外,假性近视患者不能佩戴近视眼镜,否则会发展为真性近视。

(四)雾视疗法

雾视疗法是指通过戴一定度数的凸透镜使眼的睫状肌放松,缓解眼的调节紧张而起到防治青少年近视眼作用的治疗方法。因戴上凸透镜后,眼前像迷雾一样模糊不清,故称为雾视疗法。雾视疗法有 2 种:远雾视疗法和近雾视疗法。

1. 远雾视疗法

给患者戴 +2.00~+3.00 D 凸透镜,使其能看到 5 m 远处视力表上 0.1 视标为度,嘱患者注视视力表或向室外远处看望,12 岁以下小学生每次持续戴镜看远 15~30 分钟,中学生看远 30~60 分钟,每日 1 次,持续治疗 1 个月为 1 个疗程。若双眼视力已恢复正常,则在读书、写字时,戴 +1.50 D 凸透镜巩固疗效。此疗法适用于假性近视及低度真性近视中的学校近视新发者及新发混合性近视者。

2. 近雾视疗法

学生在家读书、写字时,佩戴 +1.00~+1.50 D 凸透镜。距书本约 33 cm 距离,以看清字体、不头晕为标准。此疗法适用于有轻度远视的假性近视患者的治疗及正视眼者的近视预防,许多眼科专家认为此法具有科学性、实用性,无不良反应,应推广应用。其优点是对正视眼者能预防近视,并控制新发近视人数的作用;对视力低常者有增进和恢复视力的作用;青少年学生学习时经常戴用,既能消除眼部肌肉紧张,又能防治近视。

(五)低度凸透镜附加棱镜片防治近视

临床研究及实践经验表明,低度凸透镜联合基底向内的棱镜片具有治疗假性近视,防止真性近视的发生和进行性发展的作用。其原理是:当学习读书、写字、学习时,由近目标到眼的光线是散开光线,正视眼如果不用调节,人眼的散开光线必然在视网膜后成像,为使眼球后的物像移到视网膜上,眼的屈光系统就会自动的发生变化,即眼内睫状肌收缩,附着在其上的晶状体悬韧带松弛,使晶状体凸度变大,屈光力增加,以便看清书本字体。如若不注意用眼卫生,长期调节过度便会导致近视眼。青少年阅读时戴适度的凸透镜,可使进入眼内的散开光线的散开程度降低,这样可以不用或少用调节。看近处时,不仅要调节,双眼还得对准同一目标，所以双眼的视线还要集合，即双眼内直肌收缩，眼球内转，发生集合作用（亦称辐辏作用）。在正常情况下，双眼读书、写字时，同时进行调节和集合，戴凸透镜仅改变调节而不改变集合，所以还得通过棱镜片改变人眼光线的方向。因为读书时，书上的字体反射出来的光线是斜向进入双眼，斜向入眼的光线一碰到基底向内的棱镜片就变成直向入眼的光线，看远处时，平行光线是直向入眼的，那么戴了这种联合镜片读书、写字就可以变看近为看远，可以消除青少年长期持续看近处而引起近视的病因。西安交通大学研制的近视回归镜就是根据凸透镜和棱镜的光学特性，结合辨证施治理念而配制。经过临床实践验证，近视回归镜在防治青少年假性近视，阻止或延缓真性近视的发生、发展方面有较好的疗效。

（六）远眺

远眺也是一种防治近视的方法。当长时间近距离读书、写字时，睫状肌持续痉挛，变凸的晶状体无法恢复到扁平状态，远视力下降。当站在室内的玻璃窗前或室外空地上极目遥望无限远处的景物或天空星星时，睫状肌松弛，晶状体恢复至原来的扁平位，远视力即可提高。远眺对防治近视大有益处。

此法简单、易行，无不良反应。适合于正视眼消除视疲劳，预防近视发生及在一学期中的短时间内出现的近视或假性近视的防治。

注意事项：①远眺应在课间休息或在家中学习时间隔休息期间进行，思想和注意力要高度集中，发挥丰富的想象力，极力把自己融入所观察的无限远处的景物之中；②远眺要和其他防治近视法相结合，其中最主要的是要克服不良读写姿势，不良用眼习惯和生活习惯；③远眺要持之以恒，每日上午和下午各1次，每次10~15分钟；④双眼视力相同者，可同时远眺；双眼视力相差较大的，将左、右眼轮流遮盖，单眼远眺，视力差的一眼应适当延长远眺时间。

（七）晶体操

晶体操为一种防治近视的方法。晶体操是利用双眼时而看远时而看近，使眼内睫状肌时而松弛时而收缩，晶状体时而扁平时而凸起，反复多次交替进行可增强睫状肌、晶状体弹性及调节力，从而达到恢复视力及防治近视的目的。

晶体操可以在课间休息或家中晚自习时背诵课文、英语单词时进行。具体方法是：看无限远处的景物或天空的星星半分钟，再看近处距双眼一尺处的示指或读书半分钟，反复交替进行，每次10分钟，每日3次。

注意事项：看无限远处时，可以看远处的树木、花草、高大建筑物或天空星星，避免阳光直射刺伤眼，训练要长期坚持，持之以恒方能收到防治近视的良好效果。

（八）双眼合像法

双眼合像法是我国著名眼科专家徐广第利用视觉电生理学的基本理论，以近目标模拟远近不同的观察目标，使双眼在近环境中忽而看远忽而看近，双眼的眼外肌和眼内肌好似在自然界的视觉环境中协调运动，从而达到预防和治疗假性近视及预防真性近视发生和发展的科学防治法。

具体训练方法是：在一个长方形纸板或玻璃片上画水平和垂直的2条虚线，两线相距约6 cm，制成视标卡，水平放在患者双眼正前方，双眼视线通过视标卡的上方边缘看远方目标，便可出现边缘模糊的双眼合像。经过训练可以使双眼调节处于放松状态，从而起到治疗假性近视，预防真性近视的作用。

（九）按摩眼周穴位

正确的按摩眼周穴位，可以刺激眼周神经末梢，增加眼部血液循环，改善神经和眼内组织营养，放松眼内、外肌，消除视疲劳，对防治近视大有益处。但有报道称，不正确的操作，如有的儿童长期按摩眼球，导致圆锥角膜，损害了视力。

正确的操作方法是：双腿平放，双眼闭合，静坐在书桌前，双肘分开撑在桌面上，双手半握拳，双示指呈半环状，内侧面相对摩擦，发热后用双拇指螺纹面，按在左右太阳穴上，双示指第二节内侧面按摩轮刮上下眶缘的穴位，睛明、攒竹、鱼腰、丝竹空、鱼尾、瞳子髎、承泣。上眼眶从内眦角开始，沿着眶缘、眉弓向外按摩轮刮到外眦角，下眼眶亦从内眦角到外眦角，先上后下，由内到外，尽量沿着眶缘进行，因为眶缘内有许多明目的穴位，每次上下共 100 次（约 6 分钟），每日 1~2 次。

注意事项：①做眼保健操前要保持手与面部清洁，剪短指甲，双眼闭合，手法勿过重，勿压迫眼球，避免意外；要心平气和，注意力集中；②每次做完操后闭目休息或隔窗远眺片刻，疗效更好；③要持之以恒，贵在坚持，否则，收效甚微；④必须和其他眼保健法协同使用；⑤眼部有脓肿、炎症时暂停做操。

（十）近视眼防治常用药物

1. 全身用药

较少用。对于体质较差或偏食造成营养不良的近视眼患者，劝其增加饮食营养的同时可酌情给予复合维生素 B、维生素 E、腺苷三磷酸（ATP）鱼肝油、钙片或口服中成药，提供眼球正常发育所必需的营养素，防止因营养缺乏而导致的近视的发生和发展。

2. 局部用药

较多用，常用的眼药制剂有 3 类。第一，麻痹睫状肌和瞳孔括约肌，解除调节痉挛，消除视疲劳制剂，如 0.5%~1% 的阿托品滴眼液，2% 后马托品滴眼液，0.25%~0.5% 山莨菪碱滴眼液，0.25% 托吡卡胺滴眼液；这几种眼药适用于假性近视、混合性近视及低度近视的治疗，可防止假性近视发展成真性近视，降低真性近视的屈光度；其共有的不良反应为可散大瞳孔，患者感到畏光、视近物不清；青光眼患者禁用；以上药物必须在医生的观察、指导下使用，患者未经医生许可不得随便使用，以免发生意外情况。第二，扩张眼部血管，改善眼部血液循环制剂，如丹参滴眼液，2% 烟酸滴眼液，红花滴眼液，1% 地巴唑滴眼液，0.5% 维生素 K_3 滴眼液，熊胆滴眼液，消旋山莨菪碱滴眼液，这几种眼药都具有扩张血管、增加血流量、改善眼部微循环的作用，不引起散瞳，不影响学习和工作。第三，直接给予眼部发育过程中所需的营养物质制剂，如 1% 腺苷三磷酸滴眼液，能量合剂滴眼液，维生素 AD 滴眼液等，这几种药物都可供给眼球能量，促进细胞新陈代谢，可治疗用眼过度后引起的视疲劳，有助于防治近视的发生和发展。

（十一）使用市售治疗仪

当前我国市场上出售的近视治疗仪种类繁多，有些是有益的，有些是有害的。例如，磁疗眼镜，可以使晶状体浑浊，甚至形成白内障。但经常接触较强的磁场，可出现复视、头晕、头痛等症状。小孔镜虽可有暂时增视效果，但它的致命缺点是戴了小孔镜后，不能经常保持双眼单视，可导致斜视、弱视。所以磁疗眼镜和小孔镜不适合生长发育中的青少年佩戴。

有些近视治疗仪是利用中医学的针灸和按摩技术、明目中药与现代电子技术相结合，对眼周围的穴位进行持续或间断按摩，或用微电流刺激眼周穴位；有的是用凸透镜放松调节，并注视图片远望，以达到解除睫状肌痉挛、提高视力的目的。主要用于治疗假性近视和混合性近视，对有些低度真性近视可起到消除视疲劳、防止近视发展的作用。

选择治疗仪时，最好在眼科医师指导下选择确实经国家医疗机构鉴定，具有使眼球调节放松，解除睫状肌痉挛作用且对眼无创伤的治疗仪。在此，提醒近视眼患者及其家属注意，迄今为止，尚无任何一种治疗仪能代替近视矫正眼镜。

（十二）正确选配眼镜

1. 散瞳

一般6岁以下儿童近视伴有斜视、弱视或疑为假性近视者多用1%阿托品眼膏或滴眼液。13岁以上的青少年多选用短效散瞳剂，如0.5%托吡卡胺或托品酰胺滴眼液。用法：1%阿托品眼膏，每晚涂1次，连续用3日，验光前如发现瞳孔<8 mm，睫状肌麻痹不完全，可每隔15分钟滴2~3次阿托品滴眼液。如1%阿托品滴眼液滴眼，每日3次，每次1滴，连续滴2~3日；如用0.5%托吡卡胺滴眼液，每隔10分钟滴1次，每次1~2滴，共3~4次，闭眼30分钟，待瞳孔散大>8 mm，对光反射消失，便可验光。

注意事项：儿童滴阿托品滴眼液时，一定要压迫泪囊部，以免全身吸收过多，出现口干、面红耳赤、心悸等不适症状。

以上几种药物为睫状肌麻痹剂。青光眼特别是闭角型青光眼患者、对散瞳剂过敏者禁用。散瞳剂必须在眼科医师指导下使用。

除去禁忌证，一般人都做散瞳检查或验光，瞳孔散大后便于医生更全面检查眼底，瞳孔区影动更清晰，检影验光更准确。而且使睫状肌麻痹，瞳孔散大后，对假性近视及低度真性近视、混合性近视患者还有一定治疗作用。

瞳孔散大后可使患者暂时性地看近处物体及读书、写字不清楚，强光下出现畏光等不适症状，但这些现象随着药性逐渐减弱、瞳孔逐渐缩小而逐渐消失。1%阿托品3~4周，2%后马托品2周，0.5%托吡卡胺6~10小时，瞳孔和调节便可恢复正常。

2. 验光

眼科医师用检查仪器检查患者眼屈光状态或确定屈光状态的性质、度数及散光的轴向等状况的检查方法称为验光。

常用的验光法有2种：①主观验光法，即插片法；②客观验光法，包括人工验光和电子计算机验光。一般先用客观检查法验光，正确确定眼的屈光状态，镜片度数、散光轴位，再用主观检查法试镜片。患者试戴镜片视力能提高或达到正常且无任何不适感觉，最后可开出合适的配镜处方。如果眼科医师为了诊断需要仅需了解患者的屈光状态，则无须开配镜处方。根据验光时是否散大瞳孔又分为小瞳验光（自然瞳孔）和散瞳验光（使用散瞳剂使瞳孔散大）2种方法。一般40岁以上者多用小瞳验光，40岁以下者多用散瞳验光。

由于青少年眼的调节力强，有时把轻度的远视调节成正视甚至近视状态，出现假性近视，如果在验光时不把部分调节放松，就会严重影响验光的准确性和效果，无法区分真性近视和假性近视。小瞳验光的结果往往是近视度数偏大，如果根据错误的验光结果配镜，对青少年不仅无益而且有害，戴了这种眼镜会引起视疲劳，会使不该戴镜的假性近视变成真性近视，使真性近视加速发展。所以青少年近视眼必须要用散瞳验光法。

3. 配镜

对于散瞳验光的患者，其瞳孔恢复正常后，根据散瞳验光的结果再用综合验光仪及插片验光法给患者试镜，并通过试镜了解患者是否有不适的感觉，并找出原因予以纠正，最后开出合适、正确的配镜处方，这一过程称为复验。复验是验光的最后程序，也是最重要的程序。医师要耐心、细致地指导患者试镜，患者要和医师密切配合，以保证眼镜处方的准确无误。

临床实践经验证明，电子计算机验光和人工验光各有优缺点。前者方便、快捷、省时省事，适合青少年近视眼大范围的普查工作。散瞳后电子计算机验光和人工验光结果相差无几，电子计算机验光可较准确地确定不规则散光的轴位。缺点是：电子计算机验光的结果因受到机器的稳定性、检查者的技术、受检者的配合等多种因素影响，准确性不如人工验光高，往往远视眼度数偏低、近视眼度数偏高，有些患者如幼儿和智力低下者因不能很好地配合检查，又无很好的判断力，故不宜使用电子计算机验光仪。另外，人眼的屈光矫正牵涉到许多生理及心理因素，要想配好一副眼镜，往往还要依据验光人员进行分析和判断，而机器是不能完全代替人脑作用的。人工验光是一种以正确的科学理论作指导的传统验光法。实践证明，人工验光具有任何验光仪无可比拟的准确性、可靠性，他适合于任何人群包括幼儿和智力低下者的屈光检查和验光配镜。进行人工验光者必须是有丰富的眼科知识、临床经验及熟练操作技能的验光师或眼科医师。其缺点是比较费时、费事，没有电子计算机验光仪快捷、省时。

当前，经过实践证明，电子计算机验光和人工验光相结合有互相取长补短的功效。青少年散瞳后先经电子计算机验光，所得屈光度可作为人工验光插片法的参考数，再经复验试镜，验光师的综合分析后开出正确、合适的配镜处方，这样使验光更加快捷，结果更加准确。

4. 戴镜方式

近视眼患者看不清黑板和远处物体，影响课堂效果。自习做作业时费时费力，长时间用眼过度易引起视疲劳，加速近视的进行性发展，加大近视度数。

少儿近视如不配镜及时矫正，会引起斜视、弱视等严重并发症，甚至导致失明等。至于眼球突出，那不是眼镜引起的，而是由于先天的或后天的多种不良因素的影响，导致近视后未及时配镜矫正或配镜后未用前面所述的方法进行防治引起近视进行性发展，眼轴延长造成的结果。科学研究表明，正常人标准眼轴长约 24 mm，近视度数每增加 -3.00 D，眼轴可延长 1 mm，近视度数越高，增加的比例越大。关于戴镜影响孩子活动的问题可用选择戴镜方式、镜子种类来解决。例如，低度近视又无其他眼疾者可仅在上课或看远时戴镜，运动时不戴镜；中度、高度近视可选用树脂超薄眼镜或隐形眼镜，既安全又无压迫鼻梁等不适感。

根据具体情况决定不同戴镜方式：① -3.00 D 以下的单纯低度近视，裸眼视力在 0.5 左右，可在上课及看远时戴镜，看近时不戴镜；如果平时视物经常眯眼，或有外斜视、弱视，要坚持经常戴镜，而且还要做斜视、弱视治疗；② -3.00 D 以上的近视，由于读写时距书本 1 尺距离看不清，除睡觉外应经常戴镜；③低度散光者，如果没有自觉症状，可以不矫正，如果有自觉症状，无论度数高低都应该矫正，且需经常戴镜；④有屈光参差者，应该经常戴镜。

戴眼镜后近视度数又加深者多为青少年或高度近视眼患者。究其原因是青少年正在生长发育期，虽然5岁以后眼球发育缓慢，但眼轴仍在缓慢延长，20岁以后才逐渐停止生长。研究表明，对近视眼患者而言，眼轴延长1mm，近视度数可增加－3.00D。另外，除了生长发育因素外，最主要的因素是有些人戴了眼镜后仍不注意用眼卫生，读写姿势不端正，连续阅读或做作业数小时不休息，或过度看电视、看电子计算机、玩游戏机使眼过度疲劳，使近视发展、度数加大。也可能初次配镜未经眼科医师扩瞳验光，原配眼镜度数偏高或不合适，加之不良用眼习惯和生活习惯，引起视疲劳，长期视疲劳使近视加深。还有一种原因是有些－3.00D以上的近视眼患者认为戴镜不方便、不好看、不习惯，不能坚持戴镜，导致近视度数逐渐加大。有些高度近视患者虽然坚持经常戴镜，近视还在不断发展，其原因除了以上所说的多种因素外，还与遗传因素有关，这种近视眼患者巩膜变薄、变性，眼轴进行性延长，近视进行性发展。总之，青少年近视眼患者佩戴合适的眼镜后，近视度数又加深与戴镜无关，而是多种因素导致的。

防治方法是长期坚持用前面介绍的综合疗法去防治，并且尽早去看眼科医师，更换佩戴合适眼镜。如果每年近视度数增加－1.00D以上，可考虑佩戴双光镜、多焦渐进镜、近视回归镜或角膜接触镜（俗称隐形眼镜），或行后巩膜加固术，以阻止或延缓近视的发展。后巩膜加固术对高度近视眼最为适宜。

有些人由于对近视眼、近视眼镜方面知识了解不够，佩戴不合适的眼镜，可加重视疲劳，加速近视的发展。眼镜的作用主要是弥补眼存在的生理缺陷，使其在功能上接近或达到正常标准，提高学习、工作效率，消除视疲劳，防止近视进展。青少年近视眼患者由于其生理特点决定了其要配一副合适的近视镜，必须先经眼科医师散瞳验光，待瞳孔及调节恢复正常后再复验、试镜，如无不适再开处方配镜。具体地说，青少年学生必须要医学验光，医学配镜。医学验光的主要特点是根据青少年屈光不正者的不同屈光状态，"量体裁衣"式地测出验光度数。应由熟练掌握临床眼科和眼视光学知识的医生或验光师用常规验光设备，如视网膜检影镜、电子计算机验光仪、裂隙灯显微镜、检眼镜、角膜曲率计、综合验光仪等，除了检查常规验光内容，还要检查主眼情况（双眼视物时起主导作用的眼称为主眼，主眼的成像质量往往比另一眼好。医学验光时，要检查出配镜者的主眼是右眼还是左眼，并且戴镜后的主眼也必须与配镜前的主眼一致）、眼位、眼球的调节力、双眼单视及辐辏功能等情况，经过详尽地综合分析，精细确定镜片度数及散光轴位后，再插片验证，让患者试镜15～20分钟，主观和客观检查相结合，患者确无不舒服的感觉，才能开出精确的配镜处方。经过医学验光配出的质量较好的医学眼镜是二类医疗器械。一副质量好的医学眼镜对青少年近视眼有很好的保护和治疗作用。配镜原则是：①以最小度数达到最好视力（一般以达到1.0为佳）为标准，例如，佩戴－1.00D～－1.50D镜片视力都可达1.0，那么就选配－1.00D镜片；②充分矫正散光，准确决定散光轴向，如患者试镜，无法接受散光，可给予低度矫正，如仍有头晕等不适，可暂时去掉散光，等戴了一段时间近视镜，眼适应后再加散光；③高度近视第一次配镜，不能接受全部矫正者，应降低度数，等戴了一段时间适应后再逐渐增加度数，原则是度数要给足，但每次增加不宜超过－3.00D；④单眼近视，低于－3.00D者，可配普通眼镜；近视超过－3.00D者，为避免复视，应戴隐形眼镜；双眼屈光参差过大，配镜时应以双眼矫正视力最好，又无复视为原则；⑤不规则散光者，可戴隐形眼镜；⑥准确测量瞳孔距离，两镜片光学中心距离应等于瞳孔距离。

眼镜是针对性很强的个人用品，是针对个人屈光状态配制的。每个人的屈光状态不同，而且瞳孔距离，也就是光学中心也各有差异。借戴别人的眼镜，往往由于屈光状态、光学中心等不相符合，易导致视疲劳，引发近视进行性发展，加深近视度数。如果借戴别人隐形眼镜，损害更大。因为除了别人的隐形眼镜难以适合自己的眼屈光状态外，还会因角膜曲率的不同而损伤眼，甚至有传染眼疾的可能性。

一般人选择眼镜架时往往只注重颜色、形态和材料，而忽视了最基本的一点，那就是选择镜架时，首先要充分满足镜片的光学要求，充分考虑瞳孔间距离、装用距离、倾斜度等。要以矫正视力为目的，在保证矫正视力正常的前提下才能考虑镜架的外观，力求使眼镜美观、舒适、大方，减少眼镜的误差。一般瞳孔距离和镜架型号的关系，且有一定的规律。例如，瞳孔距离（即光学中心，单位用 mm 表示）56～58 mm 相对应的镜架型号为 42～44；瞳孔距离为 60～62 mm，镜架型号为 46～48，以此类推。影响光学中心的另一个因素为镜架上鼻托的宽度，一般为 18 mm、19 mm、20 mm。镜架的好坏，直接影响着戴镜效果，因此必须选用符合医学卫生标准的镜架。鼻托的高低和宽度应与戴用者鼻梁相适应。镜框的宽度应使两镜片光学中心能正对瞳孔中心。戴镜后，镜片到眼球表面距离以 12～15 mm 为宜，并有适当倾斜度。

镜片的种类很多，根据材料不同主要分为光学玻璃片、光学树脂片、超薄型镜片、镀膜镜片。选择镜片时应选择符合国家质量标准的医学眼镜片。镜片要光洁、平整、无空泡、透光性好、无石粒、无裂隙，具有良好的硬度，量轻，且能防紫外线和红外线。年龄小、活动量大的青少年可选用树脂镜片，其强度是普通玻璃镜片的 26 倍，安全不易破碎，重量仅为普通玻璃的 1/2，透光度好。高度近视，因玻璃镜片厚、重，如用树脂镜片可大大减轻重量。超薄型镜片在同样度数可使镜片薄 1/3，眼镜度数较高时，为减轻重量，可选用超薄型镜片。镀膜镜片可克服上述镜片易磨损、起毛的缺点，具有更好地防紫外线和红外线功能。

眼镜摘掉不戴时，应放在大小合适的硬质眼镜盒内，以防眼镜受压。因为玻璃片受压易破碎，镜架受压易变形，变形后可影响眼镜外观，甚至使镜片位置发生改变，影响矫正屈光不正的效果。戴镜和取镜时要用双手，切勿用单手操作，因为如长期用单手操作会使镜腿变形向外扩大。如眼镜临时不用摘下，切不要将镜片朝下放置接触桌面。眼镜应避免接触高温、高压及酸、碱等有腐蚀性的化学物质，以免腐蚀变质，影响镜片透明度。镜片如有灰尘和污垢，切勿用手或粗布擦拭，以免镜片磨损、划痕、起毛、模糊而降低透明度。玻璃镜片应该用市售的专用擦眼镜绒布轻轻擦拭，有油垢不易擦净时，可蘸少许肥皂水擦拭。树脂镜片容易磨毛，最好用清水冲洗，然后用绒布轻轻拭干，以保持镜片透明度。用上述方法正确保护框架眼镜，既可保持眼镜的正常功能，又可延长眼镜的寿命。

（十三）眼镜类型

1. 双焦眼镜

双焦眼镜又称为双光眼镜，是指同一镜片上有两种不同的屈光度，镜片上部的近视屈光度较高，用以看远，镜片下部近视屈光度较低，用以看近。研究表明，长期看近是引起近视的主要原因，近视眼戴了近视眼镜就成为暂时的人工性正视眼，如果戴着这副近视镜长期近距离读书和写字，又不注意用眼卫生，则又可使近视度数增加。根据眼球的调节原理及患者屈光度的高低，合理的做法应该是上课看黑板时戴充分矫正的近视眼镜，看书、写字时应摘下眼镜或戴低度近视眼镜，但这种频繁摘摘戴戴或更换眼镜的做法显然是不现实的，戴双焦眼镜便解决了这一难题。例如，-4.00 D 的近视眼，眼镜的上半部为 -4.00 D，下半部为 -2.50 D，这样在看近时既可少用调节，防止近视进一步发展，又可保持一定程度的生理性调节。双焦眼镜的缺点是：上下两镜片之间焦点距离不同，有一条明显的分界线，影响美观；最主要的缺点是视线从远移向近时，出现像跳干扰，中间距离物像较模糊。学生上课时坐着不动，戴双焦眼镜可以适应，但下课活动时，这种眼镜的像跳干扰会造成不便，甚至引起危险，所以仅能在上课或学习时戴镜。

2. 渐变多焦点眼镜

渐变多焦点眼镜是在克服双焦眼镜的像跳干扰缺点的基础上研制出来的一种新型眼镜。这种眼镜的上方远用区和下方近用区为固定屈光度，两者之间屈光度逐步增加，也就是说，渐变多焦点眼镜是在一个镜片上从下到上逐步增加镜片的屈光度，中间有渐变区，患者戴着这种眼镜看东西，从无限远到近点间的物体均可以看清楚，在不同区域都无像跳干扰的不适。

渐变多焦点眼镜克服了双焦眼镜外观不优美、像跳干扰等缺点，在设计、制作上更符合眼的生理特点，外观优美。大多数青少年学生佩戴这种眼镜都感到比较舒适，不引起视疲劳，能更好地起到防治近视眼的作用，故有"青少年发展缓解镜片""青少年近视发展控制镜"之称。临床实践证明，经过医学验光、医学配镜所配制的高质量的渐变多焦点眼镜，在阻止或延缓青少年真性近视的发展，降低高度近视的发病率方面有较好的疗效。

但是渐变多焦点眼镜价格比较昂贵，根据国内目前的生活水平，向学生全面推广应用有一定困难。

3. 角膜接触镜

放在角膜表面，可随眼球运动而运动的光学镜片称为角膜接触镜，也称隐形眼镜。

近年来隐形眼镜发展很快，种类繁多。根据其外形、材料、用途等可分为以下几类。①按外形分类，可分为角巩膜接触镜、角膜接触镜、微型角膜接触镜；②按材料分类，可分为硬性角膜接触镜、软性角膜接触镜、半软性角膜接触镜；近年来又出现了高透氧硬性角膜接触镜（即 RGP 隐形眼镜）及抛弃型角膜接触镜；③按用途分类，可分为矫正屈光不正接触镜、治疗性接触镜、美容性接触镜、检查用接触镜等。

（1）角膜塑形用硬性透气接触镜：简称 OK 镜，是由具有高透氧值和高透光率的高分子材料制成的一种硬性角膜接触镜，具有较好的生物兼容性和耐老化性，兼具柔韧和强度。镜片直径小于角膜直径，约 9.5 mm。OK 镜是根据患者的近视度数、角膜中央的曲率半径、K 值及角膜直径，按照反原理设计出比角膜曲率平的弧度作用于角膜，使角膜重新塑形，以改变近视屈光度，达到恢复正常视力或提高视力的目的。由于角膜具有弹性，如果戴 OK 镜不能坚持而停戴，角膜又将缓慢恢复原来的形状，视力也缓慢下降。OK 镜是否能够治愈近视眼，目前尚无大量的临床试验验证。研究表明，OK 镜可使某些近视眼患者通过体检进入一些对视力有特殊要求的部门，如军队、大学等，以及在阻止或延缓青少年近视眼进行性发展方面有一定作用。

（2）RGP 隐形眼镜：RGP 是英文 rigid gas permeable 的缩写，也就是硬性透氧性角膜接触镜，是由特殊高分子树脂材料制造的，其透氧率是普通软式镜片的 4 倍，抛弃型软式镜片的 3 倍。RGP 隐形眼镜非常透氧，因此角膜不会缺氧水肿，不会引起角膜内皮病变。镜片内含有适量的氟分子，可抑制泪液内蛋白质、油脂及其他污染物沉积于镜片表面，从而抑制病原体滋生，减少眼球表面感染的机会。它能有效地矫正近视、远视及散光，特别是对不规则散光，矫正效果较佳。

RGP隐形眼镜镜片内面弧度和人体角膜弧度平行，不压迫角膜，泪液可以在镜片下流通顺畅。由于角膜组织柔韧有弹性，借着眼皮的眨眼动作，带动镜片在角膜上轻轻按摩，促进眼前房水的流通，降低眼压，松弛睫状肌，使晶状体凸度减少，使角膜扁平，不再向外凸出，从而降低近视度数，阻止近视进行性发展。此法是一种温和、有效，而且没有并发症的防治近视恶化的方法。临床病例报道，RGP隐形眼镜对角膜无任何损伤，不引起角膜上皮点状剥脱等并发症，有很好地防治青少年近视眼的作用。

（3）隐形眼镜优点：①减少双眼物像差，白内障手术后单眼无晶状体患者，单眼高度近视或远视、双眼屈光参差超过3.00~4.00 D者，戴隐形眼镜后可基本恢复双眼融合功能，保证双眼单视；②消除棱镜片作用及斜向散光，由于隐形眼镜与角膜紧密接触，且随同眼球运动而运动，镜片光学中心移位较小，光线总是通过镜片中心进入眼内，有效地消除了框架眼镜边缘部产生的棱镜片效应和斜向散光现象；③矫正不规则散光，有些不规则散光，用框架眼镜无法矫正，隐形眼镜可以弥补这一缺陷，消除了分光现象与眼肌疲劳；④满足了某些特殊职业的需要，如患有屈光不正的文艺和体育工作者，工作环境湿度大，戴框架眼镜易发生水雾等，均可用隐形眼镜来解决；⑤有美容和治疗作用，戴治疗性隐形眼镜可以治疗某些角膜疾病，戴美容性隐形眼镜可以对角膜白斑、先天性或外伤所致的虹膜缺损等有增加美观的作用。

（4）隐形眼镜的选择：隐形眼镜种类很多，要根据个人的屈光状态、散光大小及角膜的情况来决定。散光超过-2.00 D，尤其是不规则散光应选择硬性镜片，硬性镜片对角膜吸附作用较好，不易变形，对角膜散光矫正好。其缺点是硬镜不亲水、透氧性差、异物感明显。但近年来出现的RGP镜可弥补缺陷。对一般性近视眼、低于-1.50 D的规则散光、高度近视眼可选择软性镜片或超薄型软性镜片。因软镜透气、透氧、异物感小，戴用比较舒适，超薄软镜效果更佳。其缺点是软镜易变形，曲率改变引起度数变异，寿命短，易产生裂纹，损伤角膜，镜片表面易有蛋白质、微生物沉积，引起角膜病变。近年来出现的抛弃型隐形眼镜弥补了这些缺陷。

此外，在选择隐形眼镜时还要注意镜片的曲率半径要与自己角膜曲率半径相符合，这样镜片才能吸附得牢，屈光不正的矫正才能更好。

（5）隐形眼镜禁忌证：患有各种外眼、内眼疾病，如泪囊炎、睑外翻、睑缘炎、内翻倒睫、严重沙眼、上睑下垂、结膜炎、角膜炎、翼状胬肉、葡萄膜炎、青光眼及对隐形眼镜过敏者，眼外伤引起的角膜表面不平者、低眼压者、糖尿病患者、精神异常者、幼儿不会保养护理镜片者、生活工作环境中卫生条件差、不能执行医嘱者或长期在有挥发性强酸、强碱等污染环境中工作者均不宜戴隐形眼镜，以戴框架眼镜为安全。

（6）正确使用隐形眼镜：正确的戴取隐形眼镜可以避免眼部并发症的发生，避免镜片损坏或折断，延长镜片使用寿命。方法如下。①仔细阅读使用说明书，若有疑问立即询问眼科医师或配镜师。②戴上或取下镜片前，应用肥皂和清水洗净双手，剪短指甲并磨平甲缘，最好用75%乙醇溶液擦拭手指，然后坐在干净、平整的桌面前照着镜子进行操作。③用有保护套的镜镊夹取镜片边缘部分或用手从浸泡液中取出镜片，用清洗液清洗干净，仔细检查镜片有无破损、污迹及沉淀物；如有破损则不能再用，如有污迹或沉淀物必须经过清洁冲洗后再戴；分辨镜片的正、反面，分清左、右镜片。④将镜片的外表面放于右手示指上，内表面朝向角膜，左手分开眼睑，右手示指将镜片放入角膜表面，放镜片时勿眨眼，以免镜片脱落。⑤镜片放好后，轻轻闭眼片刻，然后睁、闭眼几次，使镜片完全吸附在角膜上，无异物感时表示合适。⑥取镜法时，用左手分开眼睑，右手取出镜片或用小吸盘将镜片吸出。⑦取下的镜片要进行消毒，按规定的程序进行有关清洁和护理；养成每日清洁、消毒镜片的良好习惯，每周用蛋白酶消除沉淀在镜片上的蛋白，每3~7日定期清洗、消毒镜盒和附件1次。

（7）使用隐形眼镜的注意事项：使用隐形眼镜除了前面所讲的要正确验配、排除禁忌证，正确取、戴、消毒、护理镜片，注意个人、环境卫生外，还要特别注意下列事项。

1）初次戴镜，戴用时间逐渐增加，一周后全天戴用，晚睡前取下镜片。戴镜后多眨眼，增加镜片下泪液中氧气循环，增加角膜供氧量，同时使镜片湿润，保持视力清晰。戴镜后勿使用滴眼液或眼膏，以防镜片变质、浑浊。戴镜后切勿用手揉眼，以免刮伤角膜，镜片偏离正常位置或脱离。戴镜后如感到不适或视物模糊，可能有异物入眼，镜片左、右混淆，镜片内、外面弄反，镜片中心未位于角膜中心，镜片积聚污垢等，应立即取下镜片，自行清洗或请眼科医师处理，切勿揉眼。

2）洗脸时应紧闭双眼，以免镜片脱落或眼受损。使用化妆品时，化妆前应先把镜片戴上，卸妆时先把镜片取下，避免化妆品、肥皂水、染发剂、发胶等接触眼或镜片，应禁用睫毛膏。

3）戴镜期间，不能长时间停留在污浊空气、化学烟雾或粉尘较多的场所。外出遇到风沙大的情况时，应戴太阳镜或防风镜。游泳时应佩戴潜水镜，以免损坏镜片甚至遗失镜片。

4）镜片长期不用时，要将镜片按常规方法彻底清洗、消毒后放在护理液中，置干燥、阴凉处或冰箱冷藏室保存。每周更换1次护理液，再次戴镜时，要彻底清洗、消毒后使用。不可戴干燥的镜片，必须经护理液或生理盐水浸泡复原后，再行清洗、消毒后方可使用。

5）除指定液体外，镜片禁用热水、汽油、乙醇清洗。不使用过期护理液，使用过的护理液不可回收再用。护理液置于避光阴凉处，禁用手或其他物品接触护理液瓶口。

6）应定期去看眼科医师，做眼部全面检查，隐形眼镜应在眼科医师的观察、指导下使用。

（8）隐形眼镜并发症：隐形眼镜有许多优点，使用范围越来越广泛。但如果在配镜前未经眼科医师进行全面眼部检查，未开出正确的配镜处方，未排除禁忌证，未选好适应证，或配好镜片后未遵守正确使用原则，忽略隐形眼镜的注意事项，亦未定期请眼科医师检查，则会有可能引起眼部并发症，常见的并发症为角膜上皮点状脱落、结膜炎、眩光、巨乳头性结膜炎、角膜溃疡、角膜新生血管等，严重的为铜绿假单胞菌性角膜溃疡，可使角膜在极短期内穿孔，甚至失明。

轻度的感染或损伤，只要停止戴镜2~3日，用抗生素滴眼液滴眼或眼膏涂眼，必要时加用重组牛碱性成纤维细胞生长因子滴眼液或素高捷疗眼膏涂眼便可治愈，然后继续戴镜。严重者应做细菌和真菌培养加药敏试验，进行针对性治疗，眼局部和全身联合用药，必要时可考虑手术。

预防方法：患者除了要严格遵守前面所述的配镜、戴镜原则外，要定期通过肉眼和裂隙灯显微镜检查镜片有无细小破损裂纹、变形等，及时定期更换镜片。

隐形眼镜为医疗用品，只有在眼科医师的指导下正确使用，才能减少并发症的发生。定期复查时，医师不仅要看镜片佩戴的松紧是否合适，镜片的清洁保养是否正确，眼部有无并发症等，还要仔细观察镜片的好坏及确定能否继续使用。另外，有些戴隐形眼镜较久的人，角膜知觉减退，即使眼部已发生并发症，也毫无觉察，等到发现后，为时已晚。因此，戴隐形眼镜者，定期复查非常必要，可及时发现问题、解决问题、防患于未然。至于多久复查1次，应遵医嘱。

（贾智艳）

第七节　近视眼的手术治疗

近视眼可以手术治疗，但要严格选择适应证。手术种类很多，可归纳为3大类：角膜手术、巩膜手术和晶状体手术。角膜位于眼球前表面，手术易于操作，加之在整个眼球屈光系统中，角膜屈光力最大，超过眼球总屈光力的2/3，所以目前角膜手术的种类最多，主要有放射状角膜切开术（即RK手术）、角膜散光切开术、激光角膜热成形术（即LTK手术）、准分子激光屈光性角膜切削术（即PRK手术）、准分子激光原位角膜磨削术（即LASIK手术）、表层角膜镜片术及角膜环植入术等。巩膜手术主要为后巩膜加固术及巩膜缩短术。晶状体手术主要有透明晶状体摘除术、透明晶状体摘除加人工晶状体植入术。近年来又出现前房负镜片植入术等。PRK、LASIK手术为当前最常用的手术类型。

目前，全世界公认的治疗近视眼最好的方法有2种，即眼镜和手术。随着现代科技的高速发展手术器械和仪器不断改进及手术技术的不断提高，近视眼手术的安全系数越来越大，手术效果越来越好。但手术仍有一定的适应范围，并非所有近视眼都适合手术。而且，手术对眼球来说是一种创伤，应慎重。另外，某些近视眼行手术治疗后，还有部分近视屈光度未予矫正或发生近视回退现象后，仍需戴眼镜，所以眼镜仍然是当前矫治近视眼的最佳方法。18岁以下的青少年近视眼患者禁止进行屈光矫正术。

一、屈光矫正术的适应证

首先是近视眼无法戴眼镜者，如单眼中、高度近视或屈光参差过大无法戴框架眼镜，对隐形眼镜有过敏反应者，由于某些职业或生活中某种特殊需要而不能戴眼镜者，都可选择手术治疗。但这些人必须具备如下条件：年龄在18～45岁，无角膜炎、青光眼、弱视、低眼压及其他眼底病，矫正视力正常、屈光度稳定在2年以上无进展，并且无肝炎、结核等疾病的近视者。一般认为 -2.00 ～ -6.00 D 的轻、中度近视，-6.25 ～ -12.00 D 的高度近视和轻、中度规则性近视散光是近视眼手术的最好适应证。

18岁以下的青少年生长发育尚未成熟，眼球和身体其他器官一样仍在发育，眼的屈光状况没有稳定，所以不能进行近视眼屈光矫正术。如若为了某种特殊需求而手术，年龄至少为18岁，近视屈光度稳定在2年以上无发展，身心健康，无其他眼病才能进行手术治疗。原则上讲，20岁以上的成年人，眼球生长发育完全成熟者才可考虑屈光矫正手术治疗。

二、角膜手术

（一）放射状角膜切开术

放射状角膜切开术（radial keratotomy），简称RK手术，是在角膜光学区以外做放射状切口，术后利用角膜的纤细瘢痕收缩，使中央光学区角膜变的扁平，减少其屈光力，达到矫正近视眼的目的。切口数量越多，矫正的近视度数也就越大。一般 –3.00 ~ –12.00 D 的近视切 4 ~ 16 刀，深度可达角膜厚度的 4/5。此手术是在手术显微镜下用锐利的金刚石刀来完成。严格掌握手术适应证和禁忌证，熟练掌握手术技巧，做好术前检查和术后护理，有利于减少并发症，获得满意的疗效。

近年来，随着眼科科学技术的高度发展，准分子激光治疗仪的问世，RK 手术已被建立在高科技基础上的准分子激光角膜成形手术所取代。

（二）准分子激光屈光性角膜切削术

准分子激光屈光性角膜切削术（photorefractive keratotomy），简称 PRK 手术。PRK 手术是用波长为 193 nm 的氟化氩（ArF）气体作为激发物质，医生将这种激发物质发出的激光通过传送系统照射到角膜中心光学区，每照射 1 次可取掉 0.25 μm 深的角膜，根据取掉角膜的多少决定照射的次数。经过多次照射切削，使角膜光学区变平，而邻近角膜组织毫无损伤，从而改变角膜弯曲度，达到治疗近视眼的目的。

PRK 手术既可以治疗近视，也可以矫正远视和散光。此手术对于 –6.0 D 以下的中、低度近视及 –5.0 D 以下的规则性散光疗效最佳。

PRK 手术无须注射麻醉药，仅眼局部点麻醉药便可手术。无须住院，术后便可回家。手术时间极短，全部过程仅需几分钟。手术是由电子计算机自动控制，准确性高，预测性好，切削深度不超过角膜厚度的 1/10，角膜机械强度无明显改变，有安全保证。严格掌握手术适应证，做好术前检查、准备工作及术后护理，PRK 手术并发症极少，即使发生也易治好。术后屈光回退很少，稳定性很好。

PRK 手术的缺点及并发症是：所需设备昂贵，费用高，手术去除了角膜中心光学区的前弹力层，以后不能再生，角膜光学区可出现基质层雾状浑浊。为防雾状浑浊，局部点用类固醇激素 3 ~ 6 个月，可能会发生类固醇性高眼压或青光眼。术后也可能会出现眩光，轻度屈光回退，矫正不足或矫正过度，出现远视。但这些缺点或并发症，有些是比较容易处理的。

（三）准分子激光原位角膜磨削术

准分子激光原位角膜磨削术（laser-assisted in situ keratomileusis，LASIK），所以通常又称为 LASIK 手术。此手术采用角膜层间切削的方法，克服了 PRK 手术在角膜表面进行切削，削去了前弹力层永久性不能再生或角膜上皮的过量再生产生屈光回退又发生近视的缺点。手术时，角膜表面进行麻醉，然后用非常锐利的微型板层角膜刀，做一个包括角膜上皮、前弹力层、少量基质层在内的带蒂角膜瓣，然后用激光对瓣下的实质层进行切削，削成有一定屈光度的凹表，切削的深度与去除的近视度数成正比，切削完成后将角膜瓣盖上，加压固定，角膜愈合后，达到治疗高度近视的目的。有报道，LASIK 手术比 PRK 手术预测性好，可以矫正至 –20.00 D 近视，术后效果好，稳定性好，近年来也用以矫正超高度近视。

1. 术前检查

LASIK 手术虽然需时短、痛苦小、准确性高、并发症少，但如果术前未做好充分准备，也会出现意外后果。因此，一定要做好术前检查和充分的准备工作。要做全身检查及眼局部常规检查，严格筛选病例，排除手术禁忌证。

（1）术前胸部 X 线检查，血、尿、便三大常规检查，必要时进行肝、肾功能及心电图检查。

（2）检查裸眼视力及矫正视力，医学验光，确定精确的屈光度数，测定眼压、角膜厚度、角膜曲率，做眼前节、眼底、角膜地形图、角膜内皮显微镜检查。

（3）有感冒、发热、咳嗽或患有外眼疾病，如睑腺炎、角膜炎、结膜炎、慢性泪囊炎、重度沙眼等，应先给予治疗，治愈后再考虑进行屈光矫正术。术前应点抗生素滴眼液 3 日，以清洁结膜囊。

（4）戴隐形眼镜者要停戴 2 周以上并无隐形眼镜引起的并发症方可手术。

（5）给患者提供详尽的医疗咨询，交代术中、术后可能发生的情况，使患者有心理上的准备，克服紧张情绪，密切配合手术。

2. 适应证

（1）年龄在 18～50 岁，身体健康，无全身及眼部病变者，近视和散光的度数稳定 2 年以上并未发展。

（2）患者因为职业或心理上的需要，不愿戴或不能戴隐形眼镜或框架眼镜，有要求手术的强烈愿望。

（3）近视度数 -6.00 D 以下的低、中度近视，散光 < -4.0 D，矫正视力 >0.8 为 PRK 最佳适应证。-6.00 D 以上的高度及超高度近视最好行 LASIK 手术，单眼近视或屈光参差者亦为适应证。

3. 禁忌证

（1）年龄 <18 岁，>50 岁者不宜行激光手术。

（2）眼部及全身条件虽无手术禁忌证，但思想顾虑多，或对手术的期望值过高者不宜手术。

（3）眼部有慢性炎症如睑缘炎、病毒性角膜炎或其他器质性病变如白内障、青光眼等。全身有影响切口愈合的疾病，如糖尿病、红斑狼疮、活动性风湿病、肾炎、肝炎、牛皮癣等及瘢痕体质者。

（4）近视度数仍在不断加深、进行性发展，矫正视力不良，独眼或另一眼视力极差者均为手术禁忌证。

4. 注意事项

LASIK 手术虽然创伤小、痛苦小、感染率低、并发症少，但由于是在正常角膜上进行手术，对无菌程度要求很高，如果一旦发生重度感染，将会造成无法弥补的损害。所以，和其他眼科常规手术一样，术后要进行抗感染治疗，要注意以下事项。

（1）患者要遵照医嘱按时用药，讲究卫生，注意休息。术后 1 个月内，避免剧烈的体育活动，如游泳、球类运动、跳高、跳远等。

（2）术后要定期遵照医嘱到医院复诊，以便眼科医生及时发现问题，及时调整治疗方案，以减少并发症的发生及保证术后视力稳定恢复。

5. 优缺点及并发症

LASIK 手术保持了角膜上皮、前弹力层及整个角膜的正常解剖状态，所以避免了 PRK 术后由于角膜细胞活性增强，新的胶原纤维合成增加和上皮过度增生引起的角膜浑浊及屈光回退。术后无须长期使用激素，避免了激素性青光眼的发生。术后视力恢复快且较稳定，患者无明显疼痛。

LASIK 手术的缺点是所需设备昂贵，包括准分子激光器、自动板层角膜切削器及辅助检查仪器，如角膜地形图仪、角膜内皮显微镜、角膜测厚仪、角膜曲率计、非接触式眼压计、波前像差仪等，故所需费用很高。可能产生的并发症有角膜瓣下方上皮植入、角膜瓣移位、游离、切削偏中心、矫正过度及矫正视力不满意等。但是，随着现代科技高速发展，新技术新疗法的不断出现，这些并发症是可以避免或较易治疗的。例如，近年来使用的波前像差引导的准分子激光矫正系统，在手术过程中通过波前像差引导切削面的控制来矫正人眼的像差，可使术后患眼获得更佳的裸眼视力，改善视觉质量。

（四）表层角膜镜片术

在手术显微镜下将近视眼角膜中央行板层分离，然后植入用冷冻处理后的异体人角膜，并在特制机床上磨出相应屈光度的凹透镜片，周围缝合，达到矫正近视的目的，这种手术方法称为表层角膜镜片术。由于人异体角膜来源有限，故使此手术开展受限。

三、后巩膜加固术

后巩膜加固术又称巩膜增强术、巩膜成形术、巩膜支撑术等。将加固用的生物材料（如同种异体巩膜，经特殊加工后的硬脑膜、自体阔筋膜、羊膜、脐带等）或非生物材料（如硅胶、涤纶布、某些高分子材料的凝胶等）制作成各种需要的形状，通过球结膜切口分离眼外肌，一直放置到眼球后极部薄弱巩膜外表面或有巩膜葡萄肿的部位，并加以固定，缝合球结膜，以此来加固高度近视眼变长、变大、变薄的眼球后壁，改善眼球后壁的血液循环，阻止眼轴病理性延长导致的眼底退行性病变进一步恶化，从而阻止高度近视眼的进一步发展，以挽救保留有用视力。此手术属外眼手术，适应证广，手术安全，不良反应少，并发症少。

1. 适应证

（1）青少年近视眼若呈进行性发展，每年递增 -1.00 D 以上，眼轴已有延长趋势，裸眼视力已在不断下降者，应行后巩膜加固术，阻止或减慢近视的发展。目前我国有些眼科专家认为当近视发展至 -5.00 D 的轴性近视，眼底尚无病变时，应尽早实施此项手术治疗。

（2） -6.00 D 以上的高度近视眼，二维超声检查提示有后巩膜葡萄肿者，或眼底有高度近视性病变，眼轴延长者，均可做此手术。通过机械性加固巩膜壁，增加眼球后极部营养，改善眼底病变，阻止病变进行性发展。

（3）儿童先天性高度近视，或近视度在 $-5.00 \sim -6.00$ D 或 -6.00 D 以上，且进行性发展很快，即使矫正视力正常，也应尽快手术，以防眼轴继续延长及眼底病变继续加重。

2. 禁忌证

手术的禁忌证为眼球或眼周组织急慢性炎症、肿瘤；未控制的鼻窦炎、扁桃体炎、突眼症、全身代谢性疾病等身心不健康者；非轴性近视眼或近视稳定发展的低、中度近视眼。

四、透明晶状体摘除术加人工晶状体植入术

人眼内的晶状体相当于一个 $180°$ 的凸透镜，如果把透明晶状体摘除则可矫正 $180°$ 左右的近视。摘除近视眼的透明晶状体，再植入一个通过公式计算出适当度数的人工晶状体，达到矫正高度近视目的的手术方法称为透明晶体摘除术加人工晶状体植入术。

由于摘除晶状体，眼便失去调节力，而且对高度近视眼来说，易引起视网膜脱落，故此手术方法应慎用。

五、前房负镜片术

将 1 个中央薄、周边厚、直径 6 mm 的凹透镜即负镜片连同 2 个有弹性的支架植入眼球前房内，以达到矫正近视效果的手术称为前房负镜片植入术。

本手术主要用于矫正 −10.00 D 以上的高度近视眼，由于负镜片和其支架是由高质量的非生物材料制成，故植入眼内后不会发生排异反应，有很好的组织相容性，治疗近视的远期效果好，不回退。

（贾智艳）

第八节　远视眼

一、概述

远视眼是眼在调节松弛状态下，平行光线经眼的屈光系统屈折后聚焦在视网膜后，在视网膜上形成一弥散光圈，不能形成清晰的物像。远视眼按其性质可分为轴性远视、曲率性远视和屈光指数性远视；按其程度可分为轻度远视（屈光度 +3.00 D 以下）、中度远视（屈光度 +3.00 ~ +6.00 D）和高度远视（屈光度 +6.00 D 以上）。

二、临床表现

1. 视觉障碍

与远视程度有关。轻度远视可表现为隐性远视，无视力障碍。随着远视度数增加，先表现为近视力下降，远视力可正常。高度远视时远、近视力均下降。视力的下降程度也与患者年龄有关。

2. 出现视疲劳症状

如眼球和眼眶胀痛、头痛，甚至恶心、呕吐等，尤其在近距离工作时明显，休息后减轻或消失。

3. 眼位偏斜

由过度调节伴随的过度集合导致内斜视。

4. 引起弱视

多发生在高度远视或远视度数较高的眼，且未在 6 岁前适当矫正。

5. 远视眼患者

常伴有慢性结膜炎、睑缘炎或睑腺炎。

6. 眼球改变

角膜扁平，弯曲度小。眼球各部分均较小，晶状体大小基本正常，前房浅。视盘较小，色红，有时边缘不清，稍隆起。

7. 眼超声检查

显示眼轴短。

8. 屈光检查

呈远视屈光状态。

三、诊断

根据屈光检查结果可以确诊。

四、鉴别诊断

1. 视盘炎或水肿

可有视力下降。远视眼视盘呈假性视盘炎表现，但矫正视力正常，或与以往相比无变化，视野无改变，长期观察眼底无变化。

2. 原发性青光眼

远视眼的症状可与原发性青光眼相似，但眼压正常。

五、治疗

1. 戴镜治疗

需用凸球镜片矫正。轻度远视、视力正常，且无症状者，不需配镜。轻度远视，如有视疲劳和内斜视者，应配镜矫正。中度以上远视应配镜矫正，以便增进视力，解除视疲劳和防止内斜视发生。

2. 手术治疗

（1）准分子激光屈光性角膜切削术：应用准分子激光切削周边部角膜组织，以使角膜前表面变陡，屈折力增加。此手术对 +6.00 D 以下的远视矫正效果良好。

（2）激光角膜热成形术：手术区位于角膜周边部，但准确性不及准分子激光。

（3）表层角膜镜片术：适用于高度远视及不适合植入人工晶状体的无晶状体眼者。

六、临床路径

1. 询问病史

有无视疲劳症状。

2. 体格检查

进行屈光检查。40 岁以下者应在睫状肌麻痹下验光配镜，40 岁以上者可进行显然验光。

3. 辅助检查

高度远视眼患者易发生原发性闭角型青光眼，对 40 岁以上者应进行青光眼排查。

4. 处理

目的是矫正视力。

5. 预防

无特殊措施预防远视眼发生。根据远视眼屈光度和临床表现，及时矫正视力，防止弱视发生。

（梁　晓）

第九节　散光

一、概述

散光眼是指眼球各条径线的屈光力不等，平行光线进入眼内后不能形成焦点而形成焦线的一种屈光状态。角膜各径线的曲率半径不一致是散光眼最常见原因。这一类散光称为曲率性散光，又分为规则散光和不规则散光。

1. 规则散光

有相互垂直的两条主径线，根据相应两条焦线的位置又将规则散光分为：①单纯近视散光，一条焦线在视网膜上，另一条焦线在视网膜前；②单纯远视散光，一条焦线在视网膜上，另一条焦线在视网膜后；③复性近视散光，两条焦线均在视网膜前，但屈光力不同；④复性远视散光，两条焦线均在视网膜后，但屈光力不同；⑤混合散光，一条焦线在视网膜前，另一条焦线在视网膜后。

生理上垂直径线屈光力大于水平径线的屈光力，如果散光符合这种规律称为顺规性散光，反之称为逆规性散光。

2. 不规则散光

眼球的屈光状态不但各径线的屈光力不相同，在同一径线上各部分的屈光力也不同，没有规律可循。

二、临床表现

1. 视力障碍

除轻微散光外，均有远、近视力障碍。单纯散光视力轻度减退，复性及混合散光视力下降明显。

2. 视力疲劳

视力疲劳是散光眼常见的症状，表现为眼痛，眶痛，流泪，看近物不能持久，单眼复视，视力不稳定，看书错行等。

3. 代偿头位

为了消除散光的模糊感觉，获得较清晰视力，出现头位倾斜和斜颈等。

4. 散光性儿童弱视

多见复性远视散光及混合性散光。

5. 眯眼视物

看远近均眯眼，以起到针孔和裂隙作用，减少散光。

6. 屈光状态

屈光检查呈散光屈光状态。

三、诊断

根据屈光检查结果可以确诊。

四、鉴别诊断

视力疲劳时应与青光眼鉴别。

五、治疗

（1）规则散光戴柱镜片进行光学矫正，远视散光用凸柱镜，近视散光用凹柱镜。①轻度散光如没有临床症状，不必矫正。②儿童，尤其是学龄前儿童，一定充分矫正散光，这样有助视觉发育，是防治弱视的必要手段。

（2）不规则散光可佩戴角膜接触镜矫正。

（3）准分子激光屈光性角膜切削术。

六、临床路径

1. 询问病史

有无视疲劳症状。

2. 体格检查

进行屈光检查。必须充分麻痹睫状肌后进行检影，方能发现准确的散光状态。

3. 辅助检查

角膜地形图检查。

4. 处理

影响视力时应矫正视力。

5. 预防

无特殊措施预防散光发生。

（梁　晓）

第十节　屈光参差

一、概述

两眼的屈光状态在性质或程度上有显著差异者称为屈光参差。临床上将屈光参差分为生理性和病理性两种，全国弱视斜视防治学组的标准为：两眼屈光度相差为球镜$\geqslant 1.5$ D，柱镜$\geqslant 1.0$ D。

二、临床表现

（1）双眼视力不等。

（2）轻度屈光参差可无症状。屈光参差如超过 2.50 D，因双眼物像大小不等产生融合困难而破坏双眼单视。为使物像清晰将引起双眼调节之间的矛盾，故有视力疲劳和双眼视力降低。

（3）可产生交替视力，即两眼看物时，交替地只使用一只眼，易发生于双眼视力均好的情况。如一只眼为近视，另一只眼为轻度远视，看近用近视眼，看远用远视眼，因为不需要调节也不用集合，故无症状。

（4）屈光参差大者，屈光度高的眼常发展为弱视或斜视，此类弱视称为屈光参差性弱视。

三、诊断

根据屈光检查结果可以确诊。

四、鉴别诊断

出现视力疲劳时应与青光眼鉴别。

五、治疗

（1）如能适应戴镜，应予以充分矫正，并经常戴镜，以保持双眼单视功能且消除症状。
（2）如不能适应戴镜，对低度数眼应充分矫正使达到最好视力，对另眼适当降低度数。
（3）屈光参差太大，无法用镜片进行矫正时，可试戴角膜接触镜。
（4）可行屈光性角膜手术。
（5）无晶状体眼性屈光参差，应行人工晶状体植入术。
（6）如有弱视，应行弱视训练和治疗。

六、临床路径

1. 询问病史
有无视疲劳症状和弱视。

2. 体格检查
进行眼部常规检查：排除其他眼病，如青光眼、白内障及眼底病变。检查眼底时注意视盘形态及看清眼底所用的屈光度，初步了解屈光不正的性质。根据不同年龄，通过主观或客观验光法确认屈光状态和程度及最佳矫正视力。

3. 辅助检查
不需要特殊的辅助检查。

4. 处理
根据屈光检查结果矫正视力。

5. 预防
无特殊措施预防屈光参差。

（陈　佳）

第十一节　老视

一、概述

老视是指由年龄增长所致的生理性调节减弱。一般开始发生在 40～45 岁。晶状体逐渐硬化，弹性减弱，睫状肌功能逐渐减低，是导致眼调节功能下降的原因。老视是一种生理现象。

二、临床表现

（1）出现阅读等近距离工作困难。

（2）初期常将阅读目标放得远些才能看清，光线不足时尤为明显。

（3）常产生因睫状肌过度收缩和相应的过度集合所致的视疲劳症状。

三、诊断

根据年龄及出现的视觉症状，可以诊断。

四、鉴别诊断

应与远视鉴别。远视是一种屈光不正，高度远视时看远不清楚，看近更不清楚，需用镜片矫正。

五、治疗

（1）进行远近视力检查和验光。

（2）根据被检者工作性质和阅读习惯，选择合适的阅读距离进行老视验配。

（3）可选用单光眼镜、双光眼镜和渐变多焦点眼镜的凸球镜片矫正。

六、临床路径

1. 询问病史

是否视近物模糊，将阅读目标放得远些是否能看得清楚。

2. 体格检查

检查眼部。进行屈光检查。

3. 辅助检查

不需要特殊的辅助检查。

4. 处理

佩戴老视镜。

5. 预防

无预防措施。

（陈　佳）

第一节　原发性闭角型青光眼

原发性闭角型青光眼是指没有其他眼病存在，单由于患者的瞳孔阻滞，或患者虹膜根部肥厚、前移，导致前房角关闭、房水流出困难、眼压升高的一种眼病。继发性闭角型青光眼则是由其他眼病引起房角关闭所致的青光眼，如白内障膨胀期继发性闭角型青光眼、虹膜睫状体炎瞳孔后粘连导致的继发性闭角型青光眼等。原发性闭角型青光眼的患病率有明显的种族差异，黄种人的发病率较高，白种人的发病率较低。根据发病速度的快慢，闭角型青光眼分为急性闭角型青光眼和慢性闭角型青光眼。慢性闭角型青光眼在发病期通常没有任何症状或症状较轻；而急性闭角型青光眼发病时则有明显的眼红、眼痛，视物模糊或急剧下降，常伴有剧烈的头痛、恶心、呕吐，易被误诊为脑部疾病或急性胃肠炎，造成延误治疗或错误治疗。

一、急性闭角型青光眼

急性闭角型青光眼的特点是患者感觉剧烈眼痛及同侧头痛，常合并恶心、呕吐，有时可伴有发热、寒战、便秘及腹泻等症状。

1. 病因和发病机制

急性闭角型青光眼的基本病因与眼前节的解剖结构尤其与房角状态有关。另外，情绪激动、长时间在暗环境工作及近距离阅读、气候变化、季节更替都可能导致急性发作。

正常情况下，房水从后房经瞳孔流至前房时存在着一定的阻力，此为生理性瞳孔阻滞，不会影响前后房的压力平衡。当生理性瞳孔散大（如夜晚）或晶状体前移（如俯卧）时，瞳孔阻滞力上升，在一定程度上可以改变眼的屈光状态，以适应某些生理需要。随着年龄增长，晶状体逐渐增大并与虹膜靠近，生理性瞳孔阻滞力升高若同时伴有先天性小眼球、小角膜、远视眼或浅前房等危险因素，虹膜与晶状体之间缝隙变得更窄。当瞳孔阻滞力升高足以防碍房水流动，使后房压力高于前房时，周边虹膜向前膨隆，并与小梁网贴附导致房角阻塞，此为病理性瞳孔阻滞。如果房角关闭是完全性的，则引起青光眼急性发作。

瞳孔阻滞是浅前房人群（包括闭角型青光眼及正常浅前房）中常见的现象。相同的眼前段解剖特征引起相同量的瞳孔阻滞力，但是同等量的瞳孔阻滞力在不同个体并不一定引起相同的效应，即不一定引起房角关闭。虽然生理性瞳孔阻滞只有在窄房角患者中才有可能转变成病理性瞳孔阻滞，但是并非所有浅前房、窄房角的患者都会发生房角关闭，说明房角关闭的原因除已知的因素外，还有其他诱因和未知因素在起作用。

2. 临床表现

临床上多见于虹膜膨隆明显的窄房角眼，房角以"全"或"无"的方式关闭，程度上可有不同。由于房角突然关闭且范围较大，一般眼压升高较明显。根据急性闭角型青光眼的临床表现及疾病转归可将其分为临床前期、先兆期（前驱期）、急性发作期、缓解期、慢性期、绝对期。

（1）临床前期：从理论上讲临床前期指急性闭角型青光眼发作前，眼部尚未见任何病理损害的闭角型青光眼，但是在临床上则很难从窄房角的人群中区分出这类患者。临床上一般有两种情况：一种是一只眼发生了急性闭角型青光眼，对侧眼和患眼一样具备发生闭角型青光眼的解剖特征，有可能发生急性闭角型青光眼，但目前尚未发生闭角型青光眼的情况；另一种是没有闭角型青光眼发作史，但有明确的急性闭角型青光眼的家族史，眼部检查显示具备一定的急性闭角型青光眼的解剖特征，暗室激发试验呈阳性表现。这些眼均被称为临床前期，存在着急性发作的潜在风险。

（2）先兆期（前驱期）：约1/3的急性闭角型青光眼患者在急性发作前往往可出现间歇性的小发作史，因此也称为不典型发作或小发作。患者劳累或较长时间在暗环境中工作或近距离阅读后出现轻到中度眼球胀痛，一过性黑矇，休息或睡眠后自行缓解。临床特点是症状轻微，仅有轻度眼部憋胀、头痛。视力影响不明显，但有雾视、虹视现象。眼部无明显充血，角膜透明度稍减退。瞳孔形态正常，反应略迟钝，虹膜膨隆，前房较浅。眼底视盘正常，偶见视网膜中央动脉搏动。每次发作时眼压中度升高。开始时每次发作间隔时间较长，如数周到数月，以后逐渐转向频繁，最后导致急性发作。

（3）急性发作期：是急性闭角型青光眼的危重阶段。多为单眼，也可双眼同时发作。由于房角突然大部分或全部关闭，眼压急剧升高，患者自觉剧烈眼痛伴同侧头痛，常合并恶心、呕吐，有时可伴有发热、寒战、便秘及腹泻等症状。视力高度减退，可仅存光感。眼部检查可见球结膜水肿，睫状体充血或混合充血，角膜水肿呈雾状浑浊，瞳孔散大，多成竖椭圆形或偏向一侧，对光反射消失，前房极浅及眼部刺激征等，眼底常因角膜水肿窥不清。眼压多在 50 mmHg 以上，可超过 80 mmHg。进一步裂隙灯检查可见角膜水肿，角膜后可有虹膜色素颗粒沉着（色素性 KP），房水闪辉，虹膜水肿，隐窝消失。病程较长的青光眼，可见虹膜色素脱落和（或）扇形萎缩，晶状体前囊下可呈现灰白色斑点状、粥斑样浑浊，称为青光眼斑。虹膜萎缩、瞳孔变形及青光眼斑这些征象一般出现在眼压急剧升高且持续时间较长的情况下，即使眼压下降也不会消失，作为急性大发作的标志而遗留下来。

在控制眼压、角膜恢复透明后，应行房角检查。房角有可能重新开放或局部粘连，小梁网上有色素沉着甚至纤维素性渗出等。角膜水肿消退后行眼底检查，可见静脉轻度充盈，视网膜上偶见出血点。若高眼压持续时间较短，视盘可正常或略充血；若高眼压持续时间较长，则可见视盘充血、视网膜轻度水肿；若高眼压持续过久，则出现视盘苍白，甚至视网膜中央静脉阻塞性出血。

若急性发作持续时间较短，眼压控制及时，一般视力可逐渐恢复，视野也可保持正常。如眼压未能及时得到控制，可在短期甚至数日内完全失明。多数患者可得到不同程度的缓解，从而转入慢性期。

（4）缓解期：急性闭角型青光眼经治疗或自然缓解后，眼压可恢复至正常范围。眼部充血、角膜水肿消退，中心视力恢复至发作前水平，或略有降低，房角重新开放。这些患者房角遗留不同程度粘连性关闭，小梁网遗留较大量色素，尤其以下方房角处为甚。这时有少部分患者由于瞳孔括约肌麻痹或虹膜节段性萎缩、穿孔而解除瞳孔阻滞。此外，大部分患者激发试验仍可激发眼压升高。急性闭角型青光眼缓解期是暂时的，如在此期及时行周边虹膜切除术，可解除瞳孔阻滞，达到预防再次急性发作的目的。

（5）慢性期：急性发作期未经及时、恰当的治疗，或由于房角广泛粘连则可迁延为慢性期。急性症状没有完全缓解，眼压中度升高，角膜基本恢复透明，房角检查发现广泛粘连关闭。如果在此期得不到恰当治疗，眼底和视野则发生和慢性闭角型青光眼相似的损害。

（6）绝对期：由于急性发作期治疗延误或其他期未能得到恰当治疗，眼失明后则称为绝对期。绝对期的临床症状主要是高眼压，眼部检查除可见急性发作后的眼部体征外，晚期绝对期青光眼尚可合并角膜钙化、虹膜及小梁网纤维血管膜形成及白内障等。

3. 辅助检查

（1）激发试验：闭角型青光眼发病机制主要是瞳孔阻滞和虹膜根部阻塞房角，房水不能与小梁网相接触，因此可以针对性地利用这些原理人为造成眼压升高，对可疑青光眼提前作出诊断。虽然这样会造成患者一时的负担，但是，在医院内的青光眼发作可以及时控制，并及时开始治疗，比在院外发作、延误诊治要好。对可疑青光眼（如有眼胀、虹视、视力一过性下降以及青光眼家族史等）、前房浅而眼压正常者，可考虑做激发试验。应该明确，除非激发试验肯定阳性，可以诊断闭角型青光眼，但激发试验阴性不能保证将来不发作青光眼。激发试验的使用要根据青光眼的类型做选择。应首先了解激发试验的原理，以便合理使用。对于闭角型青光眼，激发试验的主要机制有：①增大瞳孔阻滞力；②虹膜根部堆积阻塞房角。

目前常用于闭角型青光眼的激发试验主要有暗室试验、俯卧试验、散瞳试验等。结果分析：试验前后眼压升高 ≥ 8 mmHg 或试验后眼压 ≥ 30 mmHg 为阳性，实验前后眼压升高小于 6 mmHg 为阴性。试验前后配合眼压描记及房角镜检查，如果 C 值下降 25% ～30%，房角关闭，即使眼压不高也是阳性。激发试验仅是人为诱发高眼压的手段，阴性并不能排除将来发生闭角型青光眼的可能性，阳性也不是都会自发产生急性房角关闭，但不能否认激发试验对诊断和治疗的意义，需结合临床及其他检查进行综合考虑。

（2）超声生物显微镜（UBM）检查。

（3）房角检查。

（4）二维超声检查：可测定前房深度、晶状体厚度并明确晶状体位置。

4. 诊断要点

患者具有发生原发性闭角型青光眼的眼部解剖特征；急性眼压升高，房角关闭；单眼发病患者做对侧眼检查发现同样具有发生原发性闭角型青光眼的眼部解剖特征；眼部检查可见上述各种急性高眼压造成的眼部损害体征。急性闭角型青光眼患者早期房角状态是可变的，当眼压正常时，房角可以开放，诊断较难确立。因此，对敏感人群应做彻底检查，必要时辅以激发试验，并结合病史，可提高早期诊断率。对原发性闭角型青光眼进行早期干预，不但有可能阻断病情进展，有些甚至可以预防其发病。

5. 鉴别诊断

（1）继发性青光眼：除急性闭角型青光眼外，血影细胞性青光眼，晶状体膨胀、晶状体溶解性、晶状体半脱位引起的青光眼，新生血管性青光眼，葡萄膜炎引起的继发性青光眼均可引起眼压急性升高，甚至遗留下高眼压造成的眼部损害体征。为了和上类情况进行鉴别，其中最重要的是做对侧眼的检查。对于原发性闭角型青光眼而言，双眼往往具有同样的解剖特征，如果发现对侧眼不具有同样特征，则应做进一步检查，作出鉴别诊断。

（2）急性虹膜睫状体炎及急性结膜炎：这3种疾病较容易鉴别，必须强调此3种病在治疗上有相互矛盾之处。因此，错误的诊断将导致病情恶化，甚至造成失明的可能。

（3）恶性青光眼：原发性恶性青光眼临床表现及眼部解剖体征和本病有许多类似方面，容易造成误诊。另外，由于这2种疾病的处理原则不同，误诊可造成严重的损失，因此两者的鉴别诊断是非常重要的。恶性青光眼也具有眼前段狭小的特征，但和本病相比眼前段更为狭小，晶状体厚度更厚，眼轴更短，晶状体相对位置更靠前，前房变浅和本病不同，虹膜表现为和晶状体前面一致性向前隆起，最为重要的是当用缩瞳剂治疗后，病情恶化。

（4）消化道疾病：因为急性闭角型青光眼急性发作期可出现剧烈头痛及消化道症状，所以可能掩盖眼部情况而被误诊为内科或其他科疾患而延误治疗。为了避免这一情况发生，对于非眼科医生而言，掌握急性闭角型青光眼的基础知识是十分重要的。

6. 治疗

急性闭角型青光眼的治疗目的：①解除瞳孔阻滞；②重新开放房角；③降低眼压；④预防视神经进一步损害。

（1）药物治疗：药物治疗的目的是迅速控制眼压，为激光或手术治疗创造条件。在高眼压状态下，瞳孔括约肌对缩瞳剂反应较差，频繁使用缩瞳剂不但达不到治疗目的，反而可带来严重的副作用，所以应先选用高渗剂如20%甘露醇静脉滴注，可同时口服碳酸酐酶抑制剂。眼局部使用缩瞳剂，如1%硝酸毛果芸香碱滴眼液，开始使用时间隔时间短些，可间隔5~15分钟1次，连续用药4次后改为间隔30分钟1次，连续2次后减为每2~4小时1次。眼局部用药还可联合使用β受体阻滞剂（如噻吗洛尔）、选择性α_2受体激动剂（如溴莫尼定）、碳酸酐酶抑制剂（如布林佐胺）。

（2）激光治疗：常用的激光为Nd：YAG激光，可同时联合氩激光。当周边前房极浅，不易行激光周边虹膜切除术时，可先行氩激光周边虹膜成形术加深周边虹膜，再行激光周边虹膜切除术；当行激光周边虹膜切除术后周边前房无加深，房角无增宽，可再行激光虹膜成形术，加深周边前房。

（3）手术治疗。

1）周边虹膜切除术：急性闭角型青光眼的临床前期、先兆期及缓解期是行周边虹膜切除或激光周边虹膜切除术的适应证。

2）小梁切除术：对于已形成广泛周边前粘连，房角粘连关闭超过1/2以上，特别是急性闭角型青光眼慢性期者应选择滤过性手术。

3）白内障超声乳化人工晶状体植入术：原则上所有急性闭角型青光眼发作后房角关闭≤1/2，有晶状体浑浊，视力<0.5者均可行白内障超声乳化人工晶状体植入术；如果房角关闭达3/4者则术中可联合行房角分离术，但术后要长期追踪，眼压升高者加用局部降眼压药物，必要时行滤过性手术。

4）小梁切除联合白内障超声乳化人工晶状体植入术：急性闭角型青光眼急性发作期眼压下降后房角关闭>1/2或慢性者，晶状体浑浊明显，视力<0.5者可考虑选择小梁切除联

合白内障超声乳化人工晶状体植入术。

二、慢性闭角型青光眼

慢性闭角型青光眼的特点是有不同程度的眼部不适，发作性视矇与虹视。冬、秋季发作比夏季多见，多数在傍晚或午后出现症状，经过睡眠或充分休息后眼压可恢复正常，症状消失。少数人无任何症状。

1. 病因和发病机制

原发性慢性闭角型青光眼的发病原因比较复杂。自 Schenborg 发现闭角型青光眼的发生和情绪剧烈变化有关以后，许多学者发表了这方面的报告。Shily 等采用心理学对照研究的方法证实，闭角型青光眼的发生和情绪有关。对于心身疾病而言，这类患者可能具有某种性格体质，他们对周围环境的急剧变化适应性差，往往引起剧烈的情绪改变，并可通过自主神经或可能通过神经体液途径引起生理性甚至病理性变化。有学者调查发现，闭角型青光眼组强 A 及偏 A 性格构成比多于正常对照组，分析认为闭角型青光眼是眼科典型的心身疾病；闭角型青光眼患者自主神经功能不平衡，交感神经紧张性高，副交感神经紧张性低；闭角型青光眼组瞳孔周期时间和正常对照组相比明显延长，并和副交感神经病变有关；和前房深度超过 2.5 mm 的正常对照组相比，闭角型青光眼组虹膜自主神经功能减弱特别是副交感神经功能明显减弱，而和前房深度低于 2.5 mm 以下的正常浅前房组相比两组自主神经功能均下降。一些研究发现，在虹膜及睫状体还可能有前列腺素、缓激肽、血浆心房利钠尿多肽受体，同时还发现闭角型青光眼的发生可能和他们之间有一定的联系；闭角型青光眼患者发作期血浆心房利钠尿多肽受体的含量明显高于正常对照组，提示血浆心房利钠尿多肽水平的改变是眼局部对机体应激性保护反应的结果，这种现象与闭角型青光眼之间是否有某种联系还需进一步研究。根据上述研究结果可以看出，无论上述哪种因素、哪种途径，最终都会引起眼前段血管舒缩功能障碍、毛细血管扩张、睫状体水肿、房水产生增加、后房压力增加、虹膜膨隆，结果势必在一个具有窄房角特点的眼引起房角关闭，触发闭角型青光眼的发生。

晶状体相对位置前移达一定程度，使瞳孔括约肌所在区域晶状体前表面超过虹膜根部附着点位置后，则可造成瞳孔括约肌和瞳孔开大肌向晶状体方向的压力增加，则造成后房房水从瞳孔区排向前房的阻力增加，通常将这种情况称为相对性瞳孔阻滞。

瞳孔阻滞发生后可导致后房房水经瞳孔区向前房排出阻力增加，结果可出现以下几种情况：①后房压力增加，克服了瞳孔阻滞力，房水通过瞳孔区进入前房；②后房压力增加但不能克服瞳孔阻滞，后房压力大于前房压力，导致周边虹膜向前膨隆但周边虹膜膨隆程度还未达到引起房角关闭的程度，房角仍开放；③周边虹膜膨隆已导致房角关闭，房水从前房角排出障碍。

房角关闭也可表现为多种形式：①突然全部房角关闭导致眼压急骤升高；②突然但部分房角关闭，可导致眼压中度升高或间歇性升高；③房角缓慢逐渐关闭，导致慢性房角关闭，眼压逐渐升高。晶状体特征、悬韧带松弛度以及虹膜的组织特征可能和房角关闭的形式差异有密切关系。除此之外，可能还有尚不清楚的其他因素决定着闭角型青光眼房角关闭的形式。

2. 临床表现

（1）病史：约 2/3 的慢性闭角型青光眼患者有反复发作的病史。发作时表现为或多或少的眼部不适，发作性视蒙及虹视，部分患者兼有头昏或头痛。这种发作冬季比夏季要多见一些。情绪紧张、过度疲劳、长时间阅读或近距离工作、看电影、失眠及下象棋等因素常常参与发作。有些妇女在月经期前后或月经期显示有规律性的发病。

所有患者都认为经过睡眠和充分休息可以使眼压恢复正常，自觉症状消失，甚至晚期患者也有同感，但症状不能完全缓解。病程越长，睡眠对治疗的作用越小。极少数患者主诉早晨出现症状。在病程的早期，发作性眼压升高及其伴随症状间隔数月才发作 1 次。若疾病继续进行，间隔时间越来越短，发作时间越来越长。有些患者，直至几乎每晚发作，才到医院就诊。

不到 1/3 的慢性闭角型青光眼患者却无任何自觉症状，也像原发性开角型青光眼那样偶尔遮盖健眼才发现患眼已失明或视力有严重障碍。

（2）眼前节及眼底改变：通常在高眼压状态下眼球局部并不充血，当眼压升高时，一般角膜是透明的表现为或多或少的上皮性水肿。这种情况取决于眼压的高低。高眼压状态下通常瞳孔轻度散大，瞳孔光反射大部分正常，少数患者迟钝。

眼底检查可见早期视盘完全正常，到了发展期或者晚期，则显示程度不等的视盘陷凹及视神经萎缩。视盘的变化取决于疾病发展的阶段。

（3）眼压变化：慢性闭角型青光眼的眼压升高是发作性的。开始的发作具有明显的时间间隔，一般在晚上发作，持续数小时，睡前达高峰，充分睡眠或休息后可缓解。随着疾病进展，高眼压持续时间延长，几天缓解或不用药不缓解。

3. 辅助检查

（1）房角检查及评价：对于原发性闭角型青光眼的诊断最为重要的是房角的检查及评价，包括对房角宽窄程度以及房角关闭程度的检查及评价。房角的检查可采用房角镜进行，也可采用眼前段超声生物显微镜进行检查。

1）房角镜检查：对于原发性闭角型青光眼，房角检查较为理想的房角镜为四面压陷式房角镜，如 Zeiss 四面间接房角镜。检查应包括静态检查及动态检查：①静态检查，即对自然状态下的房角宽窄程度进行评价，所以检查时应将人为干扰降低到最低程度；②动态检查，采用房角镜压陷手法，通过对角膜的压陷迫使房水流向欲观察的房角处，使该区虹膜膨隆程度减轻，房角可见程度增加；对房角进行动态评价，内容包括房角深度、宽度，虹膜根部附着点位置以及房角关闭范围以及其他病理改变，如小梁网色素等级等。为了更好地判断房角是否功能关闭，需要进行暗室环境下房角镜检查。此项检查可结合暗室试验结果进行，也可单独去暗室内进行亮光下和暗光下房角比较。在做暗光下房角检查时，一般将裂隙光改为最小方块光，避免对瞳孔区的照射，引起瞳孔收缩。因为这种检查很难避免人为的干扰因素，所以不能过分依赖检查结果，而应结合暗室试验前后眼压的变化做出较为合理的判断。对于房角的分级，目前较为接受并普遍应用的系统为 Shaffer、Spaeth 分类系统。Spaeth 分类对房角的描述及记录则更为详细，包括房角深度宽度、周边虹膜附着位置等。

2）超声生物显微镜：采用高频超声生物显微镜可对自然状态以及暗室状态下的房角进行非侵入性检查，并可对房角结构做整体定量描述。该技术可使房角检查中的人为干扰因素大大降低，对自然状态下的房角以及周边虹膜形态进行实时图像记录，并进行定量测量，也可在室内、在弱光下进行暗室房角检查，对评价房角功能关闭以及可关闭程度提供较为可靠的手段。另外，由于该项技术能同时对睫状体及后房形态进行实时图像记录，综合房角形态分析可对房角关闭的可能机制作出分析。

（2）前房形态及眼前段解剖结构定量测量：采用裂隙灯显微镜摄影测量及裂隙灯显微镜眼前段图像处理方法可对前房形态进行整体定量测量，包括前房容积、瞳孔阻滞力、周边虹膜膨隆程度、不同部位前房深度等。采用超声生物显微镜技术则可对眼前段各项解剖特征进行定性及定量测量。除上述指标外，还可对后房容积、周边虹膜厚度、睫状体位置、房角入口、虹膜根部附着点等指标进行定量测量。

4. 诊断要点

具备发生闭角型青光眼的眼部解剖特征；有反复轻度或中度眼压升高的症状或无症状；房角狭窄，高眼压状态下房角关闭；进展期或晚期可见类似原发性开角型青光眼视盘及视野损害；眼前段不存在急性高眼压造成的缺血性损害体征。

5. 鉴别诊断

（1）窄角性开角型青光眼：因其中央前房变浅，房角狭窄，易误诊为慢性闭角型青光眼。高眼压下房角检查对鉴别这两种疾病非常重要。若高眼压状态下检查证实房角是关闭的，则可诊断为慢性闭角型青光眼；若高眼压状态下房角虽然狭窄但完全开放，又有典型青光眼视神经损害、视野缺损，则可诊断为窄角性开角型青光眼。另外还可采用缩瞳试验、明暗环境下房角检查、明暗环境下超生生物显微镜检查进行鉴别。

（2）继发性闭角型青光眼：对于年轻的闭角型青光眼患者，应特别注意是否有眼部其他疾病继发青光眼，如周边部葡萄膜炎、脉络膜病变、黄斑部病变等，明确病因后再选择治疗方法。

6. 治疗

（1）药物治疗：对慢性闭角型青光眼患者来说，激光或手术治疗是首选。但术前应尽量将眼压降低到正常范围，因此也需要药物治疗。所选择的药物和急性闭角型青光眼相似。

（2）手术治疗。

1）周边虹膜切除或激光虹膜切开术：早期瞳孔阻滞性慢性闭角型青光眼可行周边虹膜切除术或激光周边虹膜切开术。

2）激光周边虹膜成形术：如已诊断为非瞳孔阻滞性或混合机制所致慢性闭角型青光眼可同时行激光周边虹膜切开联合虹膜成形术；如已行周边虹膜切除或激光周边虹膜切开术，术后周边前房变化不明显，房角仍较窄，应再行氩激光周边虹膜成形术。

3）滤过性手术：①房角关闭在 $1/2 \sim 3/4$，眼压在 $2.67 \sim 4.03$ kPa（$20 \sim 30$ mmHg），眼局部加用抗青光眼药物后眼压可控制在正常范围，可选择施行周边虹膜切除术，并根据前述原则联合或不联合虹膜成形术，阻止房角进行性关闭，但可能遗留一定的永久性眼压水平偏高的残余青光眼；对于残余性青光眼可长期局部使用 β 受体阻滞剂或碳酸酐酶抑制剂等降眼压药物控制眼压，并做长期随访；如果用药后眼压仍不能完全控制，视功能进行性损害，可考虑施行滤过性手术；②房角关闭 $1/2$ 以上，眼压在 4.01 kPa（30 mmHg）以上，眼局部加用各类抗青光眼药物后眼压不能控制在正常范围，则可选择滤过性手术治疗。晚期慢性闭角型青光眼房角完全关闭，用药后眼压不能控制，必须施行滤过性手术。

（梁景黎）

第二节　原发性开角型青光眼

一、原发性开角型青光眼

原发性开角型青光眼是指病理性高眼压引起视盘损害和视野缺损，并且眼压升高时房角开放的一种青光眼。

1. 病因和发病机制

其确切病因尚不清楚。目前已知一些因素与原发性开角型青光眼的发病有密切的关系，并将其称为原发性开角型青光眼的危险因素。这些危险因素如下。

（1）年龄：随年龄的增大原发性开角型青光眼的患病率也逐渐增加，40岁以上的人群原发性开角型青光眼的患病率明显增加。

（2）种族：原发性开角型青光眼的患病率有较明显的种族差异，其中以黑色人种原发性开角型青光眼的患病率最高。

（3）家族史：原发性开角型青光眼具有遗传倾向，但其确切的遗传方式还未有定论，一般认为属多基因遗传。

（4）近视：近视尤其是高度近视患者原发性开角型青光眼的发病率也高于正常人群，原因可能与高度近视患者眼轴拉长使巩膜和视神经的结构发生改变，导致其对眼压的耐受性和抵抗力降低有关。

（5）皮质类固醇敏感性：原发性开角型青光眼对皮质类固醇具有高度敏感性，与正常人群对皮质类固醇试验高敏感反应的发生率4%～6%相比，原发性开角型青光眼患者的高敏感反应率绝对升高，可达100%。皮质类固醇与原发性开角型青光眼的发病机制的关系尚未完全清楚，但已知皮质类固醇可影响小梁细胞的功能和细胞外基质的代谢。

（6）心血管系统的异常：原发性开角型青光眼患者中血流动力学或血液流变学异常的发生率较高，常见的疾病有高血压、脑血管卒中病史、周围血管病、高黏滞综合征、视网膜中央静脉阻塞等，原因可能与影响视盘的血液灌注有关。

在原发性开角型青光眼的发病机制研究中，导致眼压升高的原因是房水的流出阻力增加，但造成房水流出受阻的确切部位和机制则不完全清楚。近年来，通过小梁细胞的体外培养，应用生物学、生物化学、药理学、分子生物学和分子免疫学等方法，对小梁细胞的结构和功能、小梁细胞的代谢、药物对小梁细胞功能的影响、小梁细胞外基质、细胞收缩骨架、细胞膜受体、皮质类固醇的代谢等多方面进行了广泛的研究，从而使我们对原发性开角型青光眼的发病机制有了更深入的了解。目前倾向于原发性开角型青光眼是小梁细胞的形态和功能异常，导致房水流出受阻，眼压升高所造成的。其机制是：①小梁细胞的细胞外基质成分和含量的改变（黏多糖、胶原蛋白、非胶原糖蛋白、弹性蛋白、生物素等），使小梁网网眼狭窄和塌陷；②小梁细胞内的细胞收缩骨架含量和成分的异常（微丝、微管和中等纤维，其中微丝的肌动蛋白明显减少），使小梁细胞的收缩性降低、小梁细胞间网眼变小或僵硬，从而使房水流出受阻，眼压升高；③其他的因素如组织纤维蛋白溶解系统、前列腺素、皮质类固醇的代谢异常也可影响房水流出系统的功能。

2. 临床表现

原发性开角型青光眼发病隐蔽，进展极为缓慢，故不易被察觉。早期一般无任何症状。当病变发展到一定程度时，可有轻度眼胀、视疲劳和头痛。有些年轻患者可有明显眼压升高而出现虹视、视物模糊等症状。中心视力一般不受影响，而视野逐渐缩小。晚期当视野缩小呈管状时，则出现行动不便和夜盲等症状。有些晚期患者有虹视或视物模糊，最后视力完全丧失。

（1）眼压升高：开角型青光眼的眼压波动幅度大，眼压水平升高，大多数患者眼压在22～40 mmHg，有些患者可明显高于此值。波动幅度增大可能比眼压升高出现更早。正常眼压在1日之内有波动，不能仅凭少数几次测量来确定患者的眼压状况，应测量24小时眼压情况，即眼压日曲线。大多数正常人早晨眼压最高，以后逐渐下降，夜间眼压最低，午夜后又渐升高；也有早晨眼压最低而下午眼压升高者。

眼压高不仅是发展为开角型青光眼的危险因素，而且是最重要的单一危险因素。发展为青光眼性损害的危险程度与眼压的水平有关。

（2）视盘损害和视网膜神经纤维层萎缩：视盘的青光眼性凹陷萎缩是诊断的可靠依据，视网膜神经纤维层萎缩可直接反映青光眼所致轴索的丢失，可发生在视野缺损以前，对于鉴别哪些高眼压症者容易发展为青光眼有重要参考价值。概括如下。

1）青光眼性视盘损害：青光眼对视神经的损害主要为视网膜神经节细胞凋亡和节细胞发出的轴索的萎缩和丢失，在视盘上表现为视盘陷凹扩大和盘沿组织的丢失。①视盘陷凹局限性扩大：盘沿组织丢失常先发生在视盘的上下极，尤其是在颞上和颞下，以颞下最常见，因而凹陷呈垂直或斜向扩大，且多偏向颞下或颞上极，盘沿常出现切迹。②视盘陷凹同心圆形扩大：视盘各部位的盘沿丢失较一致，凹陷呈同心圆形扩大。但仔细分析，盘沿宽度失去了生理性盘沿宽度的特征（即下方最宽，上方次之，再次为鼻侧，而颞侧为最窄），上方或下方较鼻侧盘沿窄。③视盘陷凹加深：筛孔裸露，呈点状或条纹状。④视盘陷凹垂直扩大：垂直方向杯盘比值大于水平方向杯盘比值。⑤双侧凹陷不对称：双侧 C/D 相差≥0.2，为病理性改变。⑥碟子样改变：是一种不常见的青光眼性视盘改变，为生理凹陷周围的盘沿逐渐倾斜或后退，而凹陷没有改变，很像一个碟子。碟子样改变可侵及视盘的一部分或全部，是肯定的青光眼性改变。

视盘的生理性凹陷大小变异很大，而且其大小与青光眼性凹陷的大小有重叠，所以不能以视盘陷凹超出一定数值（如 C/D≥0.6）作为青光眼的诊断依据，而应以上述特征性的青光眼性视盘损害作为判定的指标。

当视盘凹陷扩大和加深时，视盘表面的视网膜血管的走行和形态也发生了变化，包括视网膜血管向鼻侧移位，血管屈膝和环形血管暴露，这些都是青光眼的特征。视盘出血是青光眼患者眼压控制不良和视神经损害进展的一种表现，出血呈火焰状，位于视盘表面的神经纤维层，有时可扩展到视盘周围的视网膜上。视网膜中央动脉搏动是眼压高的一种表现，当眼压超过视网膜中央动脉舒张压，或后者降至眼压水平时，就会出现动脉搏动。但是主动脉瓣闭锁不全、大动脉瘤、全身血压降低、严重贫血等全身疾病时也可出现动脉搏动。

2）青光眼性视网膜神经纤维层萎缩：视网膜神经节细胞节后纤维的丢失，可表现为视网膜神经纤维层萎缩，可发生在视野缺损出现前1.5年，最早的可发生在5年以前。临床表现为两种。①局限性萎缩：首先发生在颞上或颞下弓形纤维，以颞下弓形纤维先受损更为常见。在上下弓形纤维区有暗淡的裂隙或沟，常位于距视盘 2 个视盘直径以内，或发梳样外观，随病情加重逐渐发展为楔形缺损。②弥漫性萎缩：视网膜神经纤维层弥漫性变薄，颜色变暗，萎缩程度重者视网膜表面呈颗粒状，视网膜血管因缺乏神经纤维层的覆盖而裸露在视网膜表面。

3. 辅助检查

（1）视野：青光眼视野缺损是原发性开角型青光眼的重要诊断依据，现概述如下。

1）早期改变：①旁中心暗点，在自动视野阈值检查中，表现为局限性视网膜光敏感度下降，常在中心视野 5°～30°范围内有一个或数个比较性或绝对性旁中心暗点，其典型分布区域是在 Bjerrum 区，鼻侧分布范围较宽，颞侧范围较窄；②鼻侧阶梯，为视网膜神经纤维束损害的特征性改变，表现为 1 条或多条等视线在鼻侧水平子午线处上下错位，形成鼻侧水平子午线处的阶梯状视野缺损。

2）进展期改变：当病情进展，几个旁中心暗点可以融合或与生理盲点相连，形成典型的弓形暗点。弓形暗点是典型的神经纤维束型视野缺损。

3）晚期改变：从中期到晚期没有明显界限，晚期视野大部分丧失，仅残存 50～100 中心小岛，即管状视野。此时还可能保留 1.0 的中心视力，当注视点受侵犯则视力可突然丧失。

（2）眼压：进行 24 小时眼压测量，即描记眼压日曲线。

4. 诊断要点

（1）眼压≥21 mmHg。

（2）具有青光眼视盘改变和视网膜神经纤维层缺损。

（3）具有青光眼型视野缺损。

（4）前房角为开角。

5. 鉴别诊断

原发性开角型青光眼需与本病的主要体征相似的情况相鉴别，包括眼压升高、视盘陷凹萎缩和视野缺损。还需要与各种继发性青光眼相鉴别，如剥脱综合征、色素播散综合征、外伤、眼前节炎症、亚急性或慢性房角关闭、上巩膜静脉压升高、阿克森费尔德（Axenfeld）综合征及皮质类固醇性青光眼等。通过详细病史询问和眼部检查常可加以区别。

视盘陷凹是青光眼的典型体征，但并不是能判断诊断的依据。前部缺血性视神经病变和视神经受压性损害也可出现视盘陷凹。有时视盘缺损或视盘小凹可被误认为扩大的视盘陷凹。一般来讲，青光眼所致凹陷较苍白区大，而视神经疾病者视盘陷凹小于苍白区。

有些疾病可致弓形或神经纤维性视野缺损，如脉络膜视网膜疾患，包括近视性退行性变、非典型的视网膜色素变性、光感受器退行性变、动静脉分支阻塞和近视盘的脉络膜视网膜炎等；视盘损害，包括视盘的玻璃疣、小凹、缺损、炎症、慢性水肿等；视神经损害，包括缺血性视神经病变、球后视神经炎、脑垂体瘤、脑膜瘤和视交叉处蛛网膜炎等，应加以鉴别。

6. 治疗

治疗原则以降低眼压为主。主要的治疗方法有药物、激光和手术治疗。

原发性开角型青光眼治疗的目的是控制疾病的发展或尽可能延缓其进展，使患者在存活期间能保持好的视力，大多数患者可通过降低眼压达到此目的。患者的视神经对压力的耐受力不同，因而不作为能规定一种眼压水平作为保持病情稳定的标准。

（1）开始治疗的时间：当眼压很高足以导致最后失明时均应开始治疗。不能对所有患者均选一定的眼压水平，而是根据具体患者情况决定。主要考虑其眼压高度、视盘和视野状况，其他危险因素也应考虑，如年龄、近视、青光眼家族史，全身情况如高血压、糖尿病、心血管疾患等均可增加发生青光眼性损害的危险性。眼压 30 mmHg 而无视盘损害及视野缺损或其他危险因素时，可密切观察而不予治疗，以避免心理压力、经济负担和治疗的不良反应，应向患者讲清随访的必要性。眼压高于 30 mmHg 应开始治疗；如有视神经损害，尤其是当眼压升高、损害进展时则应治疗；如眼压升高，并有视盘损害和视野缺损，则明确需要治疗。

（2）阈值眼压和靶眼压：正常人的视网膜神经节细胞随着年龄的增长每只眼睛每年将丢失 5 000 个。年龄及青光眼所致视网膜神经节细胞的丢失是由于凋亡。眼压升高将增加视网膜神经节细胞的丢失率。阈值眼压指不引起视网膜神经节细胞的丢失率大于年龄所致的丢失率的眼压。但是个体间阈值眼压不同且无法确定，临床上可根据患者情况确定靶眼压。

靶眼压或称目标眼压是指达到该眼压后，青光眼的病情将不继续进展。靶眼压可根据视神经损害情况及危险因素制订。对靶眼压不能确实知道，只是推测。在达到靶眼压后还要根据视神经及视野的进一步变化及病史中其他因素不断地调整改变靶眼压。

临床工作中，医生常注意稳定眼压而忽略一过性峰值眼压，而这种一过性高眼压可损害视网膜神经节细胞。

（3）眼压控制的参考指标：作为一般规律，视神经损害和视野缺损越严重，为避免视功能进一步丢失，应将眼压降得越低。当视盘和视野已严重受损，尤其是注视区受到威胁时，需要强有力的治疗使眼压降得很低。但对每一个患者制订理想的、可接受的及边缘的眼压水平比较困难。如果制订的眼压水平正确，而且眼压可降至理想或可接受的水平，则将可能避免青光眼性损害进展。例如，视盘正常，未查出视野缺损，则理想的眼压为 21 mmHg 以下，可接受眼压为 26 mmHg 左右，30 mmHg 为边缘眼压，后者常需开始或增加治疗。当一个患者的视盘完全凹陷苍白，视野缺损侵及注视区，理想眼压为 8 mmHg，在此眼压水平，视功能进一步丢失的危险性很小；可接受的眼压可能是 12 mmHg，损害进展的危险也很低；边缘眼压为 16 mmHg，损害加重的危险将明显升高，需加强治疗甚至需要手术。这样规定的眼压水平是根据临床经验确定的，目前尚无方法确定多高的眼压对某一具体视神经可阻止其损害的发生或进展。

鉴于个体视神经对眼压耐受不同，故不易确定合适的眼压水平，但可以采用密切观察视盘和视野损害程度的方法确定。为便于临床工作，可参考以下原则：①轻度视盘和视野损害者，眼压应低于 20 mmHg；②进展期患者，眼压应低于 18 mmHg；③明显视盘和视野损害者，眼压应降至 15 mmHg 以下，有的需降至 10 mmHg 以下。

如果用药物治疗可以容易地达到理想眼压，且仅有极少不良反应，则治疗是满意的。常是只达到可接受的眼压水平，而要追求理想眼压常会发生很多不良反应。确定理想眼压也可参考治疗前后眼压状况，如眼压在 40 mmHg 发生了中等度视神经损害，则将眼压降低至 20 mmHg 的低值是可接受的；如果在治疗前眼压为 20 mmHg 以上发生了类似的视神经损害，则眼压降至 10 mmHg 才可能是恰当的；如果患者的预期寿命不长，而且青光眼性视神经损害在其有生之年不会有明显进展，则可不必开始或加强其治疗。

（4）药物治疗：可供选择的药物包括局部应用β受体阻滞剂、肾上腺素受体激动药、前列腺素类药物、缩瞳剂、局部碳酸酐酶抑制剂及全身应用碳酸酐酶抑制剂，高渗剂对于暂时控制急性高眼压有效，不用于慢性高眼压的长期治疗。

1）常用的抗青光眼药物如下。①β受体阻滞剂，通过抑制房水生成从而降低眼压来治疗青光眼和高眼压症；目前常用的该类药物滴眼液有噻吗洛尔、倍他洛尔、左布诺洛尔及卡替洛尔；初步的研究证明，倍他洛尔在降低视野平均缺损和增加平均敏感度方面优于噻吗洛尔，差异有显著性；该类药物在初用时，眼压控制良好，但在持续使用一段时间（数周至数月）后，降压效果会减弱或消失，这种现象临床上称"长期漂移"现象（或称脱逸现象），定期随诊和必要调整很重要。②肾上腺素受体激动药，α_2 受体激动剂如溴莫尼定是具有高度选择性的 α_2 受体激动剂，降眼压机制是抑制房水的生成和增加葡萄膜巩膜外流，滴后4小时产生最大降眼压效果。③前列腺素，前列腺素对人眼具有较好的降眼压效果，局部滴用基本无全身副作用；代表药物为拉坦前列素，该药降眼压机制在于通过松弛睫状肌、加大肌束间隙及改变睫状肌细胞外基质来增加葡萄膜外流，而不影响房水生成，对眼前段组织的营养有一定益处。④碳酸酐酶抑制剂，布林佐胺滴眼液是一种局部应用碳酸酐酶抑制剂，是磺胺类药物，虽然是眼部滴用，但仍能被全身吸收，因此磺胺类药物的不良反应在眼部滴用时仍然可能出现；如果出现严重的药物反应，应立即停用眼药；其使用剂量是滴入1滴，每日2次；有些患者每日3次时效果更佳。

2）注意事项。青光眼患者的药物治疗是一个长期过程，应以最小的剂量、最小的不良反应，达到最大的治疗效果。调整药物后仍不能控制病情进展者，应及时行氩激光小梁成形术（ALT）或滤过性手术。

（5）手术治疗：对于药物不能控制的青光眼，可选择行滤过性手术。手术方式以小梁切除术为主。

7. 预后

原发性开角型青光眼的预后与视神经受损程度、眼压高度、视盘组织的易损性、全身血管性疾病、患者对治疗的配合以及治疗是否及时恰当等有关。一般认为视盘陷凹重者预后差，因为受损严重的视盘仅剩余少量轴索。对于明显受损的视神经为了使青光眼稳定，需将眼压降至正常低值甚至低于正常的眼压。

有些患者的视盘可在一段很长时间内耐受高眼压，而另一些在正常眼压情况下也可出现进行性损害，这种现象常被解释为视盘对压力引起损害的耐受性不同。其他如视神经的灌注压和患者对治疗的配合等也是重要因素。少数学者认为治疗不能改变原发性开角型青光眼的自然过程，但是绝大多数患者控制眼压可使病情稳定或减缓其过程。不要认为成功地降低眼压就能使病情稳定，有些患者经治疗后眼压明显下降，而视野缺损仍继续进展。患者应理解，治疗后眼压虽下降，但仍需终身定期就诊观察。医师也必须向患者解释进行性青光眼性损害和视功能波动，以及随年龄增长的缓慢的视功能下降的可能。

二、正常眼压性青光眼

正常眼压性青光眼是指眼压在正常统计学范围，但具有青光眼性视盘陷凹和视野缺损的一类开角型青光眼。其人群发病率为 0.15%~2.1%，多见于老年人及男性。

1. 病因和发病机制

到目前为止尚不完全清楚,有以下几个假说。

(1) 眼压因素:可能是有些患者视盘筛板的解剖结构存在某些缺陷,筛板组织比正常人脆弱,即使在正常眼压、间歇性高眼压或体位性高眼压的作用下也容易发生筛板弯曲,筛板塌陷后凹,筛孔发生扭曲变形,使从筛孔中通过的神经纤维受挤压而萎缩。

(2) 血管学说:全身血流动力学异常如血压和眼压动态失衡使眼灌注压降低,或血液流变学异常使视盘血液灌注不良,或视盘小血管梗死引起视盘缺血的结果。

(3) 视盘局部解剖因素:视盘局部组织结构的缺陷使视盘对眼压的耐受性降低,即使在正常眼压状态下也不能耐受而产生视神经损害。

2. 临床表现

(1) 症状:无明显症状,进展期或晚期可有视力减退。

(2) 体征:眼压在正常眼压范围。24 小时眼压波动较大,差值多 > 8 mmHg。其他与开角型青光眼相似。

3. 诊断要点

(1) 眼压,24 小时眼压曲线或多次眼压测量低于 21 mmHg。

(2) 具有青光眼视盘改变和视网膜神经纤维层缺损。

(3) 具有青光眼型视野改变。

(4) 前房角为开角。

(5) 排除其他疾病引起的视神经和视野损害。

4. 鉴别诊断

应与开角型青光眼,先天性或后天获得性视盘异常,缺血性视神经病变,高度近视眼底和其他原因导致的视神经萎缩相鉴别。

5. 治疗

(1) 降低眼压:药物、激光和手术应用同开角型青光眼。

(2) 改善视盘的血液循环,保护或改善视功能,部分实验和临床证实钙通道阻滞剂如硝苯地平有扩张视盘微血管,改善局部血供的作用,低血压禁用。

(3) 治疗全身疾病:如心血管疾病。

三、高眼压症

高眼压症是指眼压 > 21 mmHg,前房角开放,视神经和视野正常者。对高眼压症处理如下。

(1) 定期复查眼压、视盘、视网膜神经纤维和视野变化。

(2) 对有危险因素的高眼压症倾向于采取干预性降眼压治疗。危险因素包括①眼压大于 30 mmHg;②有青光眼家族史;③对侧眼为原发性开角型青光眼;④高度近视;⑤视盘大凹陷;⑥伴随有可引起视盘低灌注的全身疾病,如糖尿病、高血压、高黏滞综合征等。

(梁景黎)

第三节　继发性青光眼

一、虹膜角膜内皮综合征

虹膜角膜内皮综合征（ICE 综合征）多单眼发病，是表现为角膜内皮异常、进行性虹膜基质萎缩、广泛的虹膜周边前粘连、房角关闭及继发性青光眼的一组疾病。多见于 20～50 岁，女性多于男性，是一组具有原发性角膜内皮异常特点的眼前节疾病。角膜内皮病变对角膜水肿、进行性虹膜角膜角粘连闭合、显著的虹膜破坏和继发性青光眼产生不同程度的影响。

1. 病因和发病机制

虹膜角膜内皮综合征的确切病因至今尚未明了。由于很少有家族史以及角膜组织学的明显改变，且常后天发病，故认为系后天获得性眼病。根据临床及组织病理学目前的研究，有以下几种学说。

（1）Camphell 膜学说：病变始于角膜内皮异常，表现为角膜水肿，并有一单层内皮细胞及类后弹力层组织组成的膜，越过开放的虹膜角膜角，向虹膜延伸，覆盖于虹膜前表面。随着此膜的收缩，导致虹膜周边前粘连、小梁网被膜遮盖、房角关闭、瞳孔变形且向周边虹膜前粘连显著的象限移位，与其相对应象限的虹膜被牵拉而变薄，重者形成虹膜裂孔，与此同时发生继发性青光眼。

（2）缺血学说：虹膜供血不足可能为原发性进行性虹膜萎缩的发病机制，瞳孔向其相对应象限方向移位，最后虹膜周边前粘连及膜形成而导致青光眼。

（3）神经嵴细胞学说：神经嵴细胞系间叶组织，分化成角膜内皮及实质层，原始的神经嵴细胞异常增生，导致各型的 ICE 综合征。

除以上学说外，尚有病毒感染学说、炎症学说和原发性虹膜缺陷学说等。

2. 临床表现

ICE 综合征分为进行性虹膜萎缩、钱德勒（Chandler）综合征和科根-里根（Cogan-Reese）综合征 3 个临床类型，主要基于虹膜变化进行区分。3 种类型均与角膜内皮原发性异常有直接联系，并与角膜失代偿、特征性房角进行性闭合、虹膜破坏和继发性青光眼相关。

（1）进行性虹膜萎缩：属于 ICE 综合征系列的一个临床类型，特征性虹膜改变是其与另外 2 个临床类型区别的主要特点，即显著的瞳孔异位和伴随裂孔形成的极度虹膜萎缩。

（2）Chandler 综合征：主要特点如下。①虹膜变化轻微，如轻度瞳孔异位和基质萎缩，甚至无改变；②角膜水肿发生较常见、较早或较严重，且常发生在正常眼压水平或仅仅稍微升高的情况下。

（3）Cogan-Reese 综合征：具有典型虹膜色素样结节病变特点以及类似进行性虹膜萎缩和 Chandler 综合征的角膜虹膜改变，如不同程度的角膜水肿、瞳孔异位和虹膜萎缩。

ICE 综合征基本为单眼受累，常见于中年人，且多为女性，男女之比为 1 :（2～5），无遗传倾向，罕有家族史，无全身并发症或合并其他眼病，多为白种人，但我国也屡见报道。三者中以 Chandler 综合征较多见，均共同以角膜内皮细胞退行性变为基本，三者间的区别主要是虹膜改变。

ICE综合征具有慢性、进行性的病程特点，由早期进入晚期一般需10多年。早期可出现视物模糊及间歇性虹视，在晨起时多见。开始多为角膜异常及虹膜萎缩，后因角膜水肿，虹膜周边前粘连加重而导致眼压升高。不同的病程阶段视力有不同程度受累，从轻度的雾视到显著减退，到病程晚期因角膜水肿加剧及青光眼性视神经损伤，往往有严重视功能损害。

角膜内皮改变是ICE综合征的主要特征，裂隙灯检查见中央区角膜后部有细小银屑样特征性改变，在高倍率显微的角膜内皮照相或分光显微镜检查下，可见到角膜内皮细胞的特征性改变，内皮细胞弥漫性异常，表现为不同大小、形状、密度的细胞以及细胞内的暗区存在，细胞丧失清晰的六角型外观，故称这些细胞为"ICE细胞"。

广泛的虹膜周边前粘连是ICE综合征的另一特征，周边前粘连可达到或超越Schwalbe线。可由初起细小锥状周边前粘连逐渐加剧，发展到具有宽基底的或桥状的前粘连，最终达到整个房角，引起眼压升高。

3. 诊断要点

单侧进行性虹膜萎缩，特有的虹膜周边角膜前粘连形态，继发青光眼及角膜功能衰竭。

4. 鉴别诊断

（1）富克斯（Fuchs）角膜内皮营养不良：是常染色体显性遗传病，双眼发病，主要由内皮功能自发性代偿失调，或角膜外伤、不适当的角膜放射状切开、白内障、青光眼等内眼手术后所造成的角膜内皮损伤、功能失调所致。开始表现为角膜滴状变性，最后导致角膜基质层及上皮层水肿、混浊。没有ICE综合征特征性的房角、虹膜改变。

（2）Axenfeld-Rieger综合征：指双眼发育性缺陷，伴有或不伴有全身发育异常的一组发育性疾病。其特点是：①双眼发育缺陷；②可伴有全身发育异常；③继发性青光眼；④常染色体显性遗传，多有家族史，也有散发病例的报道；⑤男女发病相同。

（3）虹膜劈裂症：虹膜实质前后层分离、松解，无虹膜孔洞形成。

5. 治疗

本病发病缓慢，临床症状不明显，往往以角膜水肿或继发性青光眼导致视功能下降就诊。

（1）药物治疗：青光眼早期可选择抑制房水生成的药物治疗，如β受体阻滞剂或碳酸酐酶抑制剂等。

（2）手术治疗：青光眼药物治疗效果欠佳时，可选择小梁切除术或青光眼引流阀植入术，晚期可选择睫状体光凝术。角膜持续水肿，眼压正常，可行穿透角膜移植术。

二、色素播散综合征与色素性青光眼

色素性青光眼（PG）是因眼前节段色素播散引起的继发性开角型青光眼。其特征为双眼中周部虹膜后表层色素缺失，伴有色素沉积于角膜后面、小梁网、虹膜及晶状体等眼内组织中，阻塞房水引流通道，有部分病例眼压升高发展成色素性青光眼；若不伴眼压升高即为色素播散综合征（PDS）。

1. 病因和发病机制

有关色素播散的机制曾提出过发育性和机械性两种理论。色素性青光眼虹膜组织病理学研究发现，虹膜色素上皮局灶性萎缩、色素减少、黑色素生成显著延迟和瞳孔开大肌增生，提示虹膜色素上皮发育异常是色素播散的基本缺陷。虹膜血管荧光造影观察显示虹膜血管分布缺陷和血管低灌注，提示虹膜中胚叶支撑组织先天性发育缺陷。

向后凹陷的虹膜下垂并紧靠着晶状体前面，使后房房水流向前房而不能流回后房，前房压力增高推动周边虹膜更接近晶状体韧带，这种反向性瞳孔阻滞加重了虹膜的色素脱失，堆积于小梁网，继发眼压升高。

2. 临床表现

患者具有眼前节色素播散的体征及眼压、青光眼性视野与视盘的改变，以透照法检查见中周部虹膜轮辐状透光区，最具有特征性。裂隙灯检查见角膜后壁的克鲁肯贝格（Krukenberg）梭形色素沉着，前房深，虹膜后陷并有色素沉着，扩瞳后见晶状体后表面近赤道部色素沉着。房角镜检查为宽房角且小梁上呈现致密的色素沉着带。

3. 诊断要点

具备虹膜体征及部分其他体征，可以诊断为色素播散综合征；若同时伴有病理性高眼压、青光眼性视野与视盘改变，则可以诊断为色素性青光眼。

4. 鉴别诊断

（1）虹膜色素脱失：没有与 PDS/PG 中虹膜轮辐状透照缺损相关的其他疾病。例如：先天性青光眼患者偶尔在虹膜远周边部接近其附着处可见透照缺损，但不是轮辐状的；剥脱综合征的患者偶尔存在色素播散，透照缺损的位置多在瞳孔边缘；由于外伤或手术引起虹膜后表面的损伤，呈不规则的虹膜色素脱失斑；由于严重的葡萄膜炎而使后虹膜脱失色素的患者也是呈区域性的斑状脱失。

（2）葡萄膜炎：小的色素颗粒在房水中浮游会被误认为是白细胞，而被误诊为葡萄膜炎，但缺乏结膜充血、角膜后沉着物（KP）和虹膜后粘连等体征。带状疱疹性角膜继发葡萄膜炎可引起扇形虹膜萎缩，单纯疱疹性角膜葡萄膜炎可引起广泛的虹膜萎缩。二者均没有PDS 样的虹膜透照缺损。

5. 辅助检查

（1）红外线电视摄像：利用红外线电视摄像对虹膜透照缺损进行观察和计数分析，有助于对处于色素播散活动期的患者进行跟踪随访。

（2）眼压描记：对 PDS/PG 患者应用眼压描记法，进行房水流出量的测定，可预测疾病的未来发展趋势，同时也能了解色素播散活动期的进展。

（3）超声生物显微镜：可提供 PDS/PG 患者周边虹膜形态的横断面图像，并能明确虹膜与前房、晶状体表面、睫状体悬韧带的关系。

（4）有色素刻度的前房角镜检：Boys-Smith 等发明了一种含有色素刻度的房角镜，应用这种镜子，可用统一指标来衡量小梁网内的色素程度。

6. 治疗

（1）临床观察：色素播散综合征没有出现眼压升高，可定期观察，药物治疗可用低浓度毛果芸香碱滴眼，通过缩小瞳孔，减少虹膜悬韧带摩擦，减少色素脱落，同时促进房水外流，清除小梁网色素颗粒并降低眼压。

（2）药物：色素播散继发眼压升高，可加用 β 受体阻滞剂或碳酸酐酶抑制剂。

（3）激光：选择性激光小梁成形术，可反复、多次治疗。激光虹膜切除术，可预防性治疗反向性瞳孔阻滞。

（4）手术：眼压控制欠佳，视神经视野损害持续进展，可考虑行滤过性手术。

三、剥脱综合征

剥脱综合征（XFS）是一种异常蛋白质沉积于眼前段组织，阻塞小梁网引起小梁功能减退，眼压升高导致的青光眼。剥脱物表现为灰白或蓝白色无定形蛋白质碎屑物，不仅限于晶状体前囊且可见于有基底膜的其他眼组织上，如悬韧带、角膜、虹膜、睫状体、前玻璃体面以及眼球外的某些组织。剥脱综合征合并青光眼多为开角型青光眼，约20%为闭角型青光眼。多为单眼发病，亦有随着时间的延长发展成双眼。

1. 病因和发病机制

有关剥脱物的来源有以下学说：沉着物学说认为剥脱物由来自晶状体前囊下的上皮细胞综合而成，继而沉着于晶状体表面；有学者提出剥脱物来自虹膜，因虹膜的前界膜、色素上皮层及血管壁上均有剥脱物；局部产生学说认为剥脱物因晶状体囊的退行性变或晶状体上皮细胞代谢异常而产生。

仅少数剥脱综合征患者可伴有青光眼，多数经多年追踪观察未发生眼压升高。剥脱综合征合并的青光眼常为开角型，剥脱物质和脱落色素堵塞小梁网引起眼压升高。剥脱综合征合并闭角型青光眼的发病机制，考虑剥脱综合征与闭角型青光眼合并发生，非青光眼发病的原因。

2. 临床表现

（1）裂隙灯特征性表现：瞳孔缘有典型灰白色小片状剥脱物碎屑及瞳孔缘色素皱褶部分或全部缺失，扩瞳后见晶状体前囊表面沉着物的3个区。扩瞳时有游离色素释放于前房内以及角膜内皮后的色素沉着物。虹膜括约肌上有特殊的色素沉集而虹膜周边部少见。

（2）房角镜检查：小梁色素增加，分布参差不齐，轮廓不清或呈斑点状，色素沉积在 Schwalbe 线前方形成 Sampadesis 线。

（3）合并青光眼：眼压升高、视野及视神经损害存在。

3. 诊断要点

根据患者裂隙灯特征性表现、房角镜检查以及青光眼表现可以明确诊断。

4. 鉴别诊断

（1）色素播散综合征：30～40岁近视患者易发，角膜后 Krukenberg 梭形色素沉着。透照法检查可发现在虹膜中周部有裂隙状、放射状色素缺失。

（2）虹膜炎继发性青光眼：虹膜炎的房水闪光阳性有细胞漂游，并伴有虹膜周边前粘连或后粘连，眼前部无剥脱物质沉着。

5. 治疗

（1）药物治疗：剥脱综合征合并青光眼的主要药物治疗同原发性开角型青光眼。

（2）激光和手术治疗：激光小梁成形术可用于轻度眼压升高、眼底损害轻微的患者。在药物治疗无效时，需行小梁切除术，或其他滤过性手术。

四、晶状体源性青光眼

晶状体位于虹膜后面、玻璃体前面，通过悬韧带与睫状体相连，其位置改变影响房水的流出通路，致眼压升高。另外，晶状体过熟或外伤、手术等因素，致晶状体囊膜渗透性增加或破裂，晶状体蛋白进入前房产生各种病理反应，损伤小梁网功能，引起眼压升高。

（一）白内障膨胀期继发性青光眼

1. 病因和发病机制

晶状体膨胀所致青光眼即膨胀期白内障引起的青光眼，是指老年性白内障的膨胀期或晶状体外伤后浑浊肿胀时发生的青光眼。晶状体膨胀，前后径增大，前房变浅，虹膜瞳孔缘与晶状体前囊膜之间的间隙狭窄，房水经过瞳孔区受限，可发生完全性瞳孔阻滞，后房压力升高，虹膜膨隆并与小梁网接触，发生房角阻滞，引起眼压升高。

2. 临床表现

晶状体膨胀所致青光眼的临床表现与原发性急性闭角型青光眼合并白内障相似，眼压升高，球结膜混合性充血，角膜水肿，前房极浅，瞳孔散大固定，晶状体浑浊、膨胀。房角镜检查可发现不同程度的房角关闭。如病程较长，眼压高可发生永久性房角关闭。多为单眼发病，有长期视力减退病史，晶状体浑浊及有水裂现象等特点。双眼的前房深度、房角宽度不对称。由眼外伤引起的眼压高有明显外伤史，并出现白内障，晶状体囊膜破裂，吸收房水后发生浑浊肿胀。

3. 诊断要点

根据患者临床表现、房角镜检查等可以明确诊断。

4. 辅助检查

超声生物显微镜测量晶状体赤道部与睫状体之间的距离，明确晶状体，睫状体、晶状体—虹膜之间的解剖关系。A/B 型超声测量前房深度、晶状体厚度等，明确发病因素。

5. 治疗

（1）药物治疗：β 受体阻滞剂、碳酸酐酶抑制剂及高渗剂等，控制眼压，为手术治疗创造条件。

（2）手术治疗：眼压控制在正常水平后 48 小时，再进行手术的效果较好。膨胀期白内障继发性青光眼的手术治疗，应根据晶状体浑浊程度、病程长短、眼压控制情况、房角的改变以及对视力的要求等，分别采用单纯白内障摘除术或白内障青光眼联合手术，联合植入人工晶状体。

（二）晶状体脱位继发性青光眼

因晶状体脱位引起眼压升高所致的青光眼称为晶状体脱位继发性青光眼。晶状体半脱位和全脱位的患者 45% ~83% 发生继发性青光眼。晶状体脱入前房时青光眼发生率为78% ~93%。

1. 病因和发病机制

晶状体脱位主要包括 3 种原因：①外伤性晶状体脱位，继发青光眼最多见；②遗传性晶状体脱位，如马方（Marfan）综合征、同型胱氨酸尿症、球形晶状体—短矮畸形（Marchesani）综合征等；③自发性晶状体脱位，如高度近视、先天性青光眼等，自发性晶状体脱位合并青光眼较少见。

晶状体脱位继发青光眼发病机制复杂：①晶状体与虹膜、玻璃体的相对位置发生改变，前移产生瞳孔阻滞，阻塞房水引流通道；②脱位的晶状体对睫状体产生摩擦刺激，使房水生成增多；③脱入前房的晶状体直接阻塞房角或向后压迫虹膜产生瞳孔阻滞，周边部虹膜向前使房角关闭，眼压升高；④晶状体完全脱位于玻璃体腔，玻璃体疝入前房形成瞳孔阻滞，继发眼压升高。

2. 临床表现

主要自觉症状表现为视力障碍，晶状体性近视及散光，如晶状体赤道部位于瞳孔中央，可产生单眼复视。裂隙灯检查看见虹膜震颤现象，晶状体完全脱位进入前房使前房加深，虹膜后倾，光照时晶状体赤道部有黄色反光而呈现油滴状外观。晶状体脱入前房者表现为急性闭角型青光眼的症状。如果晶状体不全脱位呈倾斜状态则表现为前房深浅不一，房角镜检查可发现该侧房角变窄或关闭。裂隙灯显微镜下可观察到脱位的晶状体或者突入前房的玻璃体对瞳孔的阻塞。

3. 诊断要点

并非所有晶状体脱位均继发青光眼。根据眼部检查明确晶状体脱位征象，合并眼压升高，一般可确定诊断。

4. 治疗

晶状体脱位原因及病情不同，应根据具体情况做不同处理。

（1）如晶状体脱入前房继发青光眼，尽快手术摘除晶状体，视具体情况决定是否行晶状体悬吊和联合青光眼手术。

（2）晶状体完全脱位进入玻璃体时，如无不良反应，可密切观察；合并有眼压升高或引起炎症反应者，应尽早摘除晶状体。

（3）晶状体半脱位继发眼压升高时，可先保守治疗。如应用缩瞳药后房角开放，并且前房不变浅，应怀疑晶状体全脱位。对于这样的情况，可让患者取仰卧位，应用高渗剂使玻璃体浓缩，以使晶状体后退，解除瞳孔阻滞，并尽早手术摘除晶状体。如应用缩瞳剂后房角变窄，前房变浅，病情加重者，可试用睫状肌麻痹药以观察能否解除瞳孔阻滞，如不能解除瞳孔阻滞时，可行周边虹膜切除术或激光周边虹膜切开术，如果不成功可行晶状体摘除术。如病程较长，合并视神经损害时需联合青光眼滤过性手术。

（三）晶状体溶解性青光眼

出现在成熟期或过熟期白内障时，因经晶状体囊膜漏出的晶状体蛋白质引起的炎性青光眼，称为晶状体溶解性青光眼或晶状体蛋白性青光眼，系一种继发性开角型青光眼。

1. 病因和发病机制

可溶性晶状体蛋白质从过熟期白内障的晶状体囊膜漏出，严重阻塞房水引流为其主要的发病机制。而巨噬细胞在晶状体溶解性青光眼中的作用，主要为清除前房内的晶状体物质及清除房水引流道中的蛋白质，在眼压升高中不起主要作用。

2. 临床表现

晶状体溶解性青光眼多见于 60～70 岁老年人，有长期白内障视力减退病史，突然发病，眼痛、结膜充血、视力急剧下降伴同侧头痛，同时伴有恶心、呕吐等全身症状。眼压急剧升高，角膜水肿明显，前房中的细胞碎屑呈层状位于房角处，少数患者见到前房密集白色颗粒状物及前房积脓。晶状体完全呈灰白色浑浊，于前囊表面可见到典型的白色小钙化点或黄褐色斑点，核下沉呈棕黄色。房角镜检查房角开放，在虹膜根部、巩膜突以及小梁表面，可见散在的灰白色或褐黄色点状和片状沉着物。

3. 诊断要点

依据病史及临床特征，如视力渐进性下降，突发性眼压升高，但前房较深或正常，房角开放，房水中和房角有灰白色或褐黄色小点状物漂浮，晶状体前囊膜上有灰白色或褐黄色斑点，晶状体完全呈灰白色浑浊，核下沉呈棕黄色等特征，即可明确诊断。

4. 鉴别诊断

（1）膨胀期白内障所致青光眼：是由于晶状体肿胀，体积增大，前后径加大，引起瞳孔阻滞，继发房角关闭。

（2）晶状体蛋白过敏性青光眼：白内障手术或晶状体外伤病史，虹膜充血肿胀，有广泛的后粘连，瞳孔小，对光反射消失，前房内含较多多形性白细胞甚至可见前房积脓。

（3）原发性急性闭角型青光眼：视力突然下降甚至无光感，眼压急剧升高，前房浅，房角关闭。

5. 辅助检查

对非典型病例，应进行下列实验室检查，以协助诊断。

（1）房水细胞学检查：可见典型的透明膨胀的巨噬细胞。

（2）高分子量可溶性晶状体蛋白测定：采用差速分级分离沉淀法，分离提纯高分子量可溶性晶状体蛋白进行含量测定。

（3）房角镜：房角开放，并可在虹膜根部、巩膜突及小梁表面发现散在的灰白色或褐黄色点状和片状沉着物。

6. 治疗

晶状体溶解性青光眼发病急剧应积极抢救治疗，全身应用高渗剂和碳酸酐酶抑制剂。如药物治疗无效，可考虑行前房穿刺术以缓解症状。眼压及炎症控制后，即可进行白内障摘除术，需彻底冲洗前房内残存的晶状体皮质。病程较长考虑小梁网功能受损，可联合行小梁切除术或青光眼引流阀植入术。

五、玻璃体视网膜疾病与青光眼

（一）新生血管性青光眼

1. 病因和发病机制

多种能广泛累及眼后节缺氧或局部性眼前节缺氧的疾病，会导致新生血管性青光眼。主要疾病为视网膜中央静脉阻塞、糖尿病视网膜病变及其他疾病，各约占1/3。

视网膜中央静脉阻塞依据是否存在视网膜缺血，分为缺血型（占25%）和非缺血型（占75%）两种。非缺血型未见出现新生血管性青光眼报道；而缺血型中则有18%～60%出现新生血管性青光眼，多在静脉阻塞发病后2～3个月时发生，约80%的患者在6个月内发生。主要通过眼底荧光血管造影来显示是否有视网膜毛细血管非灌注区来判断缺血与否。高血压、糖尿病、动脉硬化等血管病变是视网膜中央静脉阻塞发生的危险致病因子。

增殖型糖尿病视网膜病变中约22%的患者发生新生血管性青光眼，其中1型糖尿病患者占15%，且多伴增殖性视网膜病变，2型糖尿病患者占80%且多伴黄斑病变。成人双眼新生血管性青光眼或虹膜新生血管化，几乎均为糖尿病视网膜病变所致。视网膜病变与出现虹膜新生血管或青光眼的时间间隔不清楚。糖尿病患者行白内障及玻璃体视网膜手术后，更易发生新生血管性青光眼。

其他较多见的伴发新生血管性青光眼的眼部疾病有：视网膜中央动脉阻塞（1% ~ 17%）；眼内肿瘤，如恶性黑色素瘤（0.5% ~15%），视网膜母细胞瘤出现虹膜新生血管可达 30% ~72%；眼内血管性疾病，如外层渗出性视网膜病变（Coats 病）、视网膜静脉周围炎等；其他眼病，如慢性葡萄膜炎、早产儿视网膜病变综合征、虹膜异色症、巩膜炎、眼内炎、交感性眼炎、神经纤维瘤病等。

正常状况和疾病状况下都会发生新生血管，前者的血管形成是被机体权衡和控制的，而后者则是无规律的。视网膜缺血、毛细血管和静脉阻塞等导致视网膜缺氧，缺氧的细胞产生血管生长因子或血管内皮生长因子，弥散到眼前部刺激虹膜形成新生血管，是缺氧代谢导致了新生血管化。血管生长因子和血管形成抑制因子的平衡和控制是正常和病理性血管形成的主要区别，新生血管性青光眼中这种平衡被破坏，刺激产生虹膜新生血管。

2. 临床表现

新生血管性青光眼的共同表现有眼痛、畏光、视力低下，眼压可达 60 mmHg 以上，结膜中到重度充血，常伴角膜水肿，虹膜新生血管，瞳孔缘色素外翻，房角内有不同程度的周边前粘连。依据虹膜新生血管形成至发生青光眼的临床病理过程分为 3 期，即青光眼前期、开角型青光眼期和闭角型青光眼期。

在青光眼前期，瞳孔缘可见细小新生血管丛，需裂隙灯仔细检查才能发现。随病情发展，新生血管自瞳孔缘伸展至整个虹膜表面；血管逐步跨过睫状体带和巩膜突，于小梁网上呈树枝状分布；新生血管覆盖小梁网达到一定范围，出现眼压升高，进入开角型青光眼期。房角新生血管伴随纤维组织增生，形成纤维血管膜，逐步收缩，牵拉虹膜，使瞳孔缘色素外翻，房角逐步关闭。

3. 诊断要点

依据既往视功能低下、眼底病变病史，眼部检查：眼压升高，虹膜、房角新生血管，即可明确诊断。

4. 鉴别诊断

（1）急性闭角型青光眼：表现为急性视功能损害，眼压急剧升高，角膜水肿，虹膜仔细检查无新生血管存在，前房浅为双侧性，既往无糖尿病或静脉阻塞等眼底病变史。

（2）富克斯异色性虹膜睫状体炎：新生血管多出现于房角，可有自发性前房积血。

（3）急性虹膜睫状体炎：眼前节炎症可引起明显虹膜新生血管，需考虑既往病史、炎症反复发作史等加以鉴别。

5. 治疗

（1）药物治疗：抑制房水生成的药物及高渗剂均可应用，但很难使眼压降至正常，一般作为青光眼的术前准备。

（2）全视网膜光凝术：光凝破坏视网膜外层及色素上皮层，使视网膜需氧量下降，改善了视网膜缺血状态，消除了新生血管生长因子的来源，从而使新生血管消退，改善房角功能。适用于青光眼前期、开角型青光眼期。

（3）视网膜冷凝固定术：指征适用于全视网膜光凝治疗，因角膜、晶状体或玻璃体等屈光间质因素影响治疗者。因冷冻术后炎症及疼痛较重，一般只作为其他治疗失败后的补救措施。

（4）前房角光凝术：可延缓房角关闭，需与全视网膜光凝术联合治疗。

（5）抗血管内皮生长因子药物玻璃体注射：行抗血管内皮生长因子药物注射，可在较短时间内消退虹膜新生血管，为全视网膜光凝及手术创造条件。

（6）手术治疗：应尽量在全视网膜光凝术完成后再实行手术治疗。单纯滤过性手术成功率较低，联合抗代谢药物可提高其成功率；青光眼引流阀植入术较多应用于此类青光眼。

（7）睫状体光凝术：通过降低睫状体分泌房水功能，达到控制眼压、解除痛苦的目的。既往常用于视功能低下患者，但目前在视功能较好的患者亦能取得较好疗效。

（8）睫状体冷凝术：用于晚期视力丧失，疼痛明显，不考虑视功能患者。目前临床已逐步被睫状体光凝术替代，但在部分患者光凝效果较差或没有光凝条件的医院仍有应用价值。

（二）与玻璃体视网膜手术相关的青光眼

1. 硅油眼内注入继发青光眼

考虑病因：①硅油泡产生瞳孔阻滞；②硅油过度填充玻璃体腔；③硅油进入前房影响房水循环；④刺激睫状体使房水生成增加。早期尽可能采用药物治疗，依据视网膜情况决定是否行硅油取出；部分视力低下，不考虑取出硅油患者，可考虑行睫状体光凝术。

2. 巩膜扣带术后继发闭角型青光眼

考虑病因：①巩膜扣带阻滞涡状静脉回流，使睫状体血液回流受阻，睫状体充血肿胀，前表面与小梁网接触；②玻璃体挤压晶状体前移，产生瞳孔阻滞。缩瞳剂一般效果较差，短期内不适宜手术介入，采用氩激光周边虹膜成形术可有效拉开房角。

3. 视网膜光凝术后继发青光眼

考虑病因：①激光破坏血—视网膜屏障，眼内液体增多，睫状体充血、水肿，继发房角关闭；②患者既往浅前房结构，散瞳诱发闭角型青光眼发作。局部应用激素及改善微循环治疗，减轻睫状体水肿；青光眼发作，需按闭角型青光眼急性期处理。

六、眼部炎症与青光眼

（一）角膜炎

1. 感染性角膜炎

常见于化脓性角膜炎和单纯疱疹病毒性角膜炎。

（1）病因：主要病原微生物有细菌、病毒、真菌和棘阿米巴，细菌仍是感染性角膜炎的主要原因，但真菌性角膜炎有增多趋势，其他病原体有衣原体、结核杆菌、梅毒螺旋体等。

（2）临床表现：感染性角膜炎患者都有较明显的发炎症状，如疼痛、羞明、流泪和眼睑痉挛。不同病因引起的角膜炎症状也不同，细菌性角膜炎起病最急，症状最重，分泌物增多且黏稠；病毒性角膜炎次之，分泌物不多，为水样或黏液状；真菌性角膜炎最轻，有时角膜病变已经很重，但患者感觉却不明显。单疱病毒性角膜炎患者角膜知觉可减退。

（3）治疗：治疗角膜炎的基本原则是采取一切有效措施迅速控制感染，争取早日治愈，将角膜炎的后遗症减少到最低程度。由于大多数溃疡性角膜炎为外因所致，因此，除去致病外因，消灭致病微生物极为重要。保守治疗无效或溃疡遗留瘢痕，将严重影响视力，应行角膜移植手术。

2. 角膜基质炎

（1）病因：角膜基质炎可能与细菌、病毒、寄生虫感染有关，梅毒螺旋体、麻风杆菌、结核杆菌和单纯疱疹病毒感染是常见的病因，虽然致病微生物可直接侵犯角膜基质，但大多数角膜病变是与感染原所致的免疫反应性炎症有关。

（2）临床表现：本病患者多见于 5～20 岁，常波及双眼，易复发；刺激症状重，睫状充血明显；角膜基质呈毛玻璃样混浊，轻度水肿，新生血管侵入深层；常继发虹膜睫状体炎；可有梅毒或结核的其他体征。

（3）治疗：针对病因全身给予抗梅毒或抗结核治疗。伴有虹膜睫状体炎，需用 1% 阿托品滴眼液或眼膏散瞳；点用糖皮质激素可减轻角膜炎症及症状，但要持续使用，注意逐渐减量原则，防止疾病反复。角膜瘢痕形成导致视力障碍者需行角膜移植术。

（二）巩膜炎

1. 病因

巩膜炎主要为内源性抗原抗体复合物所引起，常见于结缔组织病，如风湿性关节炎、Wegener 肉芽肿、复发性多软骨炎、系统性红斑狼疮、Reiter 病等，也可见于带状疱疹病毒感染、梅毒、痛风或眼部手术后。

2. 临床表现

（1）前巩膜炎：病变位于赤道部前。双眼先后发病，眼部疼痛剧烈。持续数周，迁延可达数月甚至数年。可并发角膜炎、葡萄膜炎、白内障、眼压升高。可分为三类，①结节性巩膜炎：病变区巩膜紫红色充血，炎症浸润肿胀，结节样隆起，质硬，压痛，结节可多个。②弥漫性巩膜炎：巩膜弥漫充血，球结膜水肿，巩膜呈特征性的蓝色。③坏死性巩膜炎：破坏性较大，常引起视力损害的炎症。眼痛明显，早期局部巩膜炎性斑块，边缘炎症较中心重。晚期巩膜坏死变薄，透见脉络膜，甚至穿孔。病灶可迅速向后和周围蔓延扩展。炎症消退后，巩膜呈蓝灰色，粗大血管围绕病灶。常伴严重的自身免疫性疾病如血管炎。

（2）后巩膜炎：较少见，为一种肉芽肿炎症，位于赤道后方巩膜。出现不同程度眼痛、视力下降。眼前节无明显改变，可有轻微眼红。后节表现为轻度玻璃体炎、视盘水肿、浆液性视网膜脱离、脉络膜皱褶。

3. 治疗

眼部或者全身应用糖皮质激素及非甾体类抗炎药。如果效果不好时可加用免疫抑制剂。伴睫状肌痉挛者可用阿托品散瞳以麻痹睫状肌。严重的病例无血管区、葡萄膜区，禁止在结膜下、球后或球周注射糖皮质激素，以防止巩膜穿孔。对于巩膜坏死、穿孔患者可试行异体巩膜移植术。

（三）虹膜睫状体炎

1. 病因

（1）由慢性虹膜睫状体炎引起，可见于下列 3 种情况：①虹膜后粘连导致瞳孔膜闭、瞳孔闭锁、虹膜膨隆、前房角关闭；②各种炎症细胞、渗出物、色素颗粒等潴留在前房角时，可以产生房角周边前粘连，阻碍房水外流；③炎症可以导致虹膜红变，周边前粘连及新生血管形成。

（2）由急性虹膜睫状体炎引起的继发性开角型青光眼，炎症产物阻塞小梁网，导致房水外流减少，眼压增高。

2. 临床表现

本病起病急，有典型的雾视、虹视、头痛，甚至恶心、呕吐等青光眼症状，症状消失后视力、视野大多无损害。眼部检查时可见结膜混合充血，角膜水肿，有少许较粗大的灰白色角膜后沉降物，前房不浅，房角开放，房水有轻度浑浊，瞳孔稍大，对光反射存在，眼压可高达 40~60 mmHg，眼底无明显改变，视盘正常，眼压高时可见有动脉搏动。具有典型虹膜改变：虹膜后粘连、瞳孔闭锁、虹膜周边前粘连、瞳孔膜闭、虹膜膨隆等。

3. 治疗

（1）药物治疗。

1）扩瞳药：局部应滴用扩瞳药以预防或拉开虹膜后粘连，避免瞳孔缩小引起的闭锁。可增加葡萄膜—巩膜外引流，促使血—房水屏障稳定，有助于降低眼压以及减少血浆成分渗漏至房水。同时也可减轻睫状肌痉挛，减轻患者的疼痛及不适症状。

2）皮质类固醇类药物：炎症引起房水引流阻力增加，局部应用激素可改善房水引流。

3）抗青光眼药物治疗：继发于慢性虹膜睫状体炎的眼压升高需用房水生成抑制剂治疗，包括局部应用 β 受体阻滞剂、α_2 受体激动剂和（或）全身或局部的碳酸酐酶抑制药。

（2）手术治疗。

1）激光治疗：瞳孔阻滞（如虹膜膨隆）患者可行激光虹膜切除术，但若在急性炎症时，由于纤维蛋白及炎症细胞存在往往激光虹膜切除孔易被堵塞，而需行虹膜切除手术。

2）常规手术：葡萄膜炎继发性青光眼行滤过性手术易于失败，术前控制炎症，术中应用抗代谢药物，如 5-氟尿嘧啶，提高手术成功率。

3）睫状体破坏性手术：睫状体冷凝术、透巩膜睫状体光凝术及超声波睫状体破坏术，均可用于治疗炎症所致的难治性青光眼，破坏睫状体上皮分泌房水功能，降低眼压，但术后容易发生眼球萎缩。

（四）青光眼睫状体炎综合征

1. 病因

青光眼睫状体炎综合征简称青睫综合征，是一种反复发作的单眼青光眼合并睫状体炎。多发生于青壮年。患者多为单眼受累，少数患者出现双眼受累，但表现可不同步。根据临床和实验研究，眼压升高是由于房水生成增多和房水流畅系数降低所致。

2. 临床表现

单眼发病且是同一眼反复发作，偶有双眼受累。发作性眼压升高，间隔时间可数周至 2年。高眼压持续时间一般 1~14 日，可自行恢复，少数延续 1 个月。发作时无自觉症状，仅有轻度不适，视力一般正常，如角膜水肿则视物模糊。发作期间瞳孔略大，对光反射存在，无虹膜后粘连。每次发作时呈轻度睫状体炎常在高眼压发作后 3 日内出现，房水有少数细胞浮游，房水闪光常呈阴性。角膜后壁沉着物常在发作后 3 日内出现，为灰白色、细小或大而扁平，呈羊脂状，一般不超过 25 个，集于角膜下方 1/3 处或隐伏在房角小梁网上。眼压恢复正常后数天至 1 个月内消失。玻璃体内无炎症细胞。高眼压状态下前房角开放，无周边虹膜前粘连。一般眼底无明显损害，合并原发性开角型青光眼时可出现青光眼性视神经及视野的损害。

3. 治疗

青光眼睫状体炎综合征是一种自限性眼病，在发作期间局部应用皮质类固醇类药物，可控制炎症发展。高眼压需要口服碳酸酐酶抑制剂。服用非甾体抗炎药可以抑制前列腺素的生物合成，对治疗本症可达到部分降压效果。药物治疗不能预防本病的复发，避免皮质类固醇类药物长期使用，以免皮质类固醇性青光眼。

手术不能阻止青光眼睫状体炎综合征的复发。但应长期严密观察，合并开角型青光眼，眼压持续升高，出现视功能损害，应考虑手术治疗。

七、外伤性青光眼

眼外伤患者中发生青光眼比率为 5%～8%，眼球钝挫伤较穿孔伤发生率高，发生青光眼的时间为外伤后 1 小时至数年。病因及发病机制各异，临床表现和病理改变多种多样，治疗比较困难，每个患者应个体化分析。

（一）分类

按前房角分为开角型和闭角型。

1. 开角型

（1）外伤性前房积血继发性青光眼（血细胞阻塞小梁网所致）。

（2）含铁血黄素继发性青光眼（发生于前房积血和眼内铁异物存留者）。

（3）溶血性青光眼（玻璃体积血进入前房、巨噬细胞吞噬血红蛋白、阻塞小梁网所致）。

（4）血影细胞性青光眼（玻璃体积血、血影细胞进入前房阻塞小梁网所致）。

（5）房角退缩性青光眼（早期小梁水肿、晚期小梁变性所致）。

（6）外伤性晶状体脱位继发性开角型青光眼（脱位晶状体刺激睫状体分泌增加所致）。

2. 闭角型

（1）外伤性炎症性闭角型青光眼（外伤性葡萄膜炎、眼内感染、化学性眼外伤所致）。

（2）外伤性晶状体脱位继发性闭角型青光眼（瞳孔阻滞、周边前粘连所致）。

（3）前房植入性虹膜囊肿继发性青光眼（瞳孔阻滞、小梁被覆盖或阻塞所致）。

（4）外伤性新生血管性青光眼（周边前粘连、血管膜覆盖前房角所致）。

（5）外伤性睫状环阻滞性（恶性）青光眼（晶状体—虹膜隔前移，玻璃体腔房水蓄积所致）。

（6）外伤性虹膜缺损（无虹膜）继发性青光眼（虹膜残根与小梁粘连所致）。

（7）角膜穿孔继发性闭角型青光眼（虹膜周边前粘连、粘连性角膜白斑所致）。

（二）房角退缩性青光眼

1. 病因

房角后退主要表现在睫状体的环形肌和纵形肌两者之间发生撕裂和分离，因环形肌与虹膜相连，环形肌挛缩将引起虹膜根部后移，而纵形肌仍附着在原位的巩膜突，因此房角变深。同时小梁组织发生炎症损害、变性吸收等病变，小梁网功能逐步丧失，眼压逐步升高。

2. 临床表现

（1）房角后退的特征：巩膜突到虹膜根部的距离变大，睫状体带加宽。房角镜检查出现 1～3 度不同程度的房角后退征象。表现为：①睫状体带变宽；②房角加深；③虹膜根部后移在更靠后的位置插入房角；④睫状体撕裂，裂隙深处有浅色的组织为新形成的纤维组织，或是暴露无色素的葡萄膜组织；⑤房角内表面可有灰白色的膜遮盖或有明显的色素沉着。房角后退可伴有小梁撕裂、虹膜根部离断和睫状体脱离，典型的房角改变可出现在整个房角的全周，或仅局限在 1 个区域。

（2）房角后退伴随的其他损伤表现。

1）前房积血：前房积血常系房角虹膜血管撕裂所致，因此在前房积血的患者中，多数可以检查出不同程度的房角损伤。

2）角膜损伤：角膜损伤可在 12% 以上的前节挫伤患者中出现。出现角膜持久性水肿，角膜内皮色素沉着以及角膜带状变性。

3）虹膜及瞳孔损伤：在眼前节损伤中，虹膜及瞳孔损伤发生率可达 26% ～49%。可见虹膜根部离断，虹膜撕裂，出现瞳孔缘缺口，虹膜局部或阶段性缺损，瞳孔括约肌损伤，永久性瞳孔扩大，对光反射消失，虹膜周边前粘连，虹膜基质灶性萎缩以及虹膜震颤等。

4）晶状体浑浊或脱位：在眼前节挫伤患者中，出现晶状体浑浊或脱位者约有 30%。

5）眼后节的挫伤：眼后节的挫伤也较常见，包括黄斑水肿，黄斑囊样变性，黄斑裂孔色素性瘢痕形成，脉络膜破裂，视网膜锯齿缘离断，视网膜裂孔及脱离，玻璃体积血，视神经挫伤及萎缩并由此引起明显的视功能损害。

（3）房角后退和继发性青光眼：眼球钝性挫伤后易引起房角后退，占外伤性前房积血患者的 50% ～100%。房角后退合并青光眼的发生率与房角受损范围有关，如果房角后退范围在 240°以上，发生青光眼的危险性最大。

3. 治疗

（1）药物治疗：类似开角型青光眼。

（2）激光治疗：选择性激光小梁成形术（SLT），部分控制眼压，减少青光眼药物用量，延缓手术过早介入。

（3）手术治疗：小梁切除术，术中需应用抗代谢药物；复发患者可行青光眼引流阀植入术；合并白内障或晶状体脱位需联合手术。

（三）前房积血继发性青光眼

1. 病因

前房积血最多发生在眼球钝性挫伤和内眼手术，自发性出血甚为少见。小量前房积血可自行吸收，但大量出血时其并发症和伴随的病变可对视功能带来严重的后果。

2. 临床表现

小量的前房积血仅仅在裂隙灯检查时，见到房水中有少数浮游的红细胞，称为显微镜下前房积血。按前房积血量的多少可分为 3 度：1 度前房积血（出血量少于 1/3 前房），2 度前房积血（1/3～1/2 前房），3 度前房积血（大于 1/2 至全前房）。眼挫伤前房积血后的眼压升高常是暂时的，经药物治疗，多数可恢复正常。

3. 治疗

（1）常规治疗：对无并发症的前房积血，一般的常规治疗包括：卧床休息抬高头位，使血液下沉，防止血液蓄积在瞳孔区，单眼或双眼包扎，限制活动，促进积血吸收。

（2）药物治疗。

1）扩瞳药：使睫状肌得以休息可减轻疼痛，防止因炎症引起的虹膜后粘连。

2）皮质类固醇激素：减轻虹膜睫状体炎症。

3）止血药物：早期应用止血药物，1 周后出血静止，凝血块吸收困难可应用抗凝药物，如肝素、尿激酶、链激酶等。

4）抗青光眼药物：对高眼压患者可选用抗青光眼药物，根据眼压情况，单用或联合用药。

（3）手术治疗。

1）手术适应证和手术时机：全前房积血后发生角膜血染，高眼压引起的视神经萎缩和周边虹膜前粘连时，即应手术治疗。Read 将适应证归纳为 5 条：①眼压 60 mmHg（8.0 kPa），服降眼压药 72 小时，无好转现象；②眼压 50 mmHg（6.7 kPa），持续 5 日不降；③裂隙灯下角膜水肿及少量血染；④眼压 25 mmHg（3.3 kPa）前房积血为全量，持续达 6 日；⑤前房积血为 2 级，持续达 9 日。

2）手术方法选择：前房冲洗安全性大，可反复进行。器械尽可能不进入前房，可先用粘弹剂分离凝血块，然后剜出。伴有小梁严重损伤及房角后退，持续高眼压已危及视功能的前房积血，需联合小梁切除术。

（四）血影细胞性青光眼

1. 病因

玻璃体积血或进入玻璃体的血液，不易被吸收，几日后其形态、色泽和血液流变学发生改变，正常红细胞的红色双凹面以及柔软的特性消失，变成黄褐色中间空球形或近球形的外壳，胞膜变薄，脆性增加，并产生许多微孔，血红蛋白由微孔逸出胞膜外，这种半透明的中空变性红细胞称为血影细胞。血影细胞无法通过小梁网，阻塞房水排出通路，引起眼压升高。

2. 临床表现

血影细胞性青光眼患者有玻璃体积血的病史，可因外伤、手术或原发性网膜疾病，如糖尿病等引起。大量的血影细胞进入前房可致眼压急剧升高，达 60～70 mmHg，伴剧烈眼痛，角膜水肿，眼压升高可持续几周或数月，其持续的时间取决于玻璃体内血影细胞的量和小梁网清除血影细胞的能力。裂隙灯检查可见前房中无数带黄褐色的小颗粒悬浮，循环很慢，常被误认为白细胞。玻璃体浑浊，其程度不等，在前部玻璃体中有多数细小黄褐色颗粒悬浮。在无晶状体眼中，偶见血影细胞向前游动，并通过前玻璃体膜的破裂处进入前房。房角镜显示正常的宽角，也可为黄褐色细胞覆盖在小梁网上，或充满下方的房角，外观上似前房积脓。

3. 治疗

（1）药物治疗：发病早期如眼压是轻中度升高，在 20～40 mmHg（2.7～5.5 kPa）时，药物治疗尽可能控制眼压，防止视神经损害。多选用抑制房水生成药物，如肾上腺素和 β 受体阻滞剂、碳酸酐酶抑制剂。

（2）手术治疗：首选手术方式为前房穿刺冲洗术。如玻璃体积血量多，血影细胞持续进入前房，需做全玻璃体切割，尽可能地清除玻璃体腔内的出血物质，一般可有效控制眼压。部分高眼压造成视神经损害，且药物不能控制眼压时，需行滤过性手术。

八、皮质类固醇性青光眼

皮质类固醇在眼部应用广泛，引起的青光眼也十分常见。多发生于眼部或全身使用皮质类固醇激素后，包括眼部使用滴眼液或眼膏、眼周注射、外用于皮肤、全身吸入及口服或注射等，经较长时间使用后眼压升高，称为皮质类固醇性青光眼或糖皮质激素性青光眼，简称激素性青光眼。

1. 病因和发病机制

（1）糖胺多糖学说：糖胺多糖有很强的吸水性，正常时少量存在于房角小梁网细胞间质中，可被玻璃酸酶水解。糖皮质激素能稳定溶酶体膜，从而抑制玻璃酸酶释放，导致过多的糖胺多糖蓄积于房角组织中，引起生理性水肿，阻碍房水流出，使眼压升高。

（2）吞噬细胞学说：小梁内皮细胞有吞噬功能，可帮助清除房水中的碎屑，糖皮质激素能抑制其吞噬作用，使房水中的碎屑沉积于小梁网中，阻碍房水流出。

（3）遗传学说：有学者认为对糖皮质激素的眼压反应是由遗传基因决定的。人的基因可分为糖皮质激素高反应基因 PH 及糖皮质激素低反应基因 PL，如为 PH-PH 则呈高度眼压反应；如为 PL-PL 则呈低度眼压反应或无反应。

2. 临床表现

采用皮质类固醇治疗出现眼压升高，最早可在用药后 1 周内，或可迟至数年出现眼压升高。对长期使用皮质类固醇治疗者必须定期观测眼压。

皮质类固醇青光眼通常与开角型青光眼极相似，其临床表现随患者的年龄而不同。如果发生于婴幼儿，可出现类似于先天性青光眼的表现，角膜直径增大，呈雾状水肿，后弹力层断裂，视盘生理凹陷扩大。成年患者晚期可出现典型的青光眼性视盘和视野改变，但房角是开放的。个别患者可出现急性青光眼的症状，但房角镜检正常，如为全身或双眼应用皮质类固醇，则双眼的眼压升高；如为单眼滴用，则该眼的眼压升高。

长期使用糖皮质激素还可出现以下眼部改变，包括后囊下型白内障、上睑下垂、瞳孔散大、眼睑皮肤萎缩、眼部感染、伤口愈合延迟和角膜溃疡。其中后囊下型白内障为最常见的表现。

皮质类固醇性青光眼可以分为 3 型。

Ⅰ型：①眼局部用药 >3 个月；②具有类似原发性开角型青光眼的临床表现；③视神经损害程度和用药时间基本相称；④可伴有或不伴有后囊下型白内障；⑤停药后眼压可恢复正常。

Ⅱ型：同Ⅰ型，停药后眼压下降但不能恢复到正常水平，大多数伴有后囊下型白内障。

Ⅲ型：用药持续时间和视功能损害不相称，即用药时间短，视功能损害重；双眼同时用药、同样用药、用药时间及剂量相同的情况下，双眼视功能损害明显不对称；停药后眼压不下降，甚至进行性升高。

采用此种分类在Ⅰ、Ⅱ型中基本上排除了原发性开角型青光眼，仅在Ⅲ型的皮质类固醇性青光眼中部分患者可能合并原发性开角型青光眼。此种分类对指导皮质类固醇性青光眼的治疗具有意义。

3. 诊断要点

（1）明确的眼局部或全身使用糖皮质激素史。

（2）眼压升高时间、幅度及视功能损害程度和糖皮质激素用量一致。

（3）停用糖皮质激素后数日至数周眼压恢复正常。

（4）眼部可发现糖皮质激素所致的其他损害，如后囊下型白内障。

（5）排除了其他继发性开角型青光眼，特别是葡萄膜炎继发青光眼、色素性青光眼、剥脱综合征、房角后退性青光眼等。

4. 治疗

（1）停用糖皮质激素，多数患者眼压恢复至正常。

（2）抗青光眼药物治疗。

（3）选择性激光小梁成形术（SLT）。

（4）药物无法有效控制眼压，伴严重视功能损害者可行青光眼滤过性手术。合并白内障需联合手术治疗。

（梁景黎）

第六章　角膜疾病

第一节　细菌性角膜炎

细菌性角膜炎是20世纪60年代最主要的感染性角膜疾病，70年代以后病毒性角膜炎、真菌性角膜炎、棘阿米巴角膜炎迅速增多，但细菌性角膜炎仍是当前发病率和致盲率最高的感染性角膜病。细菌性角膜炎的发展趋势是机会感染，混合感染及耐药菌感染不断增多，给该病的诊断和治疗带来一定困难，必须给予高度警惕和重视。

细菌性角膜炎的发生往往有危险因素，或称为相关因素存在。任何能够破坏泪液、角膜上皮、角膜缘血管及角膜内皮细胞完整性的因素均可为细菌感染提供机会。最常见的相关因素有外伤、角膜接触镜佩戴、眼表疾病、角膜手术、局部（慢性泪囊炎）或全身性疾病等。眼表疾病中，泪液量、泪液成分的异常及眼睑闭合功能的破坏为常见的与角膜细菌感染相关的因素。另外，所有引起角膜上皮破坏的病变如单疱病毒性角膜上皮病变、长期应用抗生素或抗病毒药物导致的上皮细胞中毒、局部长期使用糖皮质激素、内皮失代偿引起的大泡性角膜病变，以及各种累及角膜上皮的变性与营养不良等，均可能继发细菌感染。

随着时代的变迁，致病细菌也发生了很大变化。20世纪50年代以肺炎链球菌为主；60年代金黄色葡萄球菌占优势；70年代则以铜绿假单胞菌为主；80年代在国外，由于氨基糖苷类抗生素的应用，铜绿假单胞菌相对减少，而耐青霉素葡萄球菌则相对增多，国内仍以铜绿假单胞菌占有重要位置。据文献统计，当前最常见（约占70%）的致病细菌有4种，即革兰阳性球菌中的肺炎链球菌和葡萄球菌，革兰阴性菌中的铜绿假单胞菌和莫拉菌，简称SSPM感染。此外，比较常见的致病菌还有链球菌、非结核分枝杆菌、变形杆菌、黏质沙雷菌等，有增多倾向的致病细菌有厌氧细菌、不发酵革兰阴性杆菌、放线菌等。

正常菌群在一定条件下能引起感染的称为机会致病菌。正常人眼睑、睑缘处常有表皮葡萄球菌、类白喉杆菌、微球菌等寄生。正常结膜囊可无细菌（约30%）或暂时存在少数正常菌群或机会致病菌如表皮葡萄球菌、甲型溶血性链球菌、类白喉杆菌、短小棒状杆菌，偶见卡他球菌、金黄色葡萄球菌、肠道细菌等。长期使用广谱抗生素、激素等情况下，正常菌群比例关系发生改变，或耐药菌株转为优势，表现为菌群失调。眼科领域中耐药菌株感染、机会致病细菌感染、特别是革兰阴性杆菌感染已日益突出。

大多数细菌只有在角膜上皮受损伤时方能侵入角膜基质层。细菌一旦进入角膜即发生多形核白细胞（PMN）趋化，释放蛋白酶导致基质坏死。在一些毒性特别强的细菌如铜绿假单胞菌感染时，除PMN和受损角膜上皮细胞外，细菌繁殖过程中也可产生蛋白酶，因此病情更为严重和迅速。虽然角膜后弹力膜对细菌穿透有一定的抵抗作用，但最终还是发生角膜穿孔。

一、匐行性角膜溃疡

匐行性角膜溃疡也称前房积脓性角膜溃疡（hypopyon corneal ulcer），主要为毒力较强的细菌引起。肺炎链球菌、金黄色葡萄球菌、溶血性链球菌、淋球菌、枯草杆菌等均可致病。起病前常有角膜上皮外伤史，如树状、谷穗、指甲、睫毛等擦伤，或有灰尘、泥土等异物病史。长期应用糖皮质激素、慢性泪囊炎和佩戴角膜接触镜也是引起本病的主要因素。发病以夏、秋农忙季节为多见，农村患者多于城市。老年人多见，婴幼儿或儿童少见。

（一）肺炎链球菌性角膜炎

肺炎链球菌性角膜炎是最常见的革兰阳性球菌引起的急性化脓性角膜炎，具有典型革兰阳性球菌所特有的角膜体征，局限性椭圆形溃疡和前房积脓。

1. 致病菌

肺炎链球菌是革兰阳性双球菌，大小为 $0.5 \sim 1.2~\mu m$，菌体呈弹头或卵圆状、宽端相对、尖端向外成双排列，周围有荚膜多糖（具有抗原性和抗吞噬作用），呈不着染环状半透明区。兼性厌氧，营养要求较高，需含血、血清培养基才生长。血平板上菌落细小，$0.5 \sim 1~mm$，灰色半透明扁平圆形，周围有草绿色溶血环。细菌发酵菊糖，可被胆盐溶解。其荚膜多糖为型特异抗原，以特异抗血清做荚膜肿胀试验可用于分型。肺炎链球菌抵抗力低，易死亡，$52~℃$ 10 分钟即灭活。本菌致病力较弱，不能侵入完整的黏膜上皮屏障，但微损伤时神经氨酸酶增强，对宿主细胞黏附侵入。

2. 临床表现

起病急，表现为突然发生眼痛及刺激症状。角膜缘混合充血，球结膜水肿。角膜损伤处（多位于中央）出现粟粒大小灰白色微隆起浸润灶，周围角膜浑浊水肿。1～2 日后，病灶扩大至数毫米，表面溃烂形成溃疡，向周围及深部发展。其进行缘（溃疡的浸润越过溃疡边缘）多潜行于基质中，呈穿凿状，向中央匐行性进展，另一侧比较整齐，炎症浸润较静止。有时浸润灶表面不发生溃疡，而向基质内形成致密的黄白色脓肿病灶，伴有放射状后弹力膜皱褶形成。当溃疡继续向深部发展时，坏死组织不断脱落，可导致后弹力膜膨出或穿孔。一经穿孔，前房积脓将失去原先的无菌性，造成眼内感染，最终导致眼球萎缩。严重的虹膜睫状体炎反应也是本病特征之一，由于细菌毒素不断渗入前房，刺激虹膜睫状体，可出现瞳孔缩小、角膜后壁沉着物、房水浑浊及前房积脓（占前房 1/3～1/2 容积）。

3. 诊断

（1）发病前有角膜外伤、慢性泪囊炎或局部长期应用糖皮质激素病史。

（2）起病急，角膜中央部出现灰白色局限性溃疡呈椭圆形匐行性进展，很快向深基质层发展，甚至穿孔。常伴有前房积脓，病灶区后弹力层皱褶。

（3）实验室检查。

1）取角膜病变处分泌物或组织的沉淀物涂片，经革兰染色或荚膜染色后，查细菌形态、染色性、排列及有无荚膜，可初步诊断。

2）荚膜肿胀试验为肺炎链球菌的快速诊断。取标本少许置载玻片上，加少量未稀释的肺炎链球菌多价抗血清混匀，再加少量亚甲蓝溶液混合，加盖玻片。以油镜检查，如为肺炎链球菌，荚膜显著肿大，菌体周围有一无色而宽的环状物（即荚膜与抗体形成的复合物），菌体本身无变化，且染成蓝色。此即荚膜胀肿试验阳性。

3）分离培养结果显示，血琼脂平板肺炎链球菌呈细小、圆形、灰白色、半透明，有光泽的扁平菌落，周围有狭窄绿色溶血环，很易死亡。为进一步与甲型溶血性链球菌鉴别，可用菊糖发酵试验和胆汁溶解试验。5% 血清肉汤培养基 18 ~ 24 小时培养后，肺炎链球菌呈均匀浑浊生长。

4. 治疗

首选青霉素类抗生素（1% 磺苄西林）、头孢菌素类（0.5% 头孢氨噻肟唑）等滴眼液频繁滴眼。如存在慢性泪囊炎，应及时给予清洁处置或摘除。药物治疗不能控制病情发展或角膜穿孔者，应施行治疗性角膜移植术。

（二）葡萄球菌性角膜炎

临床表现多样，分为金黄色葡萄球菌性角膜炎、表皮葡萄球菌性角膜炎、耐药金黄色葡萄球菌性角膜炎、耐药表皮葡萄球菌性角膜炎及葡萄球菌性边缘性角膜炎等。

1. 致病菌

葡萄球菌广泛分布于自然界、空气、水、土壤以及人和动物的皮肤与外界相通的腔道中，菌体呈球形，直径为 0.8 ~ 1 μm，细菌排列呈葡萄串状，革兰染色阳性。细菌无鞭毛，缺乏运动能力，不形成芽孢。兼性厌氧，营养要求不高，普通培养基上可生长。按产生血浆凝固酶与否区分为凝固酶阳性的金黄色葡萄球菌和以表皮葡萄球菌为代表的凝固酶阴性葡萄球菌。前者可产生毒素及血浆凝固酶，故其毒力最强；后者毒性较少、不产生血浆凝固酶，一般不致病，但近来也已成为眼科感染的重要机会致病菌之一。葡萄球菌最易产生耐药性，原对青霉素 G、红霉素、林可霉素、利福平、庆大霉素、杆菌肽、磺胺药等敏感。近年耐药菌株明显增加，如产生 β-内酰胺酶使青霉素水解失活，产生耐甲氧西林菌株。宜选用耐青霉素酶的青霉素，第一、第二代头孢菌素，第三代喹诺酮治疗。耐甲氧西林金黄色葡萄球菌和表皮葡萄球菌对万古霉素高度敏感。

2. 临床特征

（1）金黄色葡萄球菌性角膜炎：是一种急性化脓性角膜溃疡，临床上与肺炎链球菌引起的匐行性角膜溃疡非常相似。具有革兰阳性球菌典型的局限性圆形灰白色溃疡，边缘清楚，偶尔周围有小的卫星灶形成，一般溃疡比较表浅，很少波及全角膜及伴有前房积脓。进展较肺炎链球菌性角膜炎缓慢。

（2）表皮葡萄球菌性角膜炎：又称凝固酶阴性葡萄球菌性角膜炎，是一种医源性角膜感染病，多发生于眼局部免疫功能障碍的个体，如糖尿病、变应性皮肤炎、长期使用糖皮质激素及眼科手术后的患者。发病缓慢，临床表现轻微，病变一般较局限，溃疡范围小而表浅，与金黄色葡萄球菌性角膜炎相比，前房反应较轻。很少引起严重角膜溃疡及穿孔。

（3）耐甲氧西林金黄色葡萄球菌性角膜炎（MRSAK）和耐甲氧西林表皮葡萄球菌性角膜炎（MRSEK）：近来由于广泛使用抗生素，抗甲氧西林金黄色葡萄球菌（MRSA）和抗甲氧西林表皮葡萄球菌（MRSE）增多，给治疗带来很大困难。MRSA 或 MRSE 角膜炎其临床表现与金黄色葡萄球菌所致的角膜炎相同，多为机会感染，常发生于免疫功能低下的患者，如早产儿或全身应用化学治疗后发生；眼部免疫功能低下者，如眼内手术（角膜移植术、白内障等）后、眼外伤、干眼症、佩戴角膜接触镜等。

（4）葡萄球菌边缘性角膜炎：又称葡萄球菌边缘性角膜浸润，多发生于葡萄球菌性眼睑结膜炎患者，是葡萄球菌外毒素引起的一种Ⅲ型变态反应（免疫复合物型）。中年女性较多见，时重、时轻，反复发作，常伴有结膜充血及异物感。浸润病灶多位于边缘部 2 点、4 点、8 点、10 点处（即眼睑与角膜交叉处，该处免疫复合体容易沉积），呈灰白色孤立的圆形、串珠形或弧形浸润，位于上皮下及浅基质层。病灶与角膜缘之间有一透明区。反复发作后，周边部可有浅层血管翳长入浸润灶。很少引起角膜溃疡发生。

3. 实验室诊断

（1）直接刮取角膜溃疡处组织涂片，革兰染色后显微镜检查。根据革兰染色为阳性球菌，且细菌形态符合葡萄球菌者，可报告"找到革兰阳性球菌（疑为葡萄球菌）"。致病性葡萄球菌一般较非致病性小，直径 $0.4 \sim 1.2\ \mu m$，菌体排列大小也较整齐。涂片染色检查中只能作初步诊断，属于何种葡萄球菌尚需做培养检查。

（2）分离培养与鉴定：一般于涂片前先行接种于血平板，或含硫酸镁对氨苯甲酸血平板，经 37 ℃ 24 小时培养后，形成的菌落较大、湿润、有光泽、圆而凸出。菌落周围形成透明溶血环（此为多数致病性葡萄球菌产生溶血毒素，使菌落周围红细胞溶解所致。非致病性菌无此现象）。此外，菌落内因菌种不同，产生不同脂溶性色素，如金黄色、白色及柠檬色 3 类。

4. 鉴定试验

经培养涂片染色，如为葡萄球菌需做下述鉴定。

（1）血浆凝固酶试验：测定此菌致病性，通常以能否产生血浆凝固酶为准，产生者为致病株，不产生者为非致病株。

（2）甘露醇发酵试验：致病性葡萄球菌大多能分解甘露醇产酸，非致病性葡萄球菌无此作用。

（3）溶血试验：应为阳性。一般根据血平板上情况即可明确。

上述试验如符合致病性金黄色葡萄球菌特征即可报告"有金黄色葡萄球菌生长"。

5. 治疗

（1）葡萄球菌性角膜炎：一般采用头孢菌素类（0.5% 头孢甲肟）、青霉素类（1% 磺苄西林），或氟喹诺酮类（0.3% 氧氟沙星）滴眼液频繁滴眼。特别注意表皮葡萄球菌性角膜炎，对于氨基糖苷类药物治疗效果较差。

（2）MRSAK 或 MRSEK：可采用米诺环素和头孢美唑进行治疗。推荐采用 5% 万古霉素溶于磷酸盐作为缓冲的人工泪液频繁滴眼，或 25 mg 结膜下注射，每日 1 次。同时每日 2 次口服，每次 1 g，对早期患者有较好疗效。

（3）葡萄球菌边缘性角膜炎：主要采用糖皮质激素（0.1% 氟米龙）和 1% 磺苄西林或 0.3% 氧氟沙星滴眼液交替滴眼，一般 1 周左右即可明显好转；重度患者除清洁眼睑缘外，还应联合结膜下注射或口服糖皮质激素。

（4）药物治疗不能控制病情发展或病变迁延不愈，有穿孔倾向者，应早期施行治疗性角膜移植术。

（三）链球菌性角膜炎

临床上多表现为匐行性角膜溃疡，现在还可表现为感染性结晶样角膜病变。

1. 致病菌

链球菌为圆或卵圆形的革兰阳性球菌，直径为 $0.6 \sim 1.0\ \mu m$，在液态培养基内呈链状排列。无鞭毛，无芽孢。多数菌株在幼龄（$2 \sim 4$ 小时的培养物）时期，可形成荚膜，继续培养则荚膜消失。此菌营养要求较高，在普通培养基中生长不良，在有血液、血清、腹腔积液、葡萄糖等的培养基中则生长较好。兼性厌氧，在 37 ℃、pH 为 $7.4 \sim 7.6$ 环境生长最为适宜。根据链球菌在血平板上的菌落不同的溶血表现，分为 3 型：甲型，α 溶血；乙型，β 溶血；丙型，不溶血。化脓性链球菌大体指的是乙型-β 型溶血性链球菌，即致病力最强的一种，该菌也常被称为乙型溶血性链球菌。链球菌的致病因素除有各种毒素和酶外，菌体本身的一些成分，在致病过程中也起重要作用，如荚膜物质及菌体表面的 M 蛋白均有抗吞噬作用。甲型溶血性链球菌又称为草绿色链球菌可引起以下 2 种角膜感染。

2. 临床表现

（1）匐行性角膜溃疡：临床表现与肺炎链球菌引起的匐行性角膜溃疡相似，但无向一个方向性进行的特征。曾经是 20 世纪 50 年代最常见的急性化脓性角膜炎，现已逐渐减少。有文献报道常与单纯疱疹性角膜炎（HSK）和流行性角膜结膜炎（EKC）混合发病。

（2）感染性结晶性角膜病变：单眼发病，既往有外伤、戴软性角膜接触镜及局部使用糖皮质激素史。角膜浅基质层有颗粒状、针状结晶物沉着，角膜上皮完整，荧光素染色阴性，病灶区常伴有基质浸润；角膜刮片和细菌培养可见革兰阳性链球菌。其结晶性角膜病变是由细菌在角膜基质内形成慢性菌落所致。

3. 实验室诊断

（1）涂片与显微镜检查：取角膜化脓感染处的脓性分泌物或组织，直接涂片，革兰染色后显微镜检查。如发现有革兰染色阳性，呈典型链状排列长短不一的球菌即可做"检出链球菌（革兰阳性）"的初步诊断。其型号必须通过培养方可确定。

（2）分离培养：所取标本接种于血平板上 2 份。分别置于有氧及厌氧环境下培养，置 37 ℃ $24 \sim 48$ 小时，观察菌落特征、溶血情况。

甲链呈菌落似针尖状，周围有狭窄草绿色溶血环。

乙链呈灰白色小菌落，周围溶血环宽而透明。

丙链呈灰白色干燥小菌落，周围无溶血环。

如为甲型溶血性链球菌，需与肺炎链球菌鉴别；如为乙型溶血性链球菌，需与葡萄球菌区别。

（3）鉴定实验：杆菌肽敏感试验，用每片含 0.02 单位杆菌肽的滤纸片来测定细菌敏感性，抑菌圈大于 15 mm 者，大多为乙型链球菌。胆汁溶解试验与菊糖发酵试验，甲型链球菌不被胆汁溶解，一般不分解菊糖。

4. 治疗

链球菌性角膜炎对氟喹诺酮类和氨基糖苷类抗菌药耐药，当细菌性角膜炎应用上述两类药物治疗无效时，应考虑到链球菌感染的可能。本病应首选青霉素 G，次选红霉素、林可霉素或万古霉素，全身和局部应用。对于药物治疗无效的严重角膜溃疡或结晶性病变浸润较深者，考虑穿透性角膜移植或在角膜板层切除的同时行部分或全板层角膜移植术。

二、铜绿假单胞菌性角膜炎

铜绿假单胞菌性角膜炎是一种极为严重的急性化脓性角膜炎，具有典型革兰阴性杆菌引起的环形脓肿的体征，常在极短时间内席卷整个角膜而导致毁灭性的破坏，后果极其严重。一旦发生，必须立即抢救。

1. 病因

（1）致病菌：铜绿假单胞菌属假单孢菌属，革兰阴性杆菌，大小为（0.5～1.0）μm×（1.5～3.0）μm 的直或微弯杆菌，有产生色素的性能，引起蓝绿色脓性分泌物。该菌广泛存在于自然界土壤和水中，也可寄生于正常人皮肤和结膜囊，有时还可存在于污染的滴眼液中，如荧光素钠、丁卡因、阿托品、毛果芸香碱等滴眼液。有时甚至可在一般抗生素滴眼液（如磺胺）中存活。专性需氧，在普通琼脂培养基上发育良好，18～24 小时形成较大圆形扁平菌落。细菌除产生水溶性蓝绿色吩嗪类色素（绿脓素）外，还可产生荧光素。铜绿假单胞菌具有很强的致病性，主要致病物质是内毒素（菌细胞壁脂多糖）和外毒素（弹性蛋白酶、碱性蛋白酶及外毒素 A）。

（2）危险因素：铜绿假单胞菌毒性很强，但侵袭力很弱，只有在角膜上皮损伤时才能侵犯角膜组织引起感染，最常见的发病危险因素有以下几种。

1）角膜异物剔除后，或各种原因引起的角膜损伤（如角膜炎、角膜软化、角膜化学烧伤及热烧伤、暴露性角膜炎等）。

2）佩戴角膜接触镜时间过长，或使用被铜绿假单胞菌污染的清洁液或消毒液。

3）使用被污染的眼药水或手术器械。

2. 临床表现

（1）症状：症状发病急，病情发展快，潜伏期短（6～24 小时）。患者感觉眼部剧烈疼痛、畏光、流泪、视力急剧减退。

（2）体征：检查可见眼睑红肿，球结膜混合充血、水肿。病变初起时，在角膜外伤处出现灰白色浸润，并迅速向外扩大形成环形或半环形灰黄色浸润（脓肿），病灶面和结膜囊有黄绿色黏脓性分泌物，且有特殊臭味。前房可出现黄白色积脓，有时充满前房。由于环形脓肿区使角膜中央与角膜周围血管隔绝，阻断营养供给，加上铜绿假单胞菌和炎症反应使上皮细胞释放胶原酶，溃疡迅速扩大和加深，约 1 日即可波及全角膜，形成全角膜脓肿，甚至波及巩膜。

3. 诊断

（1）发病前有角膜外伤（包括佩戴角膜接触镜）或角膜异物剔除史。

（2）起病急、来势猛、溃疡发生快。

（3）典型的环形浸润或环形溃疡形态及前房积脓。

（4）大量的黄绿色黏脓性分泌物。

（5）实验室检查：①涂片革兰染色，为阴性细长杆菌，长短不一，或如丝状，常互相连接成双或成短链；菌体末端有鞭毛 1～3 根，运动活泼；此法不能与其他革兰阴性杆菌相区别，只可作初步估计；②培养及生化反应鉴定，普通琼脂平板中菌落形态呈大而软的菌落，表面光滑滋润，形态不规则，呈点滴状；本菌所产生的水溶性色素渗入培养基内使其变成黄绿色、蓝绿色、棕色或紫色；8 小时后色素逐渐变深，菌落的表面放出一种金属光泽，有特殊生姜味；生化反应鉴定结果显示，本菌能产生绿脓素、荧光素及其他色素；③鲎试验，敏感性极高但非铜绿假单胞菌所特异；④疑有污染的眼用药品包括荧光素液、表面麻醉剂、各种滴眼液、洗液及角膜接触镜佩戴者使用的镜用系列物品等培养出本菌对临床诊断有一定意义。

4. 治疗

（1）局部首选氨基糖苷类抗生素（庆大霉素、妥布霉素、阿米卡星）或氟喹诺酮类抗菌药（氧氟沙星、环丙沙星）频繁滴眼，也可采用第三代头孢菌类抗生素（头孢肟、头孢磺啶、头孢哌唑）频繁或交替滴眼。白天每30~60分钟滴眼1次；晚上改用氧氟沙星眼膏每3~4小时涂眼1次。

（2）重症患者可采用结膜下注射或全身用药。待获得药敏试验的结果后，应及时修正使用敏感的抗生素进行治疗。

（3）糖皮质激素的应用：在大量有效抗生素控制炎症的情况下，适当应用糖皮质激素可以减轻炎症反应和瘢痕形成。口服泼尼松10 mg，每日3次或地塞米松15 mg加入抗生素及葡萄糖溶液中静脉滴注。但溃疡未愈合，荧光素染色阳性时局部忌用糖皮质激素治疗。

（4）其他治疗：用1%阿托品散瞳，用胶原酶抑制剂，大量维生素等对症治疗。病情重者在药物治疗24~48小时后，有条件则彻底清除病灶进行板层角膜移植。术后每日结膜下注射敏感抗生素可缩短疗程，挽救眼球。后遗角膜白斑者，则做穿透性角膜移植。

5. 预后

如未能得到及时和有效治疗，大部分角膜将坏死，脱落，导致穿孔，进一步引起眼内炎，甚至全眼球炎。即使溃疡治愈，也可形成粘连性角膜白斑或角膜葡萄肿而导致失明。部分患者经积极抢救而保存眼球，以后通过角膜移植术，可保存部分视力。

三、莫拉菌性角膜炎

莫拉菌性角膜炎是最常见的革兰阴性球菌角膜炎之一，因其临床症状轻微，预后较好，常被眼科医生所忽视。

1. 病因

（1）致病菌：莫拉菌是一种大型的革兰阴性双杆菌，长为2.0~3.0 μm，宽为1.0~1.5 μm，菌体端端相连，成双排列，常存在于人的呼吸道，是眼部特有的细菌，一般致病力不强。引起角膜炎的主要是结膜炎莫拉杆菌又称莫—阿双杆菌。专性需氧，需要在含血、血清或鸡蛋培养基上生长，高CO_2较湿环境下32~35 ℃培养可提高分离率。除引起角膜炎外，也常引起睑缘炎、结膜炎及泪道的炎症。

（2）危险因素：多发生于抵抗力低的老年人和嗜酒者。

2. 临床表现

（1）症状：自觉症状较轻，多并发眦部睑缘结膜炎。

（2）体征：一般局灶性、灰白色浅层溃疡，多发生于中央偏下方，较小，形态不规则，边界较清楚，发展缓慢，很少发生穿孔。但也有迅速形成角膜深部溃疡，前房积脓，甚至穿孔的情况发生。

3. 治疗

现在多主张采用青霉素类、头孢菌素类、β-内酰胺类、氨基糖苷类及氟喹诺酮类抗菌药滴眼液滴眼。

四、非结核分枝杆菌性角膜炎

非结核分枝杆菌性角膜炎为革兰阴性杆菌性角膜炎，是一种典型的机会感染，是以角膜基质多灶性浸润为主的慢性炎症。1965 年由 Turner 和 Stinson 报道了第 1 例，随后，有关该角膜炎的报道不断增多。近年来由于角膜屈光手术的普及和眼部糖皮质激素的广泛使用，该感染有集中发生的趋势。

1. 病因

（1）致病菌：非结核分枝杆菌（NTM）又称非典型分枝杆菌，是指人型、牛型结核杆菌与麻风分枝杆菌以外的分枝杆菌，属于需氧杆菌，广泛分布于自然环境中，由于具有抗酸染色阳性的特性，故又称抗酸杆菌。根据 NTM 的生物学特性（主要是菌落色素及生长速度），Runyon 将其分为 4 组，引起角膜感染的 NTM 均属于第 Ⅳ 组（快速生长 NTM），其中以偶发分枝杆菌及龟分枝杆菌最常见。由于非结核分枝杆菌可污染医院中的试剂和冲洗液，已成为院内感染中常见的细菌之一。大多数 NTM 角膜炎都与角膜手术、外伤及佩戴角膜接触镜有关。

NTM 细胞壁上的脂肪酸和糖脂可使其逃避吞噬细胞清除而在组织内长期生存，角膜基质的相对缺氧又使 NTM 处于休眠状态而不致病。但是当机体抵抗力下降或局部使用糖皮质激素时，休眠状态的 NTM 可随时转入增殖期。研究发现 NTM 的增殖周期长，生长缓慢，一般约 20 小时，所以临床上 NTM 性角膜炎潜伏期长，发病过程缓慢，并可呈持续带菌状态。现代免疫学的观点认为，NTM 性角膜炎是一种免疫紊乱状态下的疾病，细菌使角膜的免疫平衡失调，向病理性免疫反应方向发展。

（2）危险因素：偶发分枝杆菌感染 50% 以上是由于角膜异物所致（包括佩戴角膜接触镜），龟分枝杆菌感染 90% 是眼部手术后（如角膜移植、放射状角膜切开及 LASIK 术等）引起。近来还有获得性免疫缺陷综合征（AIDS）、重症免疫功能低下引起本病的报告。

2. 临床表现

（1）本病的特征是病程长及无痛性角膜炎。

（2）典型的体征为角膜基质多灶性点状浸润、无痛性角膜溃疡及基质脓肿，严重时出现前房积脓，常可以并发病毒、真菌和其他细菌感染。

（3）有些患者在感染早期可表现为角膜基质内细小线样混浊（"毛玻璃样"外观），逐渐发展成为基质环形浸润、钱币形角膜炎以及感染性结晶样角膜病变等。当角膜病变呈线状或树枝状，并伴有上皮性角膜溃疡时，应注意与单纯疱疹性角膜炎相鉴别；对于无痛性角膜溃疡以及角膜脓肿应与厌氧菌性以及真菌性角膜溃疡相鉴别。

（4）临床症状变异性很大，有的患者不痛，有的很痛，有的很快自愈，有的治疗非常困难。

3. 诊断

确定诊断需行实验室检查以下几个方面。

（1）病灶区刮片、革兰染色、齐—内（Ziehl-Neelsen）染色检菌：LASIK 术后瓣下浸润的患者则应掀开角膜瓣取材进行涂片和培养。

（2）罗氏（Lowenstein-Jensen）培养基培养：NTM 培养时间比普通细菌长，判定结果一般需 7 ~ 60 日。

（3）分子生物学技术（主要是聚合酶链反应技术）：可快速、敏感、特异地对 NTM 作出诊断。

4. 治疗

NTM 性角膜炎的治疗原则为：局部治疗与全身治疗相结合，药物治疗与手术治疗相结合，急性期禁用糖皮质激素。

（1）偶发分枝杆菌性角膜炎应首选 1% ~ 2% 阿米卡星滴眼液，每 30 ~ 60 分钟使用 1 次，持续使用 48 小时之后酌情减量。对于中、重度患者可同时给予结膜下注射 4% 阿米卡星 0.5 mL，口服多血环素 100 mg，每日 2 次，或口服磺胺类药物。

（2）龟分枝杆菌性角膜炎首选头孢西丁、红霉素及妥布霉素进行治疗。

（3）喹诺酮类抗生素对 NTM 有较强的抗菌活性，以第四代喹诺酮类中的加替沙星效果最好，其滴眼液浓度为 0.3%，且对角膜的毒性较氨基糖苷类抗生素低。

（4）重症患者可采用手术清创术，晚期大多需要进行角膜移植术。术后局部使用阿米卡星或加替沙星滴眼液可防止病情复发。

五、变形杆菌性角膜炎

变形杆菌性角膜炎是一种急性化脓性角膜感染，临床表现酷似铜绿假单胞菌性角膜炎，发病迅猛，预后差。

1. 病因

（1）致病菌：变形杆菌为革兰阴性杆菌，两端钝圆，有明显多形性，呈球状或丝状，自然界分布很广，人和动物肠道也存在，是医源性感染的重要机会致病菌。引起角膜炎的致病菌有奇异变形杆菌、莫根变形杆菌和普通变形杆菌。

（2）危险因素：变形杆菌不能穿通正常的角膜上皮，故角膜在细菌感染之前一般有角膜外伤或异物剔除的病史。

2. 临床表现

角膜损伤后，48 小时内灰白色隆起的小浸润灶，迅速扩大加深并形成环形角膜浸润，与铜绿假单胞菌性角膜炎极为相似，2 ~ 3 日后病灶波及全角膜，大量前房积脓，角膜穿孔，发生全眼球炎甚至眶蜂窝织炎。

3. 诊断

本病仅根据临床症状、体征很难与铜绿假单胞菌或黏质沙雷菌引起的急性化脓性角膜炎相鉴别，必须通过细菌培养才能确定诊断。

4. 治疗

首选氨基糖苷类（妥布霉素、阿米卡星、庆大霉素）或喹诺酮类（氧氟沙星、诺氟沙星）抗菌药滴眼。

六、黏质沙雷菌性角膜炎

黏质沙雷菌性角膜炎为革兰阴性杆菌引起的机会感染，近年来逐渐增多，严重者临床表现与铜绿假单胞菌性角膜炎类似，需加以警惕。

1. 病因

（1）致病菌：黏质沙雷菌又称灵杆菌，为革兰阴性杆菌，有周鞭毛，无芽孢。存在于土壤、水、空气和食物中，曾被认为是非致病菌，现已明确为机会致病菌。根据是否产生红色色素又分为产生色素菌株和不产生色素菌株。后者近年来增多，该菌株菌体外可产生多种蛋白酶（如56KP蛋白酶），可致角膜溶解、坏死、后弹力膜膨出及角膜穿孔。

（2）危险因素：①戴角膜接触镜、角膜外伤及长期用糖皮质激素滴眼；②老年人和糖尿病者；③通过污染的医疗器械或物品造成院内医源性感染。

2. 临床表现

不同菌株引起的角膜炎，临床上有较大差别。

（1）轻症者表现为局限性灰白色浅层浸润，溃疡小，病程短，一般预后较好。

（2）重症者可致环形角膜脓肿和前房积脓（有些菌株可产生红色色素，使前房积脓呈红色或粉红色），病程发展迅速，预后差。

3. 治疗

（1）与铜绿假单胞菌性角膜炎相同，采用喹诺酮类抗菌药物（0.3%氧氟沙星）或氨基糖苷类（0.3%妥布霉素）、单独或联合第三代头孢菌素（0.5%头孢甲肟）交替频繁滴眼。待获得药敏试验的结果后，应及时修正使用敏感抗生素治疗。

（2）重症者应联合使用胶原酶抑制剂（2%乙酰半胱氨酸）或自体血清滴眼。

七、厌氧菌性角膜炎

厌氧菌性角膜炎是一种机会感染性角膜病，以往报道较少见，近年来有增多趋势，常与需氧菌和兼性厌氧菌混合感染致病。

1. 病因

（1）厌氧菌普遍存在于眼结膜囊穹隆皱襞处，其感染为内源性。氧化作用减少和黏膜表面破损（创伤、手术）可导致感染。

（2）该菌种类繁多，可引起多种眼病，以往报告较多的是产气荚膜梭菌引起的气性坏疽性全眼球炎、泪囊炎及眼眶感染等。

（3）近年来引起厌氧菌性角膜炎的报道逐渐增多，分离出的致病性厌氧菌有消化链球菌、痤疮丙酸杆菌、梭杆菌、类杆菌等。

2. 临床表现

多为角膜局灶性浸润，不易与一般细菌性角膜炎相区别。如果与需氧菌同时感染，则表现为典型的化脓性角膜炎伴前房积脓。目前，尚未见有厌氧菌性角膜炎的典型角膜体征性改变的大量报道，仅有产气荚膜梭菌所致的角膜炎，常在眼伤后发生，初起为角膜浅层小溃疡，以后急速发展、扩大，数小时后，基质浅层出现小气泡，有破裂倾向。

3. 治疗

各种厌氧菌对氨基糖苷类抗生素均有抗药性。作为首选治疗药物有林可霉素和克林霉素。克林霉素是林可霉素的脱氧衍生物，有更大的抗菌活性，但易形成耐药株，使用中必须注意。次选药物有第二、第三代头孢菌素及喹诺酮类抗菌药。

八、不发酵革兰阴性杆菌性角膜炎

不发酵革兰阴性杆菌性角膜炎多发生于医院内的年老体弱患者，是典型的机会感染，近来有增多趋势，需加以警惕。

1. 病因

（1）不发酵革兰阴性杆菌为革兰阴性无芽孢需氧菌，不分解葡萄糖，依靠呼吸进行代谢和发育，自然界分布极广，以医院内检出率为最高。角膜接触镜保存液更易受其污染。

（2）引起角膜炎报告较多的有葱头假单胞菌、嗜麦芽窄食单胞菌、施氏假单胞菌等。

2. 临床表现

（1）症状：局部刺激症状重，睁眼困难，高度睫状体充血及球结膜水肿。

（2）体征：病情较缓慢，角膜中央有浓密的黄白色浸润灶，伴有前房积脓及虹膜红变等。典型体征有待进一步观察。

3. 治疗

铜绿假单胞菌以外的非发酵革兰阴性杆菌对合成青霉素、头孢菌素类、氨基糖苷类及林可霉素均不敏感。治疗时可选用米诺环素和多西环素或氯霉素。一般采用 0.5% 米诺环素溶液及 0.5% 氯霉素溶液滴眼，重症者可联合米诺环素和多西环素全身应用，口服每日 200 mg，静脉滴注每日 100 mg，或结膜下注射。

4. 预防

该菌对医院常用的消毒药氯己定（双氯苯双胍己烷）具有较强的抗药性，实验证明在 0.02% 氯己定液中仍能增殖，因此必须注意院内交叉感染。

九、放线菌性角膜炎

放线菌性角膜炎又称角膜放线菌病，是由放线菌引起的一种非常罕见的感染性角膜病。其发病诱因及临床特征与真菌性角膜炎相似，常被误诊，需引起足够的警惕。

1. 病因

（1）致病菌：放线菌广泛分布于土壤、草木、水、谷物等自然环境中，可发育出细长的菌丝，断裂后成短杆状或球状，革兰染色阳性。过去曾认为它是介于真菌和细菌之间的一种微生物，现已证实它是属于真性细菌。其中厌氧衣氏放线菌和需氧星形诺卡菌可引起泪小管炎和角膜炎。厌氧衣氏放线菌对氨苄西林、青霉素、四环素、红霉素、林可霉素等敏感。需氧星形诺卡菌对复方磺胺甲噁唑、磺胺嘧啶、青霉素、多西环素、阿米卡星等药物较敏感。

（2）危险因素：本病与真菌性角膜炎的发病诱因非常相似，有植物性外伤，佩戴角膜接触镜及长期滴用糖皮质激素等病史。

2. 临床特征

（1）星形诺卡菌引起的角膜炎起病相对缓慢，病程迁延，早期表现为点状上皮浸润，逐渐形成基质浸润。典型角膜体征：①溃疡边缘不规则呈硫磺颗粒样线状浑浊；②溃疡微隆起，表面粗糙不平，呈污灰白色；③常伴有环形浸润或前房积脓。

（2）衣氏放线菌引起的角膜溃疡特征为溃疡表面较干燥，周边有沟状溶解，常伴有卫星灶和前房积脓，严重时可形成后弹力层膨出或角膜穿孔。

3. 诊断

（1）仅依靠临床特征很难与真菌相鉴别，必须依靠角膜刮片及细菌培养才能确诊。

（2）放线菌丝革兰染色阴性，直径≤1 μm，比真菌菌丝还要细，此点可与真菌相区别。

4. 治疗

（1）一般可采用青霉素类、四环素类、氨基糖苷类抗生素进行治疗。

（2）有学者采用10%～30%磺胺类药物滴眼或磺胺甲噁唑—甲氧苄啶合剂（按1∶5比例混合）滴眼或口服治疗本病，获得较好效果。

（贾智艳）

第二节　真菌性角膜炎

真菌性角膜炎是严重的致盲性眼病，由于发病与植物外伤有关，中国是农业大国，目前真菌已成为我国部分地区首位的感染致病菌。

一、真菌的一般特性

真菌是一种真核细胞微生物，细胞结构比较完整，有细胞壁和完整的核，少数为单细胞，大多为多细胞，由丝状体和孢子组成。真菌种类繁多，有10余万种，引起人类疾病的真菌有200余种，有报道70余种可引起角膜的感染。

二、真菌的生物学特性

真菌与细菌在结构、形态及组成上有很大的差别。真菌比细菌大几倍至几十倍，体外有一层坚硬的细胞壁，一般由4层不同结构组成，最外层是糖菌类，第2层是糖蛋白，第3层是蛋白质，第4层是几丁质的微原纤维。各种真菌细胞壁的结构不完全相同，菌丝与孢子外的细胞壁结构也不相同。

单细胞真菌呈圆形或卵圆形，称为酵母菌；多细胞真菌大多长出菌丝与孢子，交织成团，称为丝状菌或霉菌。有些真菌可因环境条件的改变，两种形态可以互变。

酵母菌的形态与结构、外形与细胞很相似，以出芽方式繁殖，芽生孢子成熟后脱落成独立体。角膜很少有酵母菌感染。丝状菌能长出菌丝，菌丝延伸分枝，长出孢子，各种丝状菌长出的菌丝与孢子形态不同，是鉴别的重要标志。

（一）菌丝

真菌的孢子以出芽方式繁殖，逐渐延长至丝状，按菌丝的功能可分为营养菌丝，为部分向下生长深入被寄生的组织或培养基中，吸取和合成养料的菌丝。按菌丝的结构分为有隔和无隔菌丝两类。

（二）孢子

孢子是真菌的繁殖器官，一条菌丝上可长出多个孢子。在环境适宜的条件下，孢子又可发芽伸出芽管，发育成菌丝体。孢子又分：①分生孢子，由生殖菌丝末漏细胞分裂或收缩形成，也可在菌丝侧面出芽形成；②叶状孢子，由菌丝内细胞直接形成；③孢子囊孢子，为菌丝末漏膨大成孢子囊，内含许多孢子。

三、致病性

（一）致病性感染

主要是一些外源性真菌感染，角膜感染以外源性为多见，通过机械刺激和代谢产物作用，引起局部的炎症和病变。

（二）机会致病性真菌感染

常见于眼科长期应用广谱抗生素和糖皮质激素后继发感染。

四、发病机制

各种致病性真菌确切的致病因子还不完全清楚。致病性真菌中，只有极少数在一定条件下可使正常人致病，多数发病则与全身或局部的防御功能障碍有关。机体对真菌的防御功能包括非特异性和特异性两方面。

（一）对真菌的非特异性防御功能

人类对真菌的非特异性防御功能包括屏障因素、体液因素和细胞因素。

1. 屏障因素

屏障因素指角膜上皮防御功能。完整的正常角膜上皮能防止真菌侵入。有报道称，正常人结膜囊内培养真菌的阳性率为 10% ~ 60%，但这些人并没有发生真菌性角膜炎，只有角膜上皮损伤后才容易招致真菌感染。

真菌一旦突破屏障因素，其他非特异的和特异的防御功能即被启动。如果真菌未能被机体排出或消灭，下述各种非特异的和特异的防御功能就可能形成病理反应，即真菌性角膜炎。

2. 体液因素

具有非特异防御功能的体液因素指血液、淋巴液、细胞间液、泪液中所含的各种抗微生物的分子，包括体液中的补体系统、溶菌酶、干扰素、各种细胞因子等。补体激活的旁路途径可能被真菌多糖所激活而产生 C3b、C3a、C5a 等。C3a、C5a 对中性粒细胞有趋化作用，且能使肥大细胞释放各种炎症介质。补体经典途径的激活，主要由抗原、抗体复合物启动。

3. 细胞因素

人体非特异性免疫细胞包括粒细胞、巨噬细胞、自然杀伤细胞和肥大细胞等。中性粒细胞常见于真菌侵入处，可能因真菌本身能释放趋化因子；或因真菌激活补体旁路途径，产生 C3a 和 C5a（C3a 和 C5a 不但本身有趋化作用，并能使肥大细胞释放各种炎症介质）。中性粒细胞能吞噬真菌，并通过髓过氧化物酶依赖性氧化系统而杀死真菌；中性粒细胞还能通过髓过氧化物酶非依赖活性而杀死真菌。

当真菌或其产物中的抗原初次进入机体时，抗原呈递细胞摄取、加工抗原后，在淋巴系统内增殖。已致敏的特异性 T 细胞再循环到真菌侵入部位时，再次受到抗原呈递细胞表面的特异性真菌抗原的刺激，进行克隆增殖，释放各种淋巴因子。并招致各种淋巴因子聚集于局部，造成病理改变。这种病理改变可能消灭真菌而自愈；也可能因未能消灭真菌而长期存在，甚至波及全身其他部位。

（二）真菌与角膜的黏附在真菌感染中的作用

对许多真菌来说，黏附于宿主上皮的能力是其在宿主中集落形成及侵入体内的前提，也是感染发生的首要步骤，进一步黏附于细胞外基质（ECM）是感染扩散的必要条件。研究表明，白念珠菌可与多种 ECM 成分如纤维连接蛋白、基底膜连接蛋白、Ⅰ型胶原蛋白、Ⅳ型胶原蛋白、纤维蛋白原、明胶和补体结合，白念珠菌与 ECM 结合能力的强弱与其致病性成正比，说明与 ECM 的黏附能力为白念珠菌重要毒力因子。烟曲霉在体内体外可与多种 ECM 成分结合，层粘连蛋白（LN）和Ⅳ型胶原蛋白是构成肺泡上皮和毛细血管内皮下基底膜的主要成分，当上皮受损时，基底膜成分暴露，同时损伤后炎症反应导致纤维蛋白原合成增加并沉积于上皮表面，烟曲霉与这些成分接触并结合从而引起烟曲霉肺病的发生。

真菌与宿主组织的黏附机制包括特异性配—受体反应和广泛的非特异性理化反应。研究证实，白念珠菌、烟曲霉通过表面的多肽分子（受体）识别结合宿主细胞上的底物（配体），这种结合具有特异性和可饱和性。刀豆素 A（Con-A）结合实验显示，白念珠菌上与纤维蛋白原和 LN 结合的受体蛋白为甘露聚糖蛋白（MP）。MP 存在于大多数真菌细胞壁外层，可占细胞壁干重 50%。扫描电镜发现，烟曲霉菌与 LN 结合受体分布于静息孢子外层，SDS 聚丙烯酰胺凝胶电泳（SDS-PAGE）分析显示，此受体为胞壁上一种分子量为 72 kD 的糖蛋白。研究还显示，烟曲霉与纤维蛋白原和 LN 以及 C₃ 结合的受体有同一性，受体结合于纤维蛋白原的 D 区和 LN 的 P1 区。烟曲霉孢子除与纤维蛋白原和 LN 有高亲和力外，还可结合纤维连接素及胶原成分，与纤维连接素结合受体分子量为 23 kD 和 30 kD 的多肽，且识别依赖于 RGD 序列。

细胞壁外层结构对孢子黏附性能起重要作用。成熟有色素的烟曲霉孢子表面可见多量棘状突起，其无色素突变体孢子表层光滑，这种孢子疏水性明显下降，对 ECM 黏附能力明显下降，同时对氧化剂敏感，对鼠侵袭力下降。

由上可见，真菌依靠其特有的分子结构与特定宿主组织发生黏附，黏附在疾病的起始及扩散中起重要作用。通过抑制真菌表面特异性受体或封闭宿主表面配体，破坏真菌疏水性，阻止孢子成熟和棘状化，可以阻止真菌对宿主组织的黏附，从而阻止疾病的发生发展。

（三）真菌分泌的酶类与角膜感染的关系

研究证实，许多真菌在感染宿主的过程中，通过分泌一些特异性酶降解破坏宿主细胞膜成分以利侵袭扩散，病原性真菌分泌的酶类是构成其侵袭力的重要部分，可分为两大类：降解磷脂的磷脂酶和降解肽类的蛋白酶。Ghannoum MA 提出分泌酶类可认为是致病性真菌（如白念珠菌）的完整的发病机制，说明酶类在白念珠菌致病过程中发挥重要作用。其中主要为蛋白酶、磷脂酶。

1. 磷脂酶在白念珠菌、曲霉菌发病机制中的研究

磷脂酶在致病真菌的形态转换和毒力方面起重要作用，磷脂酶 D 在真菌形态转换过程中激活，现在已知磷脂酶 B 是白念珠菌的毒力因素。

近来研究证明在白念珠菌、曲霉菌致病过程中细胞外磷脂酶作为潜在的毒力因素而存在。Ghannoum 的实验表明磷脂酶在白念珠菌及烟曲霉的致病过程中起作用；他们克隆了编码念珠菌磷脂酶的 3 个基因：caPLB1，caPLB2，PLD；利用基因干扰的方法，建立了不能分泌磷脂酶 B（磷脂酶 B 由 caPLB1 编码）的白念珠菌基因突变株；在患有念珠菌病的小鼠动

物模型实验性研究中，磷脂酶 B 缺失株导致念珠菌的毒力降低，表明磷脂酶 B 对于念珠菌的毒力是必需的。

2. 基质金属蛋白酶在真菌性角膜溃疡发病机制中的研究

Ramakrishna 等在动物实验研究中，以兔子作为研究工具，研究了黄曲霉菌、茄病镰刀菌以胶原作为唯一氮源的时候，在体外产生细胞外蛋白酶的特征；在感染、未感染的兔子角膜中均可见到基质金属蛋白酶 2（MMP-2）；在感染的兔子角膜中发现了基质金属蛋白酶 9（MMP-9）；酶抑制实验表明体外真菌培养主要是丝氨酸蛋白酶与金属蛋白酶在起作用；在感染的角膜组织中，MMP-9 的表达与多形核细胞密切相关，他们推测激活的宿主角膜细胞或炎症细胞很大程度上可能在真菌感染的角膜中有助于蛋白酶活性的增加，从而导致真菌性角膜溃疡中基质的降解。在可溶性胶原或弹性蛋白作为氮源的培养基中生长的时候，真菌产生丝氨酸蛋白酶、半胱氨酸蛋白酶和基质金属蛋白酶，因此他们推测胶原酶活动是此提取菌株导致角膜严重破坏的中介物质。

综上可知，MMP 在茄病镰刀菌、黄曲霉菌等真菌性角膜炎发病过程中发挥重要作用，而这两种真菌是真菌性角膜炎最常见的致病菌种。因此，充分了解 MMP 在真菌性角膜炎中所起的作用对于研究真菌性角膜炎的发病机制非常重要。

目前已知 MMP 在铜绿假单胞菌性角膜溃疡的发病过程中 MMP 的产生受许多细胞因子调节。当 MMP 与 MMP 抑制剂的比例倾向于 MMP 的时候，胶原基质将过多降解，从而导致溃疡形成。

MMP 的作用底物不同，为了避免过多的组织损伤，这些酶受到严密的调节。这些酶生成增多将会损伤角膜，参与角膜上皮损伤与溃疡的病理过程。不同病因引起的角膜溃疡的共同特征是丝氨酸蛋白酶和 MMP 的活动失调。这些酶不但参与 ECM 降解和溃疡形成，而且参与角膜的生理愈合过程。因此，理解这些蛋白酶的活动及表达调控机制对于开发阻止疾病发展和促进角膜愈合的新型药物是非常重要的。

对蛋白酶在真菌侵袭过程中的作用尚有争议。对人及动物烟曲霉性肺病的组织病理学研究显示，未见明显的与真菌侵袭有关的基质胶原、弹性蛋白及血管壁蛋白的降解，推测菌丝通过机械作用穿透组织。但亦有学者认为可能蛋白酶（碱性磷酸酶、脯氨酰内肽酶）仅分布于生长菌丝的顶端，从而只在局部降解破坏组织蛋白，尚有待于进一步精确定位研究。总之，尚无确切证据表明蛋白酶在真菌感染组织时扮演重要角色，有可能其作用在于使真菌能降解坏死组织作为营养物质从而与其他腐生菌竞争。

3. 黑色素

已发现多种菌株如曲霉菌、新型隐球菌、巴西芽生菌均可产生黑色素或黑色素样化合物。研究表明，黑色素的合成与真菌毒力密切相关，通过黑色素合成酶基因突变产生的数种真菌白化株对小鼠侵袭力下降。烟曲霉产生灰绿色孢子，Jahn 证实，其孢子色素缺失株表面光滑，易被宿主的防御机制如氧化剂、单核细胞所杀灭，与野生型相比，此突变株对鼠的侵袭力下降。

黑色素是一种强效自由基清除剂，研究表明，黑色素主要作用机制为保护孢子逃避机体免疫防御系统，如补体 C3 介导的调理作用、中性粒细胞介导的吞噬作用和氧化系统，从而延长菌株体内存活时间。抑制黑色素的合成可以破坏其逃逸作用从而起到杀菌的作用，临床上应用较广的三唑类药物即可通过抑制黑色素的合成减慢真菌的侵袭速率。

除了上述有相对普遍意义的毒力因子外，各种病原性真菌都有其特有的侵袭方式，如酵母菌的表型转换、曲霉菌的毒素均被证实在其发病机制中起一定作用。多种真菌毒力因子的共同作用引起真菌感染的发生发展。

由于真菌感染的发生是由多种真菌毒力因子的共同作用引起，目前常用单个毒力基因分离突变方法不能完全了解真菌侵袭的总体机制，对与发病有关的毒力基因群的调控基因的研究有望进一步明确真菌感染的发病机制。

五、感染角膜的途径

真菌感染角膜有 3 种途径。

（1）外源性：常有植物、泥土外伤史。

（2）附属器的感染漫延。

（3）内源性：身体其他部位深部真菌感染，血行播散，大多数。

学者认为真菌是一种机会致病菌，因为正常结膜囊内培养出真菌，检查阳性率高达27%，但不发病，只有长期使用抗生素，致结膜囊内菌群失调或长期应用糖皮质激素，使局部免疫力低下或角膜外伤等情况下，才引起真菌性角膜炎。

六、常见的致病真菌

有丝状菌包括镰刀菌、曲霉菌和青霉菌，酵母菌常见为白念珠菌。研究表明，造成山东地区真菌性角膜炎的80%为镰刀菌。

（一）镰刀菌

在培养的条件下，镰刀菌菌落呈绒毛状或棉团样，白色或淡紫色。气生菌丝发达，菌丝有中隔，菌丝的短爪状突起或分子孢子座上有大分生孢子，呈镰刀状，纺镰形。常感染角膜的镰刀菌有茄病镰刀菌、尖孢镰刀菌、串珠镰刀菌（图 6-1 ~ 图 6-3）。

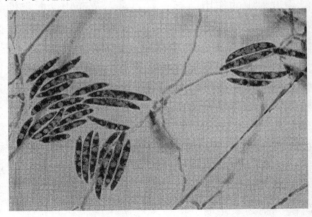

图 6-1　茄病镰刀菌镜下特征

注　小分生孢子卵圆形、椭圆形、短腊肠形、逗点形。浅黄色、黄褐色、褐色、蓝色等，呈假头状着生。大分生孢子近镰刀形、纺锤—镰刀形、纺锤—柱形，稍弯曲，顶细胞短，稍窄或圆钝，有时呈喙状，足细胞明显或无，壁厚，2~5 隔，以 3 隔者为多。厚壁孢子球形、椭圆形、壁厚，多为端生，少数为间生，有单生、对生或串生等方式。

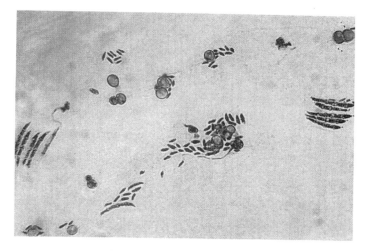

图6-2　尖孢镰刀菌镜下特征

注　小分生孢子椭圆形或腊肠形，多为橙色，量多。大分生孢子纺锤形、镰刀形，有尖的顶细胞及典型的足细胞。以3~4隔为多。菌丝中有较多的顶生或间生的厚壁孢子，单细胞或双细胞，光滑或粗糙，或有疣状突起。

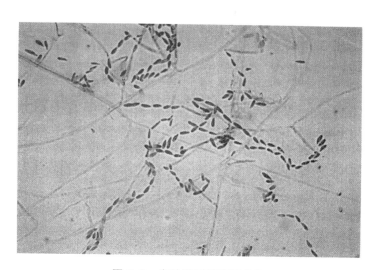

图6-3　串珠镰刀菌镜下特征

注　小分生孢子量极多，卵形或棍棒形，单细胞，大多数以长链状排列，少数具有假头状排列。大分生孢子3~6隔，量少，镰刀形、壁薄，顶细胞尖细且弯曲，基细胞足形。无厚壁孢子。

（二）曲霉菌

曲霉菌是一种机会致病菌，正常人对该菌有抵抗力。引起曲霉菌感染的主要因素是机体抵抗力下降。曲霉菌生长迅速，2~6日即可出现白色绒状或灰绿色菌落。菌丝有中隔，分生孢子垂直生长，梗无横隔，顶部膨大为球形，烧瓶形或半球形顶囊。在我国感染角膜有烟曲霉（图6-4）、黄曲霉（图6-5）、黑曲霉和土曲霉，但以前两种菌为常见。

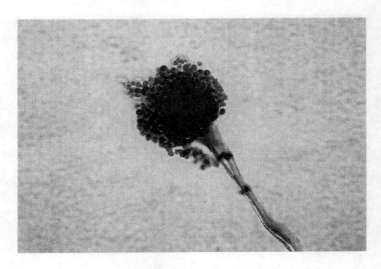

图6-4 烟曲霉镜下特征

注 分生孢子梗绿色，光滑、短。顶囊绿色，烧瓶形。小梗单层，密集，布满顶囊表面2/3。分生孢子呈球形、近球形，表面粗糙有刺，绿色。分生孢子头短柱状，长短不一。

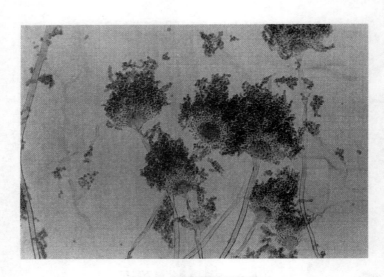

图6-5 黄曲霉镜下特征

注 分生孢子头疏松放射状，继变为疏松柱状。分生孢子梗壁粗糙、无色、微弯曲，近顶囊处略粗大。顶囊烧瓶形、球形、近球形，小梗单层、双层或单双层并存于一个顶囊上，以双层为多。分生孢子呈球形、近球形、洋梨形，表面粗糙。

（三）青霉菌

培养的菌落可为暗绿色，白色或其他色。表面呈绒毛状至粉末状的织物样外观。菌丝有中隔，直接分化生成分生孢子梗。小梗基部膨大，末端变尖成管状，产生卵形分子孢子（图6-6）。

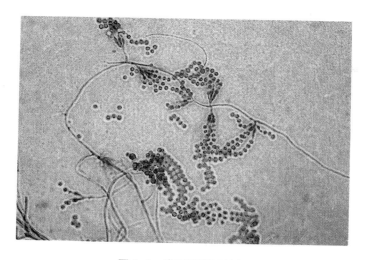

图 6-6　青霉菌镜下特征

注　37 ℃培养，见到 2.5 ~ 3 μm 圆形、椭圆形酵母样细胞。25 ℃有分枝分隔菌丝，粗糙有典型帚状枝，双轮生对称。分生孢子柄光滑、不形成顶囊，梗基常不平行，分散 4 ~ 6 个，梗基上有 4 ~ 6 个小梗，小梗短、直，具有梗茎，顶端着生单链分生孢子，分生孢子光滑椭圆或球形，有孢间连体。

（四）白念珠菌

白念珠菌为 7 种念珠菌中致病力最强的一种，培养 2 ~ 3 日可长生菌落，呈典型类酵母型，呈灰白色或奶油色，表面光滑，菌细胞为卵圆形或球形，2 μm × 4 μm 大小，芽生繁殖（图 6-7）。孢子伸长成芽管，不与母菌体脱离，形成较长的假菌丝，芽生孢子多集中在假菌丝的接部位，是常感染角膜的一种机会致病菌。

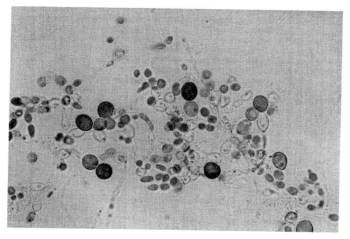

图 6-7　白念珠菌镜下特征

注　芽生孢子球形或椭圆形，可见假菌丝和真菌丝。

(五) 链格孢霉

链格孢霉是有隔膜菌丝，产生分生孢子，内有十字形和纵向的隔（图6-8）。

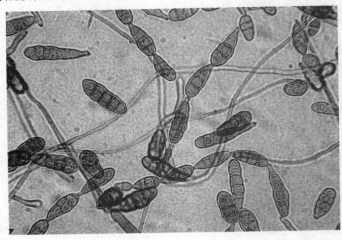

图6-8 链格孢霉镜下特征

注 分生孢子梗分隔、分枝或不分枝、较短。分生孢子褐绿色或褐黑色，表面粗糙，（30～60）μm×（14～15）μm，水平或垂直或斜形分隔，以水平分隔多见，常具3～5个横隔，呈砖格状，孢子排列成向顶性的长链，大小不规律，顶部有一鸟嘴状突起。

(六) 申克孢子丝菌

申克孢子丝菌是一种二相性真菌，即可以单细胞或多细胞两种形式出现。培养3～5日可形成菌落，与其他菌落不同，开始为灰白色黏稠小点，逐渐扩大变为黑褐色皱褶薄膜菌落，是一种常见的深部感染真菌，角膜表现为基质炎者多见。

七、常见真菌致病机制的病理学特点

(一) 组织病理学特点

山东省眼科研究所对108例真菌性角膜炎临床表现和行穿透角膜移植术后角膜组织切片特点的分析。

1. 一般病理改变

角膜组织为广泛化脓性炎症，大量中性粒细胞浸润；炎症明显处，角膜基质纤维轻者肿胀，排列紊乱，重者基质细胞崩解，失去组织结构，呈凝固性坏死样改变。病灶周围见分离的小脓肿形成。病程长的慢性基质炎可见多核的细胞环绕真菌形成肉芽肿样改变。

2. 真菌的生长特征

①25例角膜组织为明显的3层病理改变，表层为菌丝苔被似地毯样覆盖在角膜的表层，中间为炎症坏死组织，并无真菌菌丝长入，内层为完全正常的角膜组织；这些患者在临床上表现为角膜表层的病灶，面积较大，病程缓慢，角膜基质水肿轻，一般没有卫星灶和免疫环，前房反应轻，角膜刮片易找到菌丝。②35例角膜组织片显示真菌为灶性板层生长，菌

丝只在病灶处垂直和水平扩散，病灶周围组织炎症细胞浸润，离病灶越远，角膜组织越接近正常；临床上为单个溃疡，常达角膜基质深层，表面常为脂样脓液覆盖，周围卫星灶明显，一般没有伪足，穿透性角膜移植术易切除病灶，角膜刮片阳性率较低，采用角膜活检阳性率明显提高。③48 例角膜组织为全层可见真菌菌丝，菌丝垂直嵌在组织间，且杂乱无章生长，有的已伸入到后弹力层，炎症严重处为凝固性坏死，炎症反应轻处为炎症组织与正常组织相间。临床上患者表现为炎症反应明显，病灶范围广，常为全角膜炎症反应，溃疡周围有明显卫星灶，伪足，病程短而猛，均伴前房积脓。

3. 真菌性角膜炎分型

通过本组真菌性角膜炎的临床表现结合相应的病理学改变，可以把真菌性角膜炎大体上分为两种形式。

（1）表层（水平生长）型：真菌为表层地毯式生长，对抗真菌药物效果好，刮片阳性率高，是板层角膜移植术的适应证。

（2）弥散（垂直和斜行生长）型：为临床较严重的真菌感染，有特异的真菌感染伪足、卫星灶等，抗真菌药物往往无效，板层角膜移植移植为禁忌，穿透角膜移植时要尽可能切除病灶外 0.5 mm 以上，才能有把握控制炎症。

（二）黏附和基质金属蛋白酶与真菌在角膜生长方式的病理学特点

不同致病真菌在角膜中存在不同生长方式的可能机制如下。

（1）真菌感染角膜的初始表现为真菌孢子与角膜上皮基底膜的黏附，黏附后组织中 MMP 表达迅速增高。真菌孢子对角膜上皮基底膜黏附强度、角膜基质中炎症细胞浸润程度和 MMP-9 表达强度三者之间呈正相关。

（2）不同菌种黏附能力、对中性粒细胞趋化作用以及 MMP-9 表达的差异，是菌丝在角膜中存在不同生长方式的重要病理学基础。

（3）真菌孢子对角膜上皮基底膜的黏附能力以及 MMP-9 的表达是真菌毒力的重要因素。

八、流行病学特点与病因

引起角膜感染的主要真菌菌种在不同地区差别较大。在发达国家及气候较寒冷地区（如美国北部和英国），最常见致病菌种为白念珠菌（31.6% ~48.4%）；在发展中国家及气候温暖或炎热地区（如美国南佛罗里达州、印度、尼日利亚等），以镰刀菌和曲霉菌为主（曲霉菌 12% ~47%，镰刀菌 16% ~62%）。我国广东、河南、河北及山东地区以镰刀菌和曲霉菌为主，其中大部分地区镰刀菌为首位致病菌，占 28% ~65%，其次为曲霉菌，占 11% ~49%；第 3、第 4 位为青霉菌（3.6% ~11.6%）或弯孢霉菌（1.2% ~13.1%）。

丝状真菌感染发病前多有植物性眼外伤史，或戴角膜接触镜和既往眼部手术史。酵母菌感染多与机体免疫功能失调有关，如全身长期应用免疫抑制剂或单疱病毒性角膜炎、干燥性角结膜炎、暴露性角膜炎等慢性眼表疾病及长期局部使用糖皮质激素或抗生素病史。

九、临床表现

相对细菌感染性角膜炎，真菌性角膜炎发病和进展相对缓慢。早期描述其临床特征时为角膜相对静止的病灶，但目前临床上滥用抗生素、抗病毒及糖皮质激素类药物后，典型病程的真菌性角膜炎已少见，而临床常见到的真菌性角膜炎的浸润、溃疡发展已较快，有的1周内可感染到全角膜，所以不能以病程作为一个主要临床指标来判断是否为真菌感染。

真菌性角膜炎典型的角膜病变如下。

1. 菌丝苔被

角膜感染病灶为灰白色轻度隆起，外观干燥，无光泽，有的为羊脂状，与下方炎症组织粘连紧密（图6-9）。

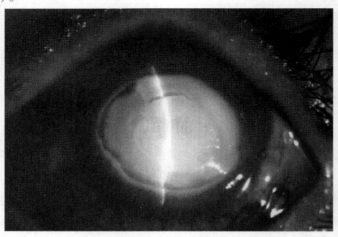

图6-9　菌丝苔被

注　表现为外观较干燥、表面无光泽，与下方炎症组织粘连较紧密，微高出角膜感染灶。

2. 伪足

在感染角膜病灶周围有伪足，像树枝状浸润（图6-10）。

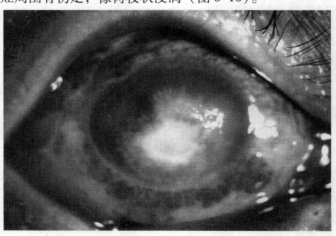

图6-10　伪足

注　伪足均从病灶如树枝状伸出，其末端为足板状。

3. 卫星灶

在角膜大感染灶周围，与病灶之间没有联系的小的圆形感染灶（图6-11）。

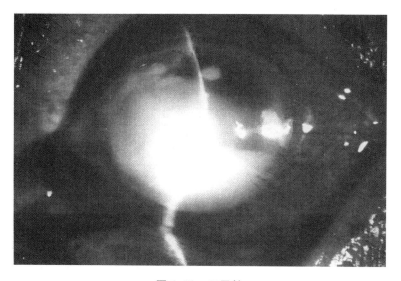

图 6-11　卫星灶

注　真菌性角膜炎的卫星灶是一些与主要感染灶不相连的小感染灶，往往围在大的感染灶周围。

4. 免疫环

常表现为感染灶周围，有一浑浊环形浸润，此环与感染灶之间有一模糊的透明带，此环的出现被认为是真菌抗原与宿主之间的免疫反应（图 6-12）。

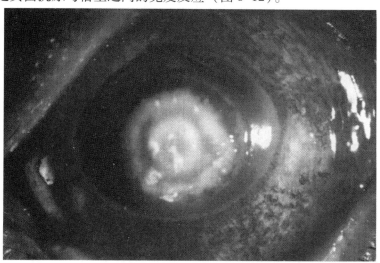

图 6-12　免疫环

注　免疫环并不是所有真菌性角膜炎特有的表现，其特征是在主要感染灶的外面有一环形或半环形浸润灶。

5. 内皮斑

约 50% 患者可见角膜内皮面有圆形块状斑，比 KP 大，常见病灶下方或周围（图 6-13）。

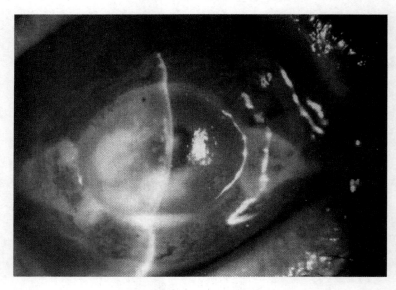

图 6-13　内皮斑

注　真菌性角膜炎内皮斑为主要感染灶以外的角膜内皮面上有小的病灶。图
像显示裂隙切面部有多个内皮斑。

6. 前房积脓

前房积脓是判断角膜感染深度的一个重要指标，有前房积脓时说明感染已达角膜基质层，有的甚至是部分菌丝已穿透后弹力层（图 6-14）。前房的脓液在角膜穿孔前，只有15% ~30%脓中有菌丝，大部分为反应性积脓，当出现角膜穿孔时，前房脓液中高达90%有真菌菌丝存在。

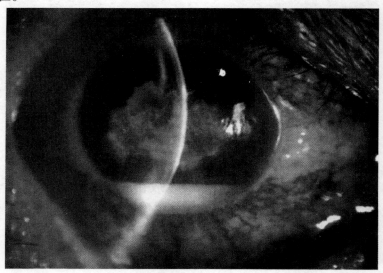

图 6-14　前房积脓

注　真菌性角膜炎感染的病灶大小、深度及感染的真菌菌种与前房积脓的多少有直接的关系。

十、诊断

（一）病史

角膜是否有植物性、泥土等外伤史，眼及全身长期应用糖皮质激素及广谱抗生素史。

（二）临床表现

见上述临床表现。

（三）角膜的真菌学检查

角膜的真菌学检查是确定真菌感染的最终手段，下列的检查中只要 1 项发现真菌就可确立诊断。

1. 涂片检查

涂片检查是早期快速诊断真菌感染的有效方法，随病变进展，不同部位重复刮片可提高阳性率。分为光镜检查和荧光显微镜检查两类。特别是氢氧化钾（KOH）湿片法，是简单可行和非常适宜基层医院的方法，关键是取材和耐心。

（1）检查常用染色法。

1）10% ~20% 氢氧化钾湿片法：氢氧化钾可溶解非真菌杂质而显示真菌菌丝，阳性率 33% ~46%；取病变明显处角膜组织活检加 10% 氢氧化钾湿片法检查，阳性率可达 97.5%。

2）革兰染色和吉姆萨染色：能非特异性着染丝状菌胞浆，革兰染色阳性率 33% ~55%，吉姆萨染色阳性率 27% ~66%，两者准确性无显著性差异。

3）六胺银（GMS）染色和过碘酸希夫（PAS）染色：能特异性着染真菌胞壁。GMS 染色特异性最高，铬酸可将真菌胞壁中的多糖氧化为醛，后者使六胺银还原为银，从而在绿色背景下显示出黑色的真菌细胞壁及横隔，全过程需 2~3 小时。PAS 染色时过碘酸将真菌胞壁多糖氧化为醛，后者与希夫试剂反应呈红色。

（2）荧光显微镜常用染色法。

1）吖啶橙染色法：能快速检测出真菌，吖啶橙染料能与真菌 DNA 结合，在黑色背景下可显示出橙绿色真菌。

2）钙荧光白（CFW）染色：CFW 可与真菌胞壁的几丁质和纤维素紧密结合，使真菌显现为强烈发亮的淡绿色，如加入 0.1% 埃文斯蓝，则可在橘红色背景上更清楚地识别发亮的淡绿色真菌。

（3）角膜的刮片检查法。

1）操作步骤（10% ~20% 氢氧化钾湿片法）：①角膜刮取物或活检组织，放在清洁的载玻片上；②10% ~20% 氢氧化钾 1~2 滴于标本上，覆以盖玻片；③先用低倍镜找到标本位置，再用高倍镜观察菌丝和孢子；④如标本过厚或密度过大，可在弱火焰上微微加温，使杂质溶化后再检；⑤可加亮绿、亚甲蓝或优质蓝黑墨水混合染色。

2）注意事项：①刮片时应擦去表面坏死组织，刮取真正的病变组织；②避免在同一病变处反复刮取，造成角膜的穿孔。

3）结果分析：①丝状真菌因菌龄不同，其内容物不同，着色为紫蓝色、红色；②白念珠菌等芽生细胞及假菌丝染为紫蓝色。

2. 组织病理学检查

①角膜活检组织或行角膜移植取下的组织片；②10%甲醛或95%乙醇固定，石蜡包埋，切片；③PAS 染色，光学显微镜下见丝状菌，类酵母菌染为红色；④吖啶橙染色，在荧光显微镜下见丝状真菌呈亮绿色，类酵母菌呈橙红色、核绿色，厚膜孢子呈红橙色；⑤GMS 染色：银沉积在胞壁上把真菌染成明显的黑色轮廓，菌上中心染成深玫瑰红到黑色，背景染成淡绿色；⑥Gridley 染色：真菌或类酵母菌染成暗蓝色或玫瑰红，组织深蓝，背景黄色；⑦CFW 染色：钙荧光白是一种非特异性的染料，可结合真菌细胞壁上的多糖和某些原核生物，在不同紫外光下，真菌染成浅蓝或绿色；⑧2.5% 戊二醛固定，做电子显微镜切片，可观察真菌的超微结构。

3. 真菌培养和鉴定

（1）培养条件：①常用培养基有沙氏培养基、土豆葡萄糖培养基、巧克力琼脂平板培养基；②培养温度为 22～30 ℃，温度为 40%～50%；③时间为 20～30 日。

（2）真菌的鉴定：依据真菌生长速度、菌落外观、菌丝、孢子或菌细胞形态特征等进行鉴别。菌落形态的观察，观察菌落要注意几个方面：菌落大小、形态、色素、颜色和质地。颜色可从灰黑到鲜黄，绿或白色。黑色是菌丝体、分生孢子、孢壁中的黑色素所致。真菌如青霉素可在菌落表面形成带色的液滴。有些真菌可产生可扩散的色素并使培养基着色。

（3）培养方法。

1）小培养：需要观察孢子或分生孢子的特点时需用小培养，因在菌落上分离菌丝会使菌上脱落原始状态而又难以观察。小培养常选用马铃薯琼脂，玉米琼脂或果汁做培养基，所有操作均在超净工作台内。方法：把玉米琼脂培养基涂在一个约 1 cm 的载玻片上，在玻片的琼脂上接种真菌，并散在与琼脂大小相等的玻片，22～25 ℃避光培养 2 周，培养成熟后取下盖玻片，可用微火烤固定结构后，封片观察。

2）生理盐水（或水）：可直接观察角膜刮片的标本，缺点是干燥，适用于短时间观察。还可用于观察真菌孢子的出芽现象，先在载玻片上滴 1 滴生理盐水，接种菌悬液后盖上盖玻片，用凡士林封固，置室温或 37 ℃孵化，24 小时观察有无出芽现象。

3）PAS 染色：真菌细胞壁中碳水化合物上的羟基被氯化为醛，醛基与复红形成淡紫红色化合物，这种复合物的颜色被偏亚硫酸钠脱色。如果同时采用适当的组织染色形成对比可使组织中的真菌更易于区别。

注意事项：①可在培养基中加入抗生素防止细菌污染；②真菌培养阳性率较低，可应多次或采用几种方法同时进行培养，以提高阳性率。

4. 共焦显微镜检查

共焦显微镜检查对真菌性角膜炎的诊断达到 96% 的阳性率，并能对真菌性角膜炎抗菌药物治疗的效果进行监控，是一种对真菌性角膜诊断和研究的很好检查方法。

十一、治疗

（一）药物治疗

抗真菌（丝状菌、酵母菌）活性最高的药物，根据其结构中双链的多少分为大多烯类（两性霉素 B、制霉菌素）和小多烯类（那他霉素）。多烯类药物与真菌细胞膜中的麦角固醇结合，使细胞膜通透性和电解质平衡发生改变。大多烯类药物能在细胞膜上形成微孔，引起可逆性电解质平衡紊乱；小多烯类药物可聚集在细胞膜上，引起细胞膜不可逆性破坏。由于哺乳动物细胞（如红细胞、肾小管上皮细胞等）的细胞膜含固醇，故全身应用时可导致肾脏和溶血等毒性反应。

（1）那他霉素：一种广谱、高效、毒性低的抗真菌药物。对各种丝状菌及念珠菌效果好，抗镰刀菌作用比两性霉素 B 强。有文献报道，其对镰刀菌有效率 81% ~ 85%，对暗色孢科真菌有效率 90%，对酵母菌有效率 75%。由于其混悬液角膜通透性差，对角膜深部感染尤其并发前房积脓者效果不佳，长时间应用存在耐药性问题。一般开始应用时每半小时点眼 1 次，3 ~ 4 日后可逐渐减少用药次数。

（2）两性霉素 B：对曲霉菌、念珠菌和新型隐球菌抗菌活性强，部分镰刀菌（35%）对其敏感，很少有菌种对其产生耐药。目前常用 0.1% ~ 0.25% 滴眼液和 1% 眼药膏，在开始 48 小时内 1 小时滴眼 1 次，其后可逐渐减少滴药次数。因其不能通过血眼屏障且全身不良反应大，一般不提倡全身使用。

（3）唑类。

1）咪康唑为广谱抗真菌药物，对念珠菌和曲霉菌引起的感染有效，局部应用（10 mg/mL）时，因眼内通透性差，疗效较低（对丝状菌感染有效率 22%）。

2）酮康唑抗菌作用与咪康唑相似，全身或局部应用对镰刀菌、白念珠菌、新型隐球菌、芽生菌均有效，对曲霉菌较差。优点为口服吸收好，常规用量可迅速渗透到角膜和前房，一般 100 ~ 200 mg，每日 1 次。

3）氟康唑，口服氟康唑对念珠菌、新型隐球菌、曲霉菌及球孢子菌感染有效，眼局部应用对白念珠菌性角膜炎效果好，其他念珠菌和镰刀菌等对其不敏感。优点是全身不良反应低，口服及静脉应用吸收良好，能自由穿透进入眼内，发炎眼中穿透力增强。一般应用 0.2% ~ 1% 滴眼液，1 ~ 2 小时 1 次，1% 眼药膏，每日 1 次，还可行结膜下注射，局部耐受性良好；口服或静脉注射每日 100 mg，疗程 6 ~ 8 周。与酮康唑相比，伊曲康唑能有效地抑制大多数致病真菌如曲霉菌、念珠菌、新型隐球菌和组织胞浆菌等，尤其对咪唑类效果较差的曲霉菌抑菌效果好（80%）。口服易吸收，200 mg，每日 1 次，一般不超过 3 周，全身不良反应低。

（4）免疫抑制剂：研究发现，许多真菌的天然代谢产物具有对其他真菌的毒性作用，从而抑制共生真菌的竞争生长。环孢素 A，他克莫司和雷帕霉素，它们除可作为免疫抑制剂，抑制 T 细胞激活的信号传导途径；还能作为毒素，抑制与其竞争的真菌的生长。

（5）氯己定葡萄糖酸盐：已广泛应用于临床数十年，对许多革兰阳性菌、革兰阴性菌、阿米巴、沙眼衣原体具有抑制作用。临床随机对照观察显示，0.2% 氯己定溶液治疗轻、中度真菌性角膜炎效果优于 0.25% 和 0.5% 那他霉素滴眼液，尤其对镰刀菌感染有效，对曲霉菌感染效果较差，眼局部耐受性良好，未见组织不良反应，而且价格低廉。尤其对于病原菌尚不明确或可疑混合感染的患者，可将氯己定溶液作为一线药物选择。

（二）抗真菌药物治疗方案

根据临床特征和角膜刮片结果确诊为真菌感染即可开始药物治疗，根据涂片中真菌成分可大致区分丝状菌（菌丝）和酵母菌（孢子或假菌丝），建议用药的方案见表 6-1。

根据真菌培养结果应进一步调整用药。镰刀菌感染首选那他霉素，其他丝状菌感染可选用那他霉素或两性霉素 B，酵母菌感染首选两性霉素 B。真菌药敏试验尚无统一标准，体外药敏试验结果与体内对抗真菌药物的敏感性往往不一致，因此对临床用药无指导价值。

表 6-1 建议真菌性角膜炎首选用药

真菌成分	滴眼	结膜下*	口吸或静脉注射*
菌丝	那他霉素#	氟康唑	伊曲康唑或氟康唑
孢子或假菌丝	两性霉素 B	氟康唑	氟胞嘧啶或伊曲康唑

注 *，结膜下和口服或静脉注射在严重真菌性角膜炎或滴眼无效时加用；#，对大多数丝状菌感染，那他霉素是一种好的二线用药。

（三）联合用药

氟胞嘧啶与两性霉素 B 或氟康唑联合应用有协同作用，能减少药物用量，降低不良反应，并延缓氟胞嘧啶耐药性的产生。利福平和两性霉素 B 合用也有协同作用。伊曲康唑与两性霉素 B 或氟胞嘧啶合用治疗念珠菌、曲霉菌和新型隐球菌感染有协同作用，伊曲康唑与氟康唑合用与单用伊曲康唑效果相同。

（四）共焦显微镜在临床抗真菌药物治疗的应用

引起真菌性角膜炎的致病菌种种类繁多、临床表现复杂，给临床的诊断和用药带来了困难。山东省眼科研究所通过应用共焦显微镜对 36 例真菌性角膜炎患者经药物治疗的效果和临床转归进行了观察和分析。

（1）治疗前患者的共焦显微镜表现：①患者的角膜病灶中央均表现为强烈的反光；②角膜周边的浸润区可查到菌丝，菌丝呈弥漫、交错分布；③患者的周边浸润区均可发现明显的炎症细胞浸润，炎症细胞大小不一，边界模糊；④未发现正常的角膜基质细胞存在（图 6-15）。

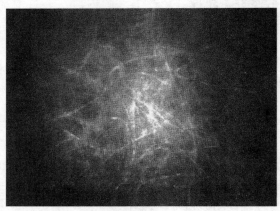

图 6-15 真菌性角膜炎在治疗前感染灶中央部可见大量的真菌菌丝

（2）药物治疗 7 日时的共焦显微镜检查表现为：①病灶中央反光明显减弱，可发现数量不等的菌丝；②周边浸润区菌丝减少，且菌丝密度明显降低；③角膜病灶中央可见到大量大小不等的炎症细胞浸润，周边浸润区的炎症细胞数量明显减少（图 6-16）；④有的患者可见正常角膜基质细胞存在。

如共焦显微镜检查发现病灶中央反光增强，周边浸润区菌丝密度明显增加，应及时手术治疗。

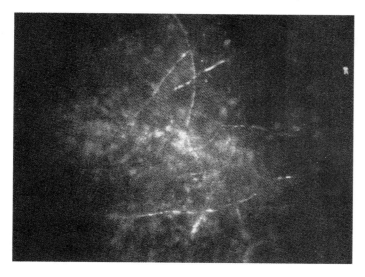

图6-16　经治疗7日中央部真菌菌丝密度下降，可见有炎症细胞浸润

（3）药物治疗14日时的共焦显微镜检查：治疗14日后，所有患者的溃疡灶均明显减小甚至愈合。荧光素染色发现7例患者角膜上皮完全愈合，只在角膜浅基质层残留有不同程度的云翳；29例患者仍残留深浅不一的溃疡。共焦显微镜表现为①在原角膜病灶的中央，部分患者的共焦显微镜检查仍可找到少量菌丝和炎症细胞；②原周边浸润区均未发现菌丝和炎症细胞；③在角膜病灶中央可发现菌丝的患者仍可见到少量炎症细胞存在，但细胞的大小比较均匀，边界清晰；④所有患者角膜病灶中央均未发现正常角膜基质细胞存在。

（4）药物治疗28日时的共焦显微镜检查：此时所有患者的角膜溃疡已完全愈合，上皮完整。共焦显微镜发现①原角膜病灶中央，9例患者仍可发现极少量菌丝存在，同时伴有少量炎症细胞；②原周边浸润区均未发现菌丝及炎症细胞，只见到低反光的灰白色浑浊；③所有患者均明显或隐约可见正常角膜基质细胞。

（5）停药7日时的共焦显微镜检查：此时有12例患者其角膜已完全恢复透明，其余24例仍残留有不同程度的角膜云翳。共焦显微镜表现为：①恢复透明的患者其角膜病灶中央可以见到正常角膜基质细胞，部分患者可见浅灰色浑浊；②有云翳的患者则见到较浓密的白色浑浊，隐见角膜基质细胞；③所有患者原周边浸润区均可见到正常的角膜基质细胞，偶有浅灰色浑浊。

（6）随访观察：所有患者在随访期间角膜均保持透明，未见复发灶。

真菌性角膜炎患者经过一段时间治疗后，其角膜上皮已经完全愈合，这时就必须对患者病情做出准确的判断，根据病灶中是否残留菌丝及活动性炎症来决定是继续维持治疗还是减少用药量甚至停药。共焦显微镜检查可得出准确判断。

（五）板层角膜移植治疗真菌性角膜炎

（1）手术适应证：对所有真菌性角膜溃疡，除非并发穿孔或有穿孔趋势者，都应先联合多种抗真菌药物进行治疗，并可辅以1～2次局部清创处理，然后根据治疗的转归，病灶的大小、部位、深度及视力等因素决定是否需行角膜移植手术及选择手术的方式。选择部分板层角膜移植手术的适应证为：①药物治疗1周以上无效，同时不并发前房积脓的中浅层溃疡；②对药物治疗有效，其中选择经治疗后前房积脓消失，病灶位于角膜基质的中浅层，视力严重下降至0.1以下者，尤其适宜于溃疡直径较大或偏中心的中浅层角膜溃疡（图6-17，图6-18）。

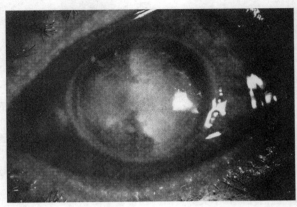

图6-17　真菌性角膜炎术前

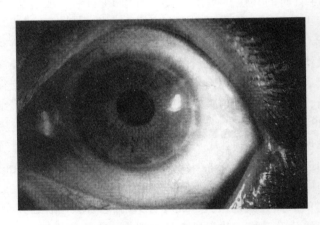

图6-18　行部分板层角膜移植术后4年半

（2）围手术期处理。

1）术前处理：所有患者入院后均先予局部应用氟康唑、两性霉素B滴眼液或那他霉素滴眼液频繁滴眼和相应眼膏睡前包眼，口服伊曲康唑等抗真菌药物治疗，有前房积脓者加上氟康唑注射液静脉滴注；每例患者联合行病灶清创1~2次，除去表层分泌物及菌丝苔被，清创后将抗真菌眼膏涂于病灶表面并包眼。板层角膜移植术治疗真菌性角膜溃疡成功的关键之一是术中彻底清除病灶，术前应在裂隙灯下仔细观察溃疡的深度，确定切除的病变深度。

2）术中处理：术中应根据溃疡灶的深度用可控制切除深度的负压环钻或普通环钻钻取角膜，争取一次把病灶清除。环钻的直径应在溃疡外水肿区1~2 mm，以保证病灶清除干净。剖切后向植床上冲水，冲洗液应用1∶1 000的氟康唑反复冲洗，然后观察植床透明度，从植床透明度决定是否再次剖切。每次剖切时植床一定要干燥，以避免植床反光，植床反光易在剖切时导致穿孔，必要时可多次剖切，因此要求术者具有较娴熟的手术技巧。对术前考虑病灶较深，无确切把握能完成板层移植术者，可同时备有活性角膜供体，以防术中发生穿孔或病灶可能为深达全层时改行穿透性角膜移植术。有条件可采用 Hessburg-Barron 负压环钻，也可采用普通一次性环钻，环钻直径大于溃疡直径 0.5 mm。根据术前裂隙灯检查结果判断病灶深度，预先钻取角膜厚度的 2/3。若 1 次剖切不彻底，可从角膜病变周边进行多次行板层角膜切除直至植床透明；约 85% 的患者剖切达角膜厚度的 4/5，约 15% 剖切接近角膜后弹力层。植片直径大于植床直径 0.25 mm。供体为甘油冷冻保存的角膜，术中去除后弹力层。10-0 尼龙缝线间断缝合，线结包埋。

3）术后处理：术后 3 日内每日结膜下注射氟康唑 1 mg，每晚用抗真菌眼膏及抗生素眼膏包眼，包双眼至植片上皮修复后开始点抗真菌滴眼液，继续每日口服伊曲康唑，疗程为包括术前治疗在内不超过 3 周。术后 2 周无复发则可停用局部抗真菌药物，单纯滴抗生素滴眼液。

4）术后随访：要求患者于术后每周随诊，1 个月后改为每月复诊 1 次，复诊时注意记录视力及矫正视力、眼压、植片透明性、层间愈合情况等，3 个月后可根据角膜曲率及验光结果选择性拆线以调整散光。对大植片及偏中心移植，植床有新生血管伸入者，予局部拆线，滴糖皮质激素滴眼液和 1% 环孢素 A 滴眼液等处理。

（3）术后近期情况和并发症：①术后近期情况，术后 3～5 日角膜植片基本恢复透明，7～10 日植片上皮修复；术后 3～5 日前房脓液吸收，角膜内皮斑消失；②并发症，层间积液，术后 3 日完全吸收；或术后 2～5 日炎症反应复发，早期植床上呈点状浸润，2～3 日后炎症反应在植床与植片间迅速蔓延，改行穿透性角膜移植术后治愈。

（4）术后远期效果：术后 1～3 个月，裸眼视力在 0.2～0.3；术后 6 个月，经部分拆线调整散光后，50% 患者裸眼视力≥0.5。偏中心和植片直径 >9 mm 的患者，术后 2～3 个月可见新生血管长入缝线或进入植片基质，表现为植片的轻度水肿，经及时拆线和糖皮质激素滴眼液滴眼治疗后，角膜植片在 1 周内恢复透明，角膜新生血管在 2 周内消退。术后 3～6 个月，偏中心和大植片移植患者可出现 1 或 2 次角膜上皮型或基质型免疫排斥反应，经常规局部和全身糖皮质激素及 1% 环孢素 A 滴眼液滴眼后，免疫排斥反应在 1 周内被控制，角膜植片透明。

（六）穿透性角膜移植治疗真菌性角膜溃疡

（1）手术适应证：真菌性角膜炎的穿透性角膜移植手术时机尚没有一个统一而明确的标准，术者多是根据患者病情和自身经验做判断。掌握以下原则①局部和全身联合应用抗真菌药物治疗 3～5 日无明显疗效；②角膜溃疡直径 >6 mm，病变深度到达深基质层，视力低于 0.1，局部药物治疗疗效不明显或前房积脓不断增加者，或溃疡面有扩大趋势者；③角膜溃疡到达后弹力层或穿孔者（图 6-19，图 6-20）。

（2）手术技巧和围手术期处理：①对溃疡范围≤6 mm 者，一般采用全身和局部抗真菌治疗。即口服伊曲康唑胶囊 0.2 g，每日 1 次，或静脉滴注氟康唑 100 mg，每日 3 次；局部用 0.5% 氟康唑溶液滴眼，每 0.5～1 小时 1 次；两性霉素 B 滴眼液或那他霉素滴眼液，每小时 1 次；对治疗效果欠佳者和溃疡直径 >6 mm，病变累及角膜全层，经上述药物频繁滴眼后，即行穿透性角膜移植术治疗；②选取环钻的原则是环钻直径应大于角膜溃疡面 0.5 mm；③术中应用 0.02% 氟康唑溶液，在手术显微镜下细心地冲洗房角处的积脓，对虹膜面或晶状体表面的纤维渗出膜应清除冲洗干净，虹膜表面可注入透明质酸钠止血；④采用 10-0 尼龙线间断缝合 12~16 针，术毕前房注入平衡盐溶液呈水密状态，结膜下注射妥布霉素 2 万 U 和氟康唑 1 mg/0.5 mL。

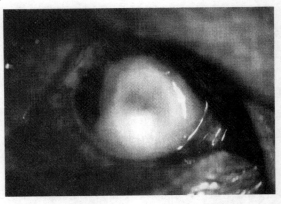

图 6-19　真菌性角膜炎，除颞侧外几乎全角膜感染

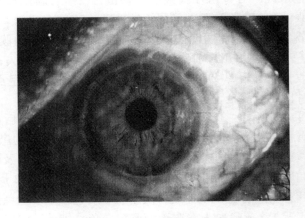

图 6-20　行穿透性角膜移植术后 8 个月

（3）术后处理原则：术后口服伊曲康唑胶囊 0.2 g，每日 1 次，连同术前用药，1 个疗程共 21 日，注意肝功能检查。结膜下注射氟康唑 1 mg/0.5 mL，每日 1 次，连续 3~5 日。结膜囊涂氟康唑眼膏或两性霉素 B 眼膏，每晚睡前 1 次。植片上皮修复后，改用 0.2% 氟康唑滴眼液滴眼，每日 4 次，连用 2~3 周。

一般抗生素用妥布霉素每日 16 万~24 万 U，静脉滴注或肌内注射 3 日。植片上皮修复后，用氧氟沙星滴眼液滴眼，每日 4 次。如前房积脓多、虹膜反应大者，可用阿托品眼膏散瞳。

术后 2 周内局部禁用糖皮质激素，但对前房炎症反应重的患者，可用氢化可的松 100 mg 静脉滴注，每日 1 次，共 1~2 日，以减轻术后的前房反应。

2 周后，如未见真菌复发感染，可开始全身和局部逐渐使用糖皮质激素和环孢素 A 滴眼。

（4）主要并发症：①术后真菌性角膜溃疡复发，平均手术后 8.5 日复发；术后复发可再次行穿透性角膜移植术，控制感染；②术后发生免疫排斥反应；③并发性白内障，与严重感染和术后长时间应用糖皮质激素有关；④继发性青光眼。

（5）手术要点：①手术原则，环钻直径的选择要大于溃疡面0.5 mm，目的是彻底切除真菌病灶，以防术后复发；不管是否有前房积脓或角膜穿孔，在钻切病变角膜片后，要用抗真菌药物冲洗房角和前房、后房是必要的；实践证明，0.02%的氟康唑溶液是安全有效的；如角膜穿孔或前房有较多积脓者，应在显微镜下边用抗真菌溶液冲洗，边用平镊仔细清除虹膜表面的纤维渗出膜，晶状体前囊的渗出物也要一并去除和反复冲洗后房；虹膜面出血可以在表面注入透明质酸钠，待几分钟后小出血可自行停止，如出血较多，用眼内水下电凝探头灼烙出血点有效；手术台上认真地清除病变组织是控制感染的关键；②术后处理，术后复发是真菌性角膜溃疡行穿透性角膜移植术后棘手的问题，故一般术后局部和全身禁用糖皮质激素；但对前房严重积脓和溃疡直径大于8 mm或穿孔者，术后前房反应往往非常严重，术后全身应慎用1~2次糖皮质激素；临床研究表明，在术后均应全身和局部应用抗真菌药，用药时间、频度和方法应根据病情而定，一般原则是角膜溃疡越小，前房反应越轻，则用药时间相对短；反之，时间则长；如2周后不复发，全身用药可停止，局部用药仅限于晚间用1次抗真菌眼膏；术后早期一般全身和局部结膜下用抗真菌药，或再联合抗真菌眼膏；术后3~5日后才把结膜下注射改为抗真菌药滴眼治疗，以便植片上皮修复和预防细菌感染。

真菌性角膜溃疡在临床治疗上非常棘手，其关键还是以预防为主，一旦发生感染，应早期确定诊断和应用抗真菌药物治疗。对疗效欠佳者，又应及时切除病灶，当病变切除不超过1/2角膜厚度时，应考虑行羊膜覆盖术或行板层角膜移植术，对深达1/2以上的患者，应行穿透性角膜移植术。

（贾智艳）

第一节　视盘水肿

一、概述

视盘水肿是指由全身疾病或局部病灶如颅内、眶内及眼球的某些疾病所造成的被动性视盘水肿，是神经系统检查中最重要的项目之一。

二、病因

高血压、肾炎、贫血、肺气肿及右心衰竭等；颅内肿瘤、颅内炎症、颅内寄生虫及颅内出血等；肿瘤、炎症、寄生虫、囊肿、血管瘤及血管畸形等；眼眶疾病；眼球疾病；视盘炎、视盘血管炎、视网膜中央静脉阻塞、视神经肿瘤、葡萄膜炎、眼外伤等。

三、临床表现

1. 早期轻度的视盘水肿

视网膜中央动脉搏动消失，视盘周围可见灰白色水肿环，视网膜中央静脉扩张，视盘颜色变红（与健眼相比较），视盘边界模糊以及视盘生理凹陷消失。

2. 发展完全的视盘水肿

在早期表现的基础上，2周左右可发展为较明显的视盘水肿。视盘直径变大，成菌形隆起，外观松散，可伴有周围及其表面的出血，甚至可见棉絮斑。视网膜静脉迂曲、怒张。

3. 晚期萎缩性视盘水肿

视盘颜色发白，视网膜中央动静脉变细，视盘隆起度下降。

4. 其他

绝大多数视盘水肿患者可伴有头痛、呕吐等颅内压增高症状，可伴有阵发性黑矇；大多数视盘水肿患者的视功能在相当长时间内保持正常，严重者可有明显障碍、甚至失明；合并颅内疾病影响眼球运动神经和视路时，则可引起相应的眼肌麻痹和视野缺损。

四、诊断

1. 病史

有无头痛、恶心和阵发性黑矇史，有无颅脑外伤史，有无高血压、肾病、血液病史，有无眼球及眼眶特殊病史。

2. 眼科检查

散瞳查眼底，立体眼底摄影，荧光素眼底血管造影（FFA）以及视野（生理盲点水平径扩大）。

3. 实验室检查

血常规、尿常规、肾功能检查、血脂检查。

4. CT、MRI 检查

颅内占位性病变、眼眶占位性病变。

5. 心脏彩超

右心衰竭患者。

五、鉴别诊断

视盘水肿应与视网膜中央静脉阻塞、高血压性视网膜病变、缺血性视神经病变、视盘炎、视盘血管炎及埋藏性玻璃膜疣等疾病引起的假性视盘水肿相鉴别。

六、治疗及预后

积极治疗原发病。对于眼底镜下视网膜静脉怒张、迂曲和动脉变细，视盘周围视网膜有出血，棉絮斑以及黄斑部扇形白点出现时，应立即去除病因，以抢救视力。及时去除引起视盘水肿的病因后，预后良好，眼底改变可在 1～2 个月内恢复，不留任何痕迹。当视网膜有缺血征象，视神经有萎缩征象，视力下降时，预后较差，严重者失明。

（李少东）

第二节　视神经炎

一、视盘炎

（一）病因及发病机制

本病可由眼内局部病变引起，也可由全身疾病及体内有毒物质引起。

（二）临床表现

该病起病急，视力急剧下降，数日降至光感。开始多为单眼发病，之后另一眼发病，也有两眼同时发病。查体瞳孔对光反射减弱或消失。视盘充血水肿，视网膜静脉迂曲，动脉正常或较细。

（三）诊断

（1）发病急，视力急剧下降，数日降至光感。

（2）开始多为单眼发病，之后另一眼发病，也有两眼同时发病。

（3）瞳孔直接和间接光反射迟钝或消失。

（4）视野由中心暗点、旁中心暗点及周边视野缩小。

（5）眼底表现可有视盘充血，边界模糊；视盘水肿；视网膜静脉迂曲，动脉正常或较细。

（四）治疗

（1）抗生素应首选青霉素、林可霉素或头孢菌素。

（2）皮质类固醇局部或全身应用。

（3）血管扩张药。

（4）高压氧舱治疗。

（5）神经营养药。

二、球后视神经炎

（一）病因及发病机制

球后视神经炎病因十分复杂，除了细菌、病毒、真菌及寄生虫等致病微生物的感染外，脱髓鞘疾病、遗传性疾病等都是引起球后视神经炎的原因。在大多数情况下，很难找到确切的病因。此外，眼内炎，中耳炎，鼻腔、鼻窦炎症等局部邻近组织炎症也可导致本病发生。

（二）临床表现

短期内突发视力减退甚至无光感，通常为远视力、近视力均下降，伴有眼球转动痛、瞳孔直接对光反射障碍。

（三）诊断

视力急剧下降，眼眶痛或眼球转动时疼痛，瞳孔散大，视野出现中心暗点或视野向心性缩小；视觉诱发电位 P100 波潜伏期延长，波幅降低；眼底检查无明显改变；颅脑 CT 检查排除占位性病变；眼前节检查未见异常；眼底检查，视盘正常或轻度充血，边缘可模糊。视觉电生理改变。

（四）鉴别诊断

与缺血性视神经病变鉴别：缺血性视神经病变患者年龄较大，往往合并全身心血管病变。

（五）治疗

大剂量甲泼尼龙琥珀酸钠静脉滴注是近年来公认有效的方法。近年来，神经营养因子被广泛应用于神经系统疾病，但神经营养因子治疗球后视神经炎的针对性还有待研究。主张尽量查明病因，针对病因治疗。

（李少东）

第三节　视神经萎缩

一、概述

视神经萎缩是指由于各种原因导致的视网膜神经节细胞及其轴突受到损害，引起视网膜神经节细胞丢失和神经纤维变性甚至坏死及神经胶质增生，从而导致的严重视功能障碍性疾病。常见病因为视网膜和视神经炎症、退行性变、缺血、外伤、肿瘤压迫及原发或继发青光眼等，其他不常见的病因有特发性高颅内压、假性脑肿瘤和颅内静脉窦血栓。另外颅内肿瘤手术和鼻窦手术等医源性损害也可以导致不同程度的视神经萎缩。临床上主要分为原发性视神经萎缩和继发性视神经萎缩两大类。前者的萎缩过程是下行的，后者的萎缩过程是上行的。

二、临床表现

1. 症状和体症

（1）不同程度的视力下降，严重者甚至失明。

（2）有后天获得性色觉障碍，尤以红、绿色觉异常多见。

（3）眼底改变。

1）原发性视神经萎缩：视盘色泽淡或苍白，边界清楚，视杯上筛孔清晰可见；视网膜血管一般正常。

2）继发性视神经萎缩：视盘色泽灰白、晦暗，边界模糊，生理凹陷消失；视网膜血管动脉变细，血管旁伴有白鞘，视网膜可有陈旧性病变的表现，如渗出、色素沉着或紊乱等。

2. 视野检查

可发现有中心暗点、鼻侧缺损、颞侧岛状视野、向心性视野缩小或管状视野等。

3. 视觉电生理的改变

原发性视神经萎缩时视觉诱发电位（VEP）振幅降低，潜伏期延长。继发性视神经萎缩时，除视觉诱发电位异常外，还可有视网膜电图的异常。

三、诊断

（1）根据既往眼病史、眼眶和颅内占位病史，视功能障碍明显，眼底视盘改变，可以诊断。

（2）视野和电生理检查有助于诊断。

四、鉴别诊断

（1）对于原发性视神经萎缩，需做其他多种辅助检查，以明确病因。

（2）根据病史和眼底改变及影像学检查，可对原发性和继发性视神经萎缩做出鉴别。

五、治疗

（1）积极治疗各种原发病，并请相关科室协助治疗。

（2）可应用甲钴胺、神经生长因子和复方樟柳碱等营养神经和扩张血管的药物治疗。

六、临床路径

1. 询问病史

重点注意查找引起视神经萎缩的病因。

2. 体格检查

重点注意视盘的形态改变及萎缩特点，并注意有无提示颅内压改变的全身症状，如头痛、头晕、一过性的视物模糊，或前述症状由轻变重、由偶发变频发，这些均有重要的临床意义。

3. 检查

视野和视觉诱发电位检查对本病诊断具有重要价值，CT、MRI 和脑数字减影血管造影（DSA）等检查对明确病因具有重要作用。

4. 处理

主要治疗原发病。

5. 预防

积极治疗引起视神经萎缩的原发病。

（周宏宇）

第四节　视神经肿瘤

一、视神经胶质瘤

视神经胶质瘤为一种起源于视神经内胶质细胞的良性或低度恶性肿瘤。视神经胶质瘤占神经系统胶质瘤的 1% ~2%，占眶内肿瘤的 1% ~6%。

（一）临床表现

（1）患者多为 10 岁以下儿童，新生儿也可患病；成人发病者恶性程度较儿童高。

（2）女性多见。

（3）进度缓慢，多为良性，也可为低度恶性，不常发生血行转移或淋巴转移。

（4）常先出现视力下降。

（5）继而出现进行性眼球突出，常为非搏动性和不能压回的突眼，多数向正前方。但如果肿瘤过大，可使眼球前突偏向颞下方。

（6）眼球运动一般不受限。如果肿瘤过大，也可影响眼肌，发生眼球运动障碍。

（7）肿瘤较大或距眼球较近者，可压迫眼球，导致脉络膜视网膜皱褶，或致视盘水肿或视神经萎缩。少数患者可因视神经受压而引起视网膜中央静脉阻塞。

（8）多为单侧。近眶尖部肿瘤可沿视神经交叉向对侧蔓延累及对侧。

（9）儿童视神经胶质瘤常伴有神经纤维瘤病。

（10）影像学检查：X 线检查可见视神经孔扩大，超声探查可显示肿大的视神经和视盘，CT 和 MRI 扫描可清晰地显示肿瘤的部位、形状、边界、肿瘤实质和范围。

（二）诊断

根据患者年龄、视力损害、单侧突眼，X 线、CT 和 MRI 的检查，可以明确诊断。

（三）治疗

（1）如果视力尚好，眼球突出不明显，在影像学监测下病变无进展，可严密观察。

（2）一旦发现肿瘤有蔓延趋势应立即手术切除。

（四）治疗目标

根据视力状况和肿瘤有无蔓延趋势决定是否密切观察和手术切除，尽量保存视功能。

二、视神经脑膜瘤

视神经脑膜瘤起于视神经外周的鞘膜，由硬脑膜或蛛网膜的内层细胞组成。偶尔也可来自视神经鞘内的纤维组织，称为神经纤维瘤。通常肿瘤均起源于眶内段视神经，可经视神经孔逐渐向颅内生长；也可位于视神经孔处，以后逐渐向眶内及颅内两边发展。肿瘤自视神经外周鞘膜发生，逐渐向外生长，通常不侵入软脑膜以内的视神经实质，因此视神经仅受到机械性压迫的影响。偶尔也有少数病例肿瘤向内生长，侵入视神经、巩膜，甚至侵及脉络膜和视网膜。脑膜瘤生长缓慢，为良性肿瘤，也可恶变，恶变后发展迅速。发病年龄越小，恶性程度越高。

（一）临床表现

（1）好发于中年女性。

（2）进行性眼球突出，多向正前方。后期可因肿瘤较大，占据眶内大部分空间时，眼球突出可偏向颞下方。

（3）眼球缓慢前突相当长一段时间后，视力逐渐减退。

（4）当眼外肌受肿瘤压迫时，眼球运动受限。

（5）眼睑和结膜水肿。眼睑及眼眶显得极为丰满，眶内压力高。

（6）当球后段视神经受肿瘤压迫时，可有视盘水肿和视神经萎缩，有时可并发视网膜中央静脉阻塞，有时可有脉络膜视网膜皱褶。

（7）影像学检查：X线检查和CT、MRI检查可见视神经孔扩大、视神经管壁硬化；眶壁骨质增生与破坏同时存在。CT与MRI还可显示视神经增粗，钙化及车轨样图像。超声检查可显示增粗的视神经，视神经与眼球间构成角度增加，边界清楚，内回声减少而衰减明显；有时病变处有钙化。

（二）诊断

根据患者是女性、中年以后发病、单眼突出、视力缓慢下降、视神经孔扩大和眼眶扩大、骨质吸收等要点，可以明确诊断。必要时进行穿刺活组织病理检查，以便确定诊断。

（三）治疗原则

（1）尽早手术摘除肿瘤。

（2）不宜手术或手术未能完全摘除者可采用放射治疗，但不敏感。

（四）治疗目标

尽早手术摘除肿瘤。

三、视盘血管瘤

本病为先天性发育性血管肿瘤，可单眼或双眼同时发病，可伴有视网膜毛细血管瘤，分为内生型和固着外生型两类。

（一）临床表现

1. 症状与体征

（1）早期无任何症状。累及黄斑时可影响视力。

（2）眼底所见。

1）内生型：为红色球形完全局限的血管性病损，边缘清楚，有包膜。肿瘤可向玻璃体内生长突出，无明显的供养和回流血管的特征。视盘边界清楚，但偶尔血管瘤的边缘也可模糊不清，易与视盘水肿、视神经炎相混淆。

2）外生型：常位于视盘偏中心部位并遮挡视盘的边缘。肿瘤边界不清，呈橘黄色，常从视盘边缘伸入邻近的视网膜下间隙。瘤体内血管扩张并可侵及视网膜深层组织。视网膜常有黄色渗出，如果视网膜下积聚较多渗出，可导致视网膜脱离。

2. 荧光素眼底血管造影检查

早期造影瘤体迅速形成强荧光，其大小、形态基本保持不变；晚期无明显渗漏，周围组织无着染。视网膜尤其黄斑区有脂肪渗出者，则显示轻微荧光遮蔽。

3. 并发症

主要为继发性视网膜脱离、视网膜下出血、玻璃体积血、葡萄膜炎及继发性青光眼，可导致患者失明。

（二）诊断

（1）根据视盘和眼底其他部位的检查，可以诊断。

（2）荧光素眼底血管造影有助于诊断。

（三）治疗原则

（1）如果血管瘤不发展，可定期观察，不必治疗。

（2）如果血管瘤发展或有并发症，可采用电凝、光凝或冷凝视网膜的血管瘤，也可采用经瞳孔温热治疗术。

（四）治疗目标

根据血管瘤是否发展，可采取定期观察，或电凝、光凝或冷凝血管瘤的治疗。

四、视盘黑色素细胞瘤

视盘黑色素细胞瘤是视神经先天性良性黑色瘤。无性别差异，双侧发病罕见。常在体检时被发现而就诊。

（一）临床表现

1. 症状与体征

（1）一般不影响视力。肿瘤很大时，视力可轻度降低。

（2）即使是视力正常的患眼，也会出现睫状神经功能障碍。

（3）常有视野缺损。

（4）眼底所见。

1）玻璃体清亮。

2）视盘内或其上有灰至深黑色的肿瘤，边界不规则，轻度隆起，一般为 1~2 mm。个别的瘤细胞还可落至玻璃体内。通常肿瘤占视盘一个象限，大多数肿瘤位于视盘的颞下象限，但有的可累及整个视盘。

3）可有视盘水肿的表现。

4）视神经色素瘤可与典型的脉络膜痣相连接。

2. 荧光素眼底血管造影检查

肿瘤处为低荧光区。在瘤以外的视盘组织，可见神经纤维被推向一侧，常因毛细血管轻度扩张造成该处染料的渗漏。

3. 视野检查

根据肿瘤的大小和范围，视野有不同表现：视野正常、生理盲点扩大、神经纤维束缺损或鼻侧阶梯。

4. 超声检查

超声检查显示为高反射、内部结构规则、伴有浆液性视网膜脱离和观察期间生长缓慢。

（二）诊断

（1）根据眼底所见，可以诊断。

（2）荧光素眼底血管造影、视野和超声检查有助于诊断。

（三）治疗原则

无须特殊治疗。

（四）治疗目标

无须特殊治疗。

（周宏宇）

第八章　小儿眼科常见病

第一节　早产儿视网膜病变综合征

一、概述

早产儿视网膜病变综合征是指在妊娠 36 周以下、低出生体重、长时间吸氧的早产儿，其血管化的视网膜发生纤维血管瘤增生、收缩，并进一步引起牵拉性视网膜脱离和失明。

其危险因素包括：①早产儿（尤其妊娠期 < 32 周）；②体重 < 1 500 g，尤其体重 < 1 250 g；③高浓度氧治疗史。

二、诊断

（一）临床表现

病变早期在视网膜的有血管区和无血管区之间出现分界线是特有体征。分界处增生性病变，视网膜血管走行异常及不同程度的牵拉性视网膜脱离，应考虑早产儿视网膜病变综合征诊断。

周边视网膜出现无血管区。多双眼发病，视网膜周边部血管迂曲扩张，新生血管增殖，玻璃体积血甚至视网膜渗出、脱离。增殖的血管膜和脱离的视网膜向玻璃体隆起呈现白瞳症。瞳孔不易散大，虹膜血管扩张。病变退行后遗留瘢痕组织。病变晚期可有前房变浅或消失，继发青光眼、角膜变性等。视力多受严重影响。病变分类标准如下。

1. 发生部位

病变部位可分 3 个区。

Ⅰ区（后极）：以视盘为中心，约 2 倍于视盘至黄斑中央凹的距离为半径画图。

Ⅱ区：Ⅰ区以外鼻侧至锯齿缘，颞侧至赤道部的范围。

Ⅲ区：Ⅱ区以外直至颞侧锯齿缘。早期病变越靠后，进展的危险性越大。

2. 范围

以时钟钟点标出病变的受累范围。

3. 病变轻重程度

1 期：视网膜颞侧周边部无血管区与后极部视网膜有血管区之间出现分界线。约发生在矫正胎龄 34 周。

2 期：分界线呈嵴状隆起。约发生在 35 周（32 ~ 40 周）。

3 期：嵴状分界线伴有视网膜外纤维血管组织增殖。约发生在 36 周（32～43 周）。

4 期：由于纤维血管增殖发生牵引性视网膜脱离，先起于周边，逐渐向后极部发展；据黄斑有无脱离又分为 A 和 B。4A 期：无黄斑脱离；4B 期：黄斑脱离。

5 期：全视网膜脱离期。约在出生后 10 周。

（二）鉴别诊断

（1）与白瞳症鉴别。

（2）与家族性渗出性玻璃体视网膜病变鉴别。家族性渗出性玻璃体视网膜病变为常染色体显性遗传，临床表现与早产儿视网膜病变相似，家族成员中可见周边视网膜血管异常，患儿无早产及氧疗史。

三、治疗

（1）对Ⅲ区的 1 期、2 期病变定期随诊。

（2）对阈值前病变密切观察病情。

（3）对阈值病变行间接眼底镜下视网膜缺血区光凝或冷凝治疗。

（4）对 4 期和 5 期病变可以进行巩膜环扎及玻璃体手术。

（王广江）

第二节　儿童先天性青光眼

一、病因

1. 大多数为原发性婴幼儿型青光眼（不伴随其他眼部及全身先天异常）

约80% 在 1 岁内发病。在 3 岁以后或青少年期的发育性青光眼称为青少年型青光眼，表现与原发性开角型青光眼相似。

2. 少数为斯德奇—韦伯综合征（Sturge-Weber 综合征）

多为单侧性，沿三叉神经分布的颜面部毛细血管瘤，颅内脑膜血管瘤，眼部常见脉络膜血管瘤，眼压高。可有癫痫及其他神经系统症状，无家族遗传史。

3. 罕见的病因

（1）眼前节发育异常（如阿克森费尔德综合征、Rieger 综合征、Peters 异常）：常为双侧性，伴有角膜、虹膜、前房角发育异常。

（2）眼脑肾综合征（Lowe 综合征）：表现为先天性白内障，角膜浑浊，青光眼，并伴有肾小管功能异常。为 X 连锁隐性遗传。

（3）先天性风疹综合征：表现为青光眼，白内障，"椒盐"状脉络膜视网膜炎，可并发耳聋、心血管系统损害及智力低下。

（4）先天性无虹膜症：为先天性虹膜发育不良，房角镜下仅见部分虹膜残根，常伴有角膜发育异常及白内障、青光眼、黄斑发育不良、眼球震颤等，可并发全身发育异常。

（5）其他：弥漫性神经纤维瘤、同型胱氨酸尿症、永存原始玻璃体增生症以及继发于虹膜—晶状体隔前移的青光眼。

二、诊断

（一）临床表现

1. 症状

畏光，流泪，眼睑痉挛，大角膜，角膜浑浊。见于婴幼儿。

2. 体征

常为双侧性，角膜直径增大（1 岁以内横径大于 12 mm 为异常），角膜水肿，眼压升高。角膜上皮水肿甚至基质层水肿，后弹力层线状裂纹（Haab 纹），与角膜缘平行。前房深，眼轴长，近视。视盘杯/盘比（C/D）扩大及视神经萎缩。前房角发育异常。

（二）相关检查

1. 眼部检查

包括双眼视力检查（能否固视和追光），眼前节检查，测量角膜直径，注意角膜水肿、浑浊及后弹力层破裂，必要时使用手持裂隙灯检查，散瞳详查眼底，注意视盘 C/D，屈光检查，眼压测量。

2. 术前眼部检查可在全身麻醉下或镇静下进行

包括角膜横径、眼压眼底、房角、屈光的检查。新生儿平均眼轴长 17 mm，1 岁时增加至 20 mm。超声波或睫状肌麻痹下屈光检查，可用于监测眼轴长度的变化。

全身麻醉尤其是使用氟烷麻醉剂可明显降低眼压，氟烷麻醉下眼压≥20 mmHg 表明青光眼可能性很大。

（三）鉴别诊断

1. 大角膜

双侧角膜扩大，横径大于 13 mm，但角膜厚度和内皮细胞正常，眼压和视盘 C/D 正常。

2. 产伤

产伤引起的后弹力层破裂多为垂直或斜行的，角膜直径正常，常为单侧性，有产伤史。

3. 先天性遗传性角膜内皮营养不良

生后双侧角膜水肿，但角膜直径和眼压正常。无后弹力层破裂。

4. 黏多糖贮积症和胱氨酸病

先天性代谢障碍，多发生于婴幼儿期，可见角膜雾状浑浊、白内障，角膜直径及眼压正常。

5. 鼻泪管阻塞

流泪，眦部黏液性分泌物，角膜透明、不扩大，眼压正常。

三、治疗

儿童先天性青光眼药物治疗疗效多不满意，一经确诊应及早手术。

1. 药物

（1）β 受体阻滞剂：左布诺洛尔或 0.25%～0.5% 噻吗洛尔，每日 2 次。

（2）碳酸酐酶抑制剂：乙酰唑胺 5～10 mg/kg，口服，每 6 小时 1 次。

（3）缩瞳剂：通常仅作为房角切开术的术前用药。

2. 手术

（1）3 岁以下患儿首选房角切开术或小梁切开术，如果术后眼压控制不良可重复手术。3 岁以上及角膜混浊影响前房角视见的患儿适于小梁切开术。

（2）上述术式失败者，角膜缘变形不严重者可行小梁切除术。多次小梁切除术失败者可考虑房水引流物植入术。

（3）对于手术后并发弱视的患儿应注意屈光矫正及弱视治疗。

（王广江）

第三节　儿童白内障

由感染及营养不良所致的失明显著减少，白内障已成为儿童致盲的主要原因。据报道，儿童白内障的发生率为（1~5）/10 000，其中发展中国家的儿童白内障致盲率约为发达国家的 10 倍。早期诊断和治疗对于视力的提高具有相当重要的意义。由于儿童的眼球特点和发育等因素的影响，与成人手术相比，儿童的白内障手术存在着一系列复杂的问题，给手术预后带来较大的影响。随着近年来新的技术和设备不断出现，白内障手术方法也不断获得新的进展，但在人工晶状体植入的时机和度数的选择等方面，仍然存在着较大的争议。

一、儿童眼的特点与白内障手术的关系

由于儿童的眼球特点，以及在术前检查时配合能力较差、眼部手术需要全身麻醉等因素，儿童的白内障手术不仅具有较大的危险性和操作难度，而且术后效果也不如成人手术术后效果。影响白内障手术术后效果的，主要有以下几个方面。

（一）屈光状态

婴幼儿的眼轴长度明显短于成人眼轴。婴儿出生时眼轴长度约为 16 mm，此时的屈光状态为 +30.00 ~ +35.00 D。随着年龄的增长，眼轴长度和角膜的屈光度也随之改变。1 岁时，婴儿的眼轴长度和屈光度接近成人。因此，若打算在患儿 1 岁以前行人工晶状体植入术，选择人工晶状体的度数是一个关键的问题。

（二）眼球硬度

儿童眼球与成人眼球的另一个重要区别在于眼组织的硬度不同。婴儿的角膜和巩膜相对成人而言较薄，角膜梯形切口较成人难做，术中眼球在房水流出后易发生塌陷，若切口为无缝线小切口，术后切口自闭功能较差。儿童眼的玻璃体弹性强，后房压力较成人眼高，术中前房难以形成，手术操作空间小，易发生玻璃体溢出。另外，儿童晶状体囊膜的脆性较大，在抽吸皮质和人工晶状体植入时容易发生囊膜撕裂，从而导致术后并发症的发生。

（三）术后易发生后囊混浊

小于 3 岁的儿童，不论是何种类型的白内障，在行单纯白内障囊外摘除手术以后，3 个月内几乎 100% 的患儿发生后发性白内障；3 岁以上的儿童后发性白内障的发生率也明显高于成人。这是因为儿童的晶状体上皮细胞的增殖活性明显比成人高，尽管一些手术者在摘除白内障的同时做了一期的后囊切开术，但仍然有患儿的晶状体上皮细胞利用玻璃体作为支架，继续增殖扩展，从而形成后发性白内障。

（四）对手术和人工晶状体的反应高于成人

首先，儿童眼术后的纤维炎性渗出反应明显高于成人，大量的纤维渗出加速了虹膜和其他组织与人工晶状体的粘连，同时加速了晶状体上皮细胞的增殖；其次，人工晶状体和虹膜组织的摩擦所引起的反应也明显高于成人眼；最后，人工晶状体对儿童眼也容易引起严重的毒性反应。

二、儿童白内障的种类

儿童白内障可有先天性及外伤性等类型。先天性白内障是胎儿发育过程中晶状体发育障碍的结果。从形态学上分类，先天性白内障可分为前极性、后极性、冠状、点状、板层、核性、全白内障和膜性白内障等类型。不同类型的白内障对视力的影响程度不同。如果晶状体浑浊程度较轻，对视力无明显影响，可以对患者进行认真的随访，观察有无屈光不正并及时予以矫正，若视力障碍有明显进展，则需及时手术处理，谨防弱视的发生。

外伤性白内障是儿童单眼白内障的常见原因。对其处理，需依赖于后囊和悬韧带的损伤情况以及角膜、葡萄膜、房角、眼后段是否累及。若患儿晶状体损伤程度轻，视力较好，只需密切观察。但若损伤明显影响视力或引起眼部并发症，则需手术治疗。

三、术前检查

如果一个先天性白内障的患儿未被发现全身其他系统有临床表现异常，则没有必要进行广泛详尽的实验室检查来评估其白内障的发生原因。但如果患儿同时存在有代谢性疾病、性传播疾病、子宫内感染或伴有发育畸形，术前最好由儿科医生协助检查，以找出先天性白内障的发病原因，并进行全身其他相关疾病的治疗。

当一个白内障患儿前来眼科就诊时，最首要的是进行详细的眼部检查。首先可在散瞳的情况下用直接检眼镜检查眼底的红光反射以粗略地判断患儿的眼底状况。其次是评估患儿的视功能，幼小的患儿无法配合视力的检查，可以通过询问其父母与患儿是否有目光的交流来帮助判断，同时检查患儿是否有固视和跟随物体运动的能力。如果大于2个月的婴幼儿出现明显的眼球震颤往往预示着视力预后较差。彻底地检查往往需要使用镇静剂或在全身麻醉后进行，可以给患儿口服水合氯醛，待其熟睡后进行检查，也可以在手术开始前全身麻醉达成之后进行。在检查时不仅要对患眼进行散瞳后的眼前段和眼后段检查，也必须对单眼患者的对侧眼进行散瞳后的详细检查，这是因为有些单眼白内障患者的对侧眼，即使没有形成白内障，常常也可以伴有其他的发育畸形。眼前段的检查除了常规的裂隙灯检查外，还包括角膜直径的测量、眼压的测量；眼后段的检查主要用检眼镜检查玻璃体和视网膜的状况。眼部检查还包括眼轴长度和角膜曲率的测量，用以计算所需植入的人工晶状体度数。

四、手术时机的选择

手术是治疗白内障的最重要而有效的方法。20世纪70年代以前，对于儿童白内障曾采用保守的治疗方法，即用阿托品或托吡卡胺散瞳，或采用光学性虹膜切除术，让患儿从浑浊晶状体的周边视物。然而人们逐渐认识到光学性虹膜切除术对于提高视力的作用不大，散瞳剂引起的调节麻痹也阻碍了视力的发育。因此，现在公认的治疗原则是在视觉发育的关键时期及早进行白内障摘除术和无晶状体眼屈光不正的矫正，避免患儿出现不可逆的视觉剥夺性弱视。

要确定手术时机，首先必须正确判断晶状体浑浊对视力的影响程度。4 岁以下的儿童很难检查视力，通常只能通过检查白内障的形态、患儿的视觉固视反射、视觉电生理的检查以及患儿对外界环境的反应能力来综合判断视力，从而决定是否手术。许多学者认为浑浊直径大于 3 mm 的白内障应及时手术，混浊部位越接近后极对视力的损害就越大。20 世纪 70 年代的学者认为白内障手术应于患儿 3~6 个月时进行较为合适。目前认为，在患儿身体条件允许的情况下应尽早手术，特别是单眼白内障的患者。国外一些学者认为对单眼先天性白内障而言，要获得术后好的视力只有在新生儿期手术才有可能实现；双眼白内障患者也应尽早手术。但 Elston 和 Timms 认为，婴儿出生后 6 周是双眼视力发育的潜伏期，在此之前过早手术，并无太大必要。现在，有不少学者把出生后 8 周内进行先天性白内障手术作为最佳手术时间。第 2 只眼的手术应在第 1 只眼手术后 2 日至 1 周内完成，以防在手术后因单眼的遮盖而诱发形觉剥夺性弱视。

对于绕核性白内障或晶状体部分浑浊的患儿，应注意观察其患眼是否具有良好的视功能。倘若患儿尚有较好的视功能，可密切随访观察晶状体混浊的发展状况和是否有弱视的发生，不当的过早手术若造成并发症反而可能会导致斜视、弱视并丧失双眼视功能。前极性白内障很少形成弱视，但应注意密切随访。

五、无晶状体眼的矫正

目前常用的对儿童无晶状体眼进行光学矫正的方法有 4 种：框架眼镜、角膜接触镜、角膜表面镜和人工晶状体。

（一）框架眼镜

框架眼镜是古老而传统的光学矫正无晶状体眼的方法，对许多双眼患者既经济又安全。其佩戴方便，价格便宜，镜片度数能够随患儿眼球的发育变化而及时更换，手术后可以立即佩戴，无并发症，是矫正双侧无晶状体眼的重要方法。不足之处是先天性白内障术后屈光度高，镜片厚使得眼镜过重，佩戴后存在影像歪曲、影像放大、视野缩小等缺点。此外，婴幼儿脸形扁平，鼻梁低，不易佩戴，容易损坏，单侧无晶状体眼的患者无法耐受。

（二）角膜接触镜

角膜接触镜为国外婴幼儿无晶状体眼最常用的光学矫正方法，国内目前应用还不普遍。其优点同框架眼镜一样，可以随着患儿眼球的发育而改变屈光度，特别适合于单侧无晶状体眼患儿；除了屈光度外，接触镜还可以随时改变其他参数（如镜的曲率、大小和制作材料等）；同时，1 岁以内的婴儿可以很好地耐受角膜接触镜；此外，角膜接触镜是一种非创伤性的治疗方法，对眼部的损伤小，一些新型的接触镜显示出较好的耐受性，特别适合儿童佩戴。

但是角膜接触镜也存在着一些缺点：儿童在 1~3 岁时，很难制成合适的角膜接触镜，而且单眼无晶状体眼也不易接受角膜接触镜，使得治疗效果不理想；在此年龄，接触镜容易丢失，造成儿童有效矫正时间的缩短；同时，1 岁以后，儿童对角膜接触镜的耐受能力逐渐下降，即使使用角膜接触镜也可能产生复视或因接触镜偏心而产生视力压抑；由于频繁装取接触镜，会对儿童带来心理上的伤害；高度数的接触镜制作困难，价格昂贵，有时需要全身麻醉下操作，种种因素使得许多患儿家长不能坚持治疗，即使继续治疗，也会因家长把大部分时间和注意力集中在接触镜上，而放松了健侧眼的遮盖治疗。另外，角膜接触镜的佩戴还可能引起角膜新生血管与上皮下浸润、角膜溃疡、感染等并发症的发生。

接触镜度数的选择是用接触镜治疗儿童无晶状体眼的关键，不合适的度数仍然有可能导致弱视的发生。一般幼小婴儿要求有更好的视近物能力，随年龄增长，则远视力更加重要。每个患儿佩戴接触镜的度数应根据散瞳验光结果来决定，另外加上过矫量，1岁以内过矫 +1.5 ~ +3.5 D，1~4岁过矫 +0.5 ~ +1.5 D，出生后18个月时开始试戴双焦镜以便近距离注视。

（三）角膜表面镜

角膜表面镜于20世纪80年代被提出。其优点是该手术为眼外手术，不仅可以重复进行，还可矫正儿童角膜瘢痕引起的散光。但这一技术只适用于大于1岁的儿童，手术费用高，需要有供体角膜，矫正度数不能随眼轴的发育而改变，术后植片水肿时间较长，导致一段时期内患眼视力不能提高，少数患者植片失败，其不足使其应用受到限制，目前临床上还未广泛开展使用。

（四）人工晶状体

对于成人无晶状体眼的矫正，人工晶状体植入术已被公认为是最安全有效的方法。但对于儿童而言，目前仍存在较大的争议。对于年龄较大的儿童，人工晶状体的植入是提供光学矫正的最好方法。人工晶状体所产生的物像不等率最小，可最快速地提供术后视力重建，可提供全天的光学矫正，其性能与晶状体蛋白所形成的晶状体相似，不需摘换，即使对于配合差的儿童也可以提供合适的弱视治疗，已成为普遍采用的方法。目前，对于2岁以上的儿童，用人工晶状体植入术来矫正无晶状体眼的屈光不正已没有异议。但对于婴幼儿的应用尚存在许多争议。多数学者不主张为1岁以内的婴幼儿植入人工晶状体，主要原因有：①患眼术后炎症反应强烈，甚至难以控制；②患儿的眼轴长度及角膜曲率变化迅速，难以选择适宜的人工晶状体度数。出生后1年内，患儿的眼轴长度平均增长4 mm。若植入人工晶状体，眼轴及角膜曲率的变化随着年龄的增长可造成屈光不正、屈光参差和明显的影像不等，从而影响弱视的防治和视觉系统的发育，使手术失去了本来的意义。目前对于1岁以下的儿童，国外许多手术者认为角膜接触镜不失为最佳的选择。除了安全、简便外，更重要的是可根据眼球发育所致的屈光状态变化调整接触镜的度数，同时又照顾到各个时期对远视力、近视力的不同需要。事实证明，幼小婴儿一般都能很好地耐受角膜接触镜。待患儿年龄较大时，眼球发育已基本完成，可选择适当时机进行二期人工晶状体的植入。

人工晶状体植入禁忌证包括眼球先天畸形如严重小眼球或小角膜、先天性青光眼、慢性葡萄膜炎、角膜内皮疾病、常规白内障禁忌证包括黄斑病变和视网膜脱离等。外伤性白内障一期手术时应注意外伤的情况是否构成人工晶状体植入的禁忌，同时还必须考虑到植入人工晶状体对恢复视力是否有意义。

六、手术方式的选择

（一）前部进入法

儿童的白内障手术多采用角巩缘隧道切口或巩膜隧道切口，这样可以避免虹膜前粘连的形成，切口位置一般位于上方 12 点钟位，也可以在颞侧。因为儿童的晶状体还没有形成核，所以用小切口结合单纯注吸就可以去除晶状体。儿童的前房通常比较狭窄，所以一般选择黏度较高的粘弹剂，这样可以更好地起到填充效果。

采用前囊的连续环形撕囊是保证人工晶状体的位置在囊袋内的关键。撕囊口应比人工晶状体的光学部直径略微小一些。儿童的前囊膜比较厚、有弹性，因此也比较容易撕向赤道部。连续环形撕囊可以先用截囊针在囊膜中央穿刺后改用撕囊镊完成，也可以直接用撕囊镊一次完成。为避免撕向赤道部，很好地控制撕囊的方向，撕囊镊须重复抓捏在囊膜瓣不同的部位。撕囊过程中直径须控制在比预先设计的直径稍小一点的尺寸，由于内在弹性的关系，撕囊结束之后撕囊口的直径通常还会再自动扩大一些。如果白内障处于膨胀状态，在前囊膜穿刺完成以后白色的液体会进入前房，可以先吸除液化的皮质或用粘弹剂注入前房，在晶状体前方起到填压液化皮质的作用。

在水分离以后，用灌注、吸引的方式就可以彻底清除皮质和软核。彻底清除所有的晶状体物质能使术后的炎症反应降低到最小程度。文献报道大于 6 岁的儿童术后眼内炎的发生率有所增加，所以对于这一年龄段的患儿应倾向于保留后囊膜。即使发生后发性白内障，患儿也可以较好地配合采用 YAG 激光的后囊膜截开术。对于 6 岁以下的儿童，后囊膜环形撕囊联合前段玻璃体切除术是保证术后产生一个清晰的视轴、减少二次手术的必要手段。清除晶状体物质以后，用高黏度的粘弹剂填充囊袋，将截囊针套在粘弹剂的注射器上完成囊膜切开，尽量勿使玻璃体涌出，做开口的方式最好用撕开、划开的方法而不是向后刺穿囊膜。在后囊开口处注入粘弹剂保持玻璃体不涌出，在囊膜瓣的后部注入粘弹剂，使瓣向前进入囊袋内，用撕囊镊抓住后囊瓣，完成连续的环形撕囊。

有学者用玻璃体切割器完成囊膜切除，发现比连续环形撕囊更容易控制。也有学者用粘弹剂填充囊袋之后，再做一个后囊的穿刺，将粘弹剂注入后囊膜和玻璃体之间，以堵住玻璃体的出口，避免玻璃体涌入前房。不过，如果有粘弹剂存在于后囊膜之后，较难获得预定大小的撕囊直径，手术结束时，存在于后囊膜之后的粘弹剂也较难以清除，容易导致术后人工晶状体向前拱起。后囊环形撕囊的直径须稍小于前囊撕囊口直径，最好为 4.0 mm，至少必须大于 3.0 mm，而且必须清除游离的后囊瓣，否则术后有自闭的可能。

用玻璃体切割器清除前段至少 1/4 的玻璃体。这一操作的目的是为了防止纤维上皮细胞沿玻璃体的前界膜长入，从而术后再次影响视轴的清晰。方法是在前房内和人工晶状体的前面注入高黏度的粘弹剂，在人工晶状体后面进行无灌注的玻璃体切除，即所谓的干切。首先，玻切器通过前囊撕囊口，越过人工晶状体光学部的边缘并且通过后囊的环形撕囊口，彻底清除残留在前房、囊袋内或后囊开口附近的玻璃体，然后切除前段玻璃体。看清从后囊到后极部之间是否有永存性玻璃体动脉的存在，如果有的话应予一并切除。

在眼前段充满高黏度粘弹剂的情况下，干切是很安全的。玻璃体切除结束以后，注入缩瞳剂缩小瞳孔。为了检查切口处是否有机化条索形成，从边孔伸入粘弹剂针头，在虹膜表面扫一遍，如果看到虹膜被牵动则表示前房内还有玻璃体存在。

所有操作结束后必须彻底清除粘弹剂，以免引起术后眼压升高。关闭创口。11 岁以下的儿童的巩膜较软、有弹性，往往很难形成一个自闭的切口，需要用 10-0 尼龙缝线关闭切口。11 岁以上的儿童可以采用无缝线的自闭切口。

如果计划一期植入人工晶状体，可在术中直接将人工晶状体植入囊袋，这是减少术后后发性白内障形成的重要措施，此外，囊膜还可以将人工晶状体与周围血管组织隔开，减少由此而产生的慢性炎症的可能性。植入的方法和成人手术相同。有些手术者提议将人工晶状体的光学部嵌顿在后囊的撕囊口内以减少后发性白内障的发生率，具体方法是先做后囊的环形撕囊，直径比人工晶状体的直径小 1～1.5 mm，然后抓住人工晶状体的光学部，在后囊的撕囊口处交替向相反方向移动，直到光学部进入到后囊撕囊口的后部。

这种方法有可能会造成前后囊的接触，引起囊袋的闭合，形成泽默林（Soemmering）环，但由于后囊孔缘位于人工晶状体视区的前表面而不是玻璃体前界膜，而前者是不适合上皮细胞生长的，所以视轴区得以保持透明。而且，如果前囊膜的撕囊不完整的话，最好将人工晶状体嵌入后囊的撕囊口以避免将来可能发生的偏心，还可以成为房水—玻璃体很好的屏障。如果采用这项技术，则不需要进行前段玻璃体切除。但这项手术的一个潜在的危险是：如果发生屈光参差，手术置换人工晶状体的难度将会非常大。

如果计划行二期植入人工晶状体，一般前、后囊膜的残余部分已经粘连、纤维化甚至形成瘢痕组织，无法行囊袋内植入。但由于纤维膜坚韧、稳定，可提供较好的支撑，所以可以将人工晶状体植入在睫状沟内。一般不考虑植入前房型人工晶状体（anterior chamber intraocular lens，AC-IOL）。没有行一期人工晶状体植入的患儿，白内障术后须立即接受佩戴角膜接触镜或框架眼镜矫正无晶状体眼的屈光不正。

（二）后部进入法

后部进入法需在睫状体扁平部做 2 或 3 个切口。做眼内灌注后，用玻切器彻底清除后囊膜和晶状体组织，将中央前囊膜切开。如果计划一期植入人工晶状体，剩下的前囊膜部分可以起到支撑作用。这时关闭扁平部切口，行巩膜隧道切口或角巩膜隧道切口，将人工晶状体植入眼内睫状沟处。在关闭切口之前要确定没有玻璃体残留在前房内或切口处。这一方法与前部进入法相比，有可能将视网膜色素上皮细胞带入玻璃体，导致术后远期的视网膜脱离，而且人工晶状体位于睫状沟内不如位于囊袋内稳定和安全，所以一般不常规采用这种术式，多与玻璃体视网膜手术联合采用。

七、人工晶状体的度数和类型的选择

对于儿童无晶状体眼，在行人工晶状体植入术之前如何选择合适的屈光度数一直是争论和研究的焦点。首先，这一度数必须提供良好的屈光矫正，使患儿术后立即可以获得满意的视力以免弱视形成；其次，患眼发育以后不至于形成高度屈光不正。儿童的双眼通常处于远视状态，在继续发育的过程中，眼轴变长、角膜曲率逐渐变小，屈光状态不稳定。人工晶状体植入后与眼内组织粘连固定，很难依靠二次手术更换人工晶状体的度数。因此，理想的人工晶状体度数不仅要求能在术后近期获得较好的视力，在眼球发育完成、屈光状态稳定后，也能接近正视。在实际选择人工晶状体屈光度数时，应顾及这两个方面。有学者主张为防止弱视的发生，要求术后能矫正到正视，但眼球的屈光度数随着年龄的增长会有相当大的改变，眼球会变成高度近视状态，需要在成年以后再行角膜激光手术或背驮式人工晶状体植入术矫正高度近视。也有学者主张为中和以后发育中可能出现的近视，应倾向于偏远视的矫正，术后再佩戴角膜接触镜或框架眼镜矫正欠矫的这部分远视，以免由于远视造成的弱视。还有学者认为，儿童人工晶状体的植入度数应与成人的平均晶状体度数（+20.00 D）一样，剩余的屈光不正度数通过戴镜来矫正。Kenneth 认为，对于 2～4 岁的患儿，可在矫正到相当于对侧眼屈光状态所需的度数上减去 1.25 D，术后给予框架眼镜或角膜接触镜矫正；对于 4~10 岁的患儿，以矫正到对侧眼屈光状态所需的人工晶状体度数为标准；10 岁以上的患儿，则在避免造成双眼屈光参差的前提下尽量矫正到正视。这一标准同时考虑到了患儿年龄、眼球发育以及对侧眼的屈光状态。Dahan 建议，对于 2~8 岁的儿童可欠矫正视度数的 10%，对于小于 2 岁的儿童可欠矫 20%。Scott 等认为，对于双眼人工晶状体植入的儿童，第二术眼的屈光度数要根据第一术眼的结果来决定；对学龄儿童，第二术眼的屈光度数应较第一术眼低 2 D，这样，当发育完全时，能有较好的视近和视远功能，有的甚至阅读时也无须戴镜。

人工晶状体材料的选择对于术后反应的大小是一个重要的影响因素。Lambert 和 Grossni-klaus 建议选择较软的人工晶状体，以免过硬的袢通过囊袋对虹膜根部压迫造成组织坏死。目前人工晶状体材料的不断改进，对于术后反应发生率的下降也起了一定的作用。研究表明，表面覆盖肝素的聚甲基丙烯酸甲酯（PMMA）材料的人工晶状体比起以往常用的 PMMA 人工晶状体，有更好的生物相容性，可以明显减少儿童白内障术后晶状体表面细胞的沉积。术中尽量将晶状体植入在囊袋中，可以减小术后炎症反应的发生。但是使用这类人工晶状体的缺点是：在植入 PMMA 的人工晶状体时切口必须扩大，这样会增加术后潜在感染的可能性，并且加大手术引起的角膜散光。

使用直角边的人工晶状体可以减少术后在瞳孔区的后发性白内障的发生率。折叠式人工晶状体通过小切口就可以植入，可减少术后散光。一般我们不推荐在儿童中使用无角度即平面袢的人工晶状体，因为会出现晶状体位置偏心、前囊混浊和囊膜收缩等一系列问题。

人工晶状体大小的选择也是一个重要因素。有动物实验表明，在新生兔眼中植入一个常规大小的人工晶状体虽然可以通过扩张囊袋及机械阻遏晶状体上皮细胞的增生移行来减少后发性白内障的发生，但可以导致明显的术后并发症如眼球发育的迟缓和人工晶状体袢的断裂等。通过植入较小尺寸的人工晶状体可以减少术后并发症的发生。在成年患者中，对于植入囊袋内的单片式 PMMA 人工晶状体，一般建议选择的直径为 12 mm。Wilson 报道在 2 岁以上的儿童，这样一个大小的人工晶状体同样适用。在小于 2 岁的儿童，他推荐使用直径为 10 mm 的人工晶状体，尽管在这一年龄组的儿童，测量囊袋直径所得到的结果是 7 mm，但是儿童的囊袋具有较强的弹性，可以在一定程度上耐受直径稍大的人工晶状体。

八、术后常规处理

术后的眼内炎是最严重的并发症之一。最好在手术过程中预防性地使用抗生素。国外学者建议用 1 mg 头孢唑啉溶于 0.1 mL 的生理盐水中，在手术结束时注入前房，在新生儿则用 0.5 mg 足够了。Buratto 不建议在白内障手术过程中常规性地在灌注液中加入万古霉素，认为这样会增加患儿黄斑囊样水肿的发生率。但有人将 4 000 U 万古霉素加入 500 mL 灌注液用于儿童白内障手术，并未发现上述并发症发生。

婴幼儿术后不宜常规使用保护性的眼罩，以免不可逆性弱视的发生。术后儿童的眼与成人相比更容易发生炎症，可立即开始局部应用可的松滴眼液，使用时间超过 1 个月，每日使用 4~5 次，同时常规使用散瞳剂（1% 托吡卡胺）数周。

术后对患儿的密切随访要持续到 7 岁左右。在出生后 1 个月左右接受手术的患儿，随访时间更要延长，因为新生儿术后继发性青光眼的发生率相当高。如果是单眼弱视的患儿，而且屈光间质清晰，术后立即开始遮盖训练治疗弱视。对于双眼白内障的患儿，应在 1 周内进行另眼的手术。

九、术后并发症的治疗

除了和成人白内障术后相同的常见并发症外，儿童白内障术后更容易发生以下并发症。

（一）后发性白内障

瞳孔区的浑浊是婴幼儿患者最严重的术后并发症之一，因为这很快会引起不可逆的剥夺性弱视。浑浊的原因主要是残存的晶状体上皮细胞、虹膜色素细胞和巨噬细胞受炎症介质刺激后增殖并发生成纤维细胞的化生，沿后囊表面延伸并收缩。即使已经行后囊环形撕囊术的患儿，在术后数月内也仍旧可以发现晶状体上皮细胞在玻璃体表面生长。

行后囊环形撕囊联合前段玻璃体切除手术可以较好地避免术后发生后发性白内障。如果已有后发性白内障形成，浑浊程度较轻且患儿较配合的，可用 Nd：YAG 激光予以切开。如果在浑浊形成数月之后才发现，此时后囊膜已经机化相当明显，用 YAG 激光往往难以切开，必须行全身麻醉下的后发障切除术。将高黏度的粘弹剂从角巩膜缘穿刺口注入前房后，从扁平部做切口，用穿刺刀从人工晶状体后方切开中央的浑浊，用干切方式切除长在瞳孔区的晶状体上皮细胞。

（二）继发性青光眼

继发性青光眼在白内障患儿术后是一种很常见的并发症。其病理生理机制尚未完全明确。可能与葡萄膜炎、玻璃体物质进入前房以及残余的晶状体物质融合形成 Soemmering 环导致房角关闭有关。眼压升高可以导致新生儿角膜水肿、眼轴迅速增长和角膜直径的迅速增大，严重的一过性高眼压可造成不可逆的视功能损害。进行性炎症引起瞳孔阻滞和虹膜膨隆，会引起急性青光眼的发生，通常虹膜周边切除术可以解决。无晶状体眼的青光眼可以用联合丝裂霉素的小梁切除术来控制眼压。必须牢记的是：如果患儿是在出生后 1 个月行的白内障手术，必须终生随访眼压。

（三）葡萄膜炎与膜形成

葡萄膜炎是人工晶状体植入术后最常见的并发症，儿童术后的炎症反应往往比成人明显，年龄越小，出现越早，越难以处理。炎症反应可表现为人工晶状体表面的细胞和色素沉积物，前房内纤维素样渗出，晶状体前后膜和虹膜后粘连等。瞳孔区机化膜和虹膜后粘连的形成不仅影响视力，还可导致继发性青光眼、人工晶状体移位、瞳孔夹持等并发症。外伤性白内障患儿术后渗出反应明显比先天性白内障患儿重而且持续时间长。

葡萄膜炎发生的机制是由植入的人工晶状体激发的免疫反应、残留的晶状体物质和上皮细胞、血—房水屏障的破坏和对侧眼有白内障手术史等多种因素引起。彻底清除前房内晶状体物质和玻璃体，将人工晶状体植入囊袋内，使用表面经过肝素处理的人工晶状体，手术者操作轻柔以及术前全身应用抗前列腺素类药物均可减轻炎症反应。术后反应可通过静脉滴注和局部频繁使用皮质激素来控制。对于人工晶状体表面不能吸收的机化膜，可使用 YAG 激光沿瞳孔缘将其击穿。

（四）瞳孔的偏心

白内障的创口有时会引起虹膜的前粘连从而继发性地引起瞳孔的偏心。如果视轴被虹膜遮盖了，则有必要尽快恢复瞳孔的位置或者用 Nd：YAG 激光或手术方式再造一个瞳孔。

（五）人工晶状体移位、偏心和夹持

后房型人工晶状体植入后偏心较多见，经常发生沟—袋综合征，即一个祥在囊袋中，另一个祥在睫状沟中，这种情况往往需要手术调整人工晶状体的位置。连续环形撕囊可以确保人工晶状体植入在囊袋内，从而减少移位、偏心和夹持。术后早期散瞳容易发生瞳孔夹持。一旦发生，应用强效散瞳剂拉开瞳孔缘与人工晶状体表面的粘连，夹持解除后随即仰卧位缩瞳，也可 YAG 激光打开虹膜粘连。

（六）迟发性眼内炎

感染性眼内炎是所有内眼手术中最严重的并发症，可带来破坏性的后果。植入人工晶状体引起眼内炎的病原体可能来自湿式灭菌，也可能与灌注液污染有关。在囊袋内的微生物，对体外试验敏感的抗生素可能不敏感。在治疗方面，应全身应用抗生素、皮质激素结合玻璃体腔内注射抗生素，必要时取出人工晶状体。

（王　月）

第一节　激光治疗中心性浆液性脉络膜视网膜病变

一、概述

中心性浆液性脉络膜视网膜病变（central serous chorioretinopathy，CSC）简称中浆。好发生于青、中年人，以男性多见。单眼或双眼发病。该病特点是有自限性和复发性。根据病情的轻重，一般如不治疗，可1～3个月后自愈，也有的可迁延较长时间，视力不同程度下降。可有视物中心发暗、视物变形或变小等。其诱因多见于过度劳累、精神紧张、缺乏睡眠、强光刺激及应用激素等。发病机制尚不完全明了。有研究认为是由于脉络膜毛细血管渗透性增加导致视网膜色素上皮局部或弥漫屏障功能失代偿，从而导致视网膜神经上皮脱离和（或）色素上皮脱离，如不治疗视力受损。根据病变的部位视力预后而有不同。如果病变在黄斑中央凹外影响视力不大，预后较好。部分患者可表现为慢性或迁延，不时复发，有的可迁延数年甚至数十年，导致视网膜色素上皮功能严重受损。

（一）眼底表现

黄斑中央发暗，无中心光反射，视网膜神经上皮脱离常呈圆形黄白色隆起（图9-1）。病情较长的患者可有黄色点状渗出。反复发作者或长期发病者可有色素紊乱或色素沉着。长期反复发作或应用激素治疗的患者，病情加重，可形成一条视网膜色素上皮受损后形成的萎缩带（图9-2）。严重者可产生渗出性视网膜脱离，偶有报道慢性中浆导致视网膜色素上皮撕裂者。

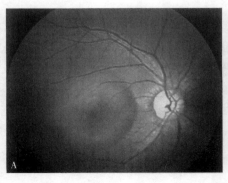
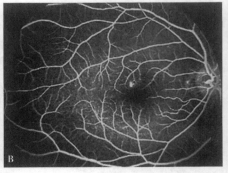

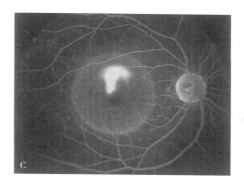

图 9-1　右眼中浆

注　患者男性。A. 黄斑呈现圆盘状隆起；B. 荧光图显示黄斑血管弓上方有一渗漏点；C. 晚期渗漏点呈现伞形强荧光及圆盘状荧光素渗漏。

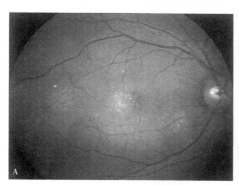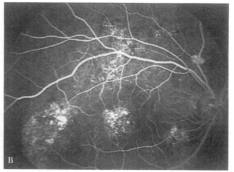

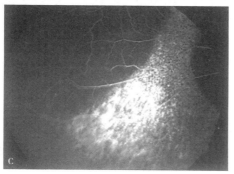

图 9-2　右眼中浆曾用激素治疗

注　患者男性，34 岁，右眼视力反复下降 2 年，诊断中浆，在某院曾用激素治疗。A. 右眼黄斑区可见散在色素沉着，中心光消失并有脱色素；B. 荧光图显示后极部视网膜有散在局灶性透见荧光；C. 下方视网膜可见三角形强荧光。

（二）荧光素眼底血管造影（FFA）

黄斑区的表现：①圆点扩大型，在黄斑中央或附近可见点状强荧光，并不断扩大和增强；②喷出型，造影早期呈一点状渗漏的强荧光，并不断往上喷出形成伞形、扇形、草帽形或胎儿形；③不典型渗漏点，单个或多个点状强荧光，不扩大；④圆形强荧光，由于视网膜神经上皮脱离和（或）色素上皮而呈现圆形强荧光。

（三）吲哚菁绿荧光造影（ICGA）

约97%的患者显示脉络膜血管扩张并呈现高渗透性，由于脉络膜血管渗透性增强，故可表现为脉络膜血管迟缓充盈、静脉扩张、视网膜下渗漏或局部强荧光点（图9-3）。

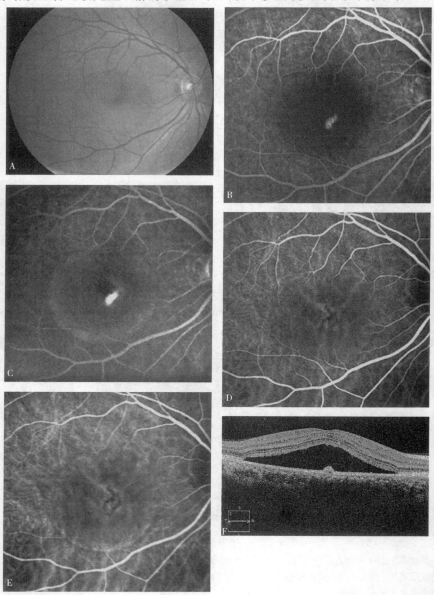

图9-3 中浆患者ICGA

注 患者男性，中浆，右眼视物变小3个月，视力0.4。A. 右眼黄斑水肿，圆形隆起；B. 荧光图显示黄斑中央偏鼻下有一渗漏点；C. 晚期荧光图显示渗漏点增强，黄斑呈现圆形强荧光；D. 脉络膜造影检查早期显示黄斑中央脉络膜血管扩张；E. 晚期显示圆形荧光素积存；F. 光谱域光学相干层析术（SD-OCT）显示神经上皮脱离和相应于渗漏点处的色素上皮脱离这些点位于黄斑区和血管弓之外，或在视盘周围，在脉络膜造影中期这些点显示成簇的点状强荧光并随时间推移而扩大。

（四）光学相干断层扫描（OCT）

最常见为神经上皮脱离或色素上皮脱离，或二者均存在（图9-4）。一般在圆形水肿区常为神经上皮脱离，在渗漏点处常有视网膜色素上皮病变存在（图9-5），根据病情轻重，色素上皮脱离程度不同，轻者呈现扁平形隆起，重者呈现拱桥状隆起（图9-6）。有报道指出OCT检查36%～100%的患者有视网膜色素上皮脱离、60%～96%的患者有色素上皮不规则病损，表现为色素上皮不规则、小的色素上皮突出，或色素上皮层粗糙，这些改变与荧光素眼底血管造影渗漏点一致。还有的发现视网膜色素上皮脱离处有视网膜下纤维蛋白原，OCT显示在视网膜色素上皮脱离区与脱离视网膜之间有桥状组织连接，随着病情缓解，色素上皮脱离变平，桥状组织消失。

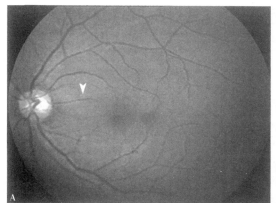
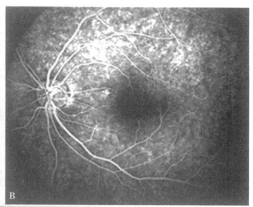
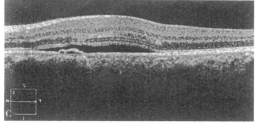

图9-4　中浆患者OCT示神经上皮和色素上皮脱离

注　患者男性，37岁，中浆，视物发暗5日。A. 视盘鼻侧水肿（箭头）；B. 荧光图显示该处有一渗漏点；C. SD-OCT显示神经上皮和色素上皮脱离。

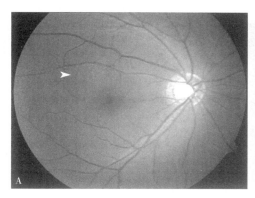
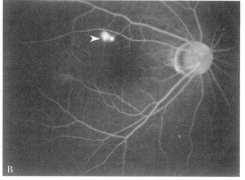

图9-5

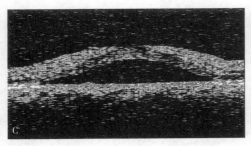
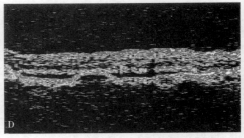

图 9-5　右眼中浆患者 OCT 示神经上皮和色素上皮脱离

注　患者男性，40 岁，右眼视物模糊 4 日，视力 1.0，诊断中浆。A. 眼底黄斑上方有一淡的圆形隆起（箭头）；B. 荧光图示该处有一渗漏点（箭头）；C. OCT 显示黄斑中央为视网膜神经上皮脱离；D. 上方病灶处 OCT 显示有色素上皮和神经上皮脱离。

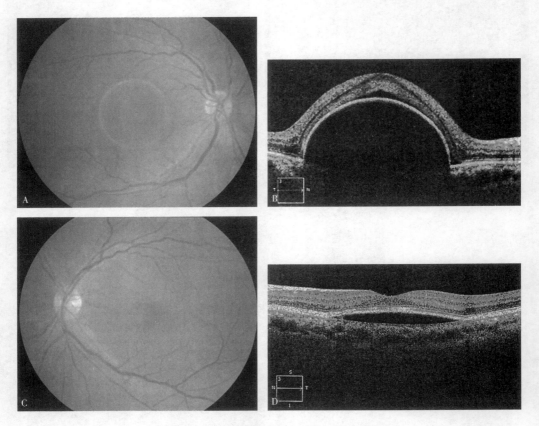

图 9-6　中浆患者 OCT 示拱桥状隆起

注　患者女性，66 岁，右眼视物变小变形 2 个月，左眼视力下降 2 年，诊断双眼中浆。A. 右眼显示黄斑区有一圆形隆起；B. SD-OCT 显示黄斑呈现高度隆起的神经上皮和色素上皮脱离；C. 左眼显示黄斑呈现隐约的盘状隆起；D. SD-OCT 显示较低的色素上皮脱离。

（五）治疗

药物治疗一般效果不明确。激光效果比较可靠，疗效理想，可促进视网膜色素上皮细胞修复，减少脉络膜毛细血管渗漏，促进视网膜下液吸收，视力恢复。现在对于中央凹下的渗漏或未找到明确渗漏点的患者可用光动力治疗。对于慢性中浆近年来也有用抗血管内皮生长因子（VEGF）的药物玻璃体注射取得疗效，有报道玻璃体注射 1.25 mg/0.05 mL 贝伐珠单抗治疗慢性中浆，视力进步，黄斑中央厚度减少。

二、激光治疗

（一）目的

主要是通过激光治疗促进视网膜色素上皮细胞修复，使通透性增强的脉络膜毛细血管壁紧密化，并使渗漏处形成视网膜和脉络膜的粘连，从而促进视网膜下液吸收；使神经上皮脱离恢复，缩短病程。视力恢复情况根据病程长短而有不同。

（二）适应证和术前准备

荧光素眼底血管造影渗漏点必须在黄斑中央凹外才能应用激光治疗，必须排除视网膜下新生血管，因为二者激光治疗的参数不同。详细检查眼底。根据荧光素眼底血管造影早期图像，明确渗漏点的部位和大小，而不应根据晚期渗漏点的大小做激光。对比彩色图找到荧光图上渗漏点相当于彩色眼底图的位置，如该渗漏点位于那支血管附近以便做激光。

（三）方法

1. 激光的选择

首选氪黄色或绿色激光，其次可用氪红色激光。血红蛋白吸收黄光和绿光较多，而吸收红光较少，但红光形成的光斑色素比较深而大。

2. 光斑大小

100～200 μm。

3. 曝光时间

0.05～0.1 秒。

4. 输出功率

应用低强度激光。在渗漏点处做几个激光点，激光斑呈现淡的灰白色即可。

5. 注意事项

如果渗漏点靠近黄斑中央凹附近，所用功率应小一些。如果靠近血管附近用低功率则不会引起出血。

（四）追踪观察和疗效

激光治疗 1～3 个月后应定期复查视力、眼底、荧光素眼底血管造影和 OCT 检查。一般大约 1 个月，渗漏点封闭、视网膜下液吸收，视力进步（图9-7，图9-8）。

各种激光治疗本病均获得良好效果。有报道用氪激光治疗本病视力进步，视野暗点消失。有的报道激光后 57.78% 的患者视力进步至 1.0 或恢复到病前水平；31.11% 的患者视力提高 3 行以上；无效仅占 11.11%。有报道用红宝石激光治疗中浆 95 例 103 只眼，并与对照组比较；治疗组治疗后平均视力 1.124，其中 81.6% 的患者恢复至 1.0 以上，视力恢复时间平均 24.9 日（2～90 日），视网膜下积液吸收时间平均 28 日（7～90 日）；对照组视力恢复平均时间为 46.3 日，积液消退时间比激光组长为 53.2 日。有报道指出用红宝石激光治疗中浆 57 例，37 只眼视力增进 6 行或恢复至 1.0；11 只眼视力增进 3～5 行。有报道用氩绿激光治疗中浆 41 例 47 只眼，治疗后全部患者视力均提高，47 只眼中有 43 只眼视力恢复至 1.0，4 只眼恢复至 0.5～0.9。

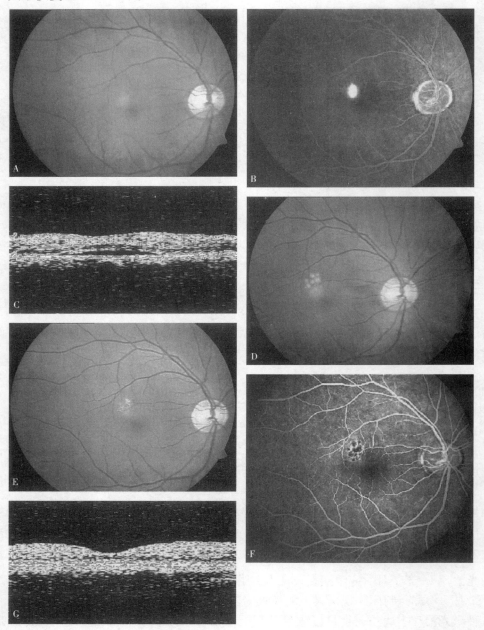

图9-7　右眼中浆激光治疗效果案例1

注　患者男性，42 岁，视物中心有暗影 3 个月，视物不清 2 周，诊断右眼中浆，视力 0.3。A. 黄斑中央的上方可见几个小点；B. 荧光图黄斑中央偏上有一渗漏点呈现强荧光；C. OCT 显示有神经上皮和色素上皮脱离；D. 在渗漏点处做几个一级光斑；E. 激光治疗后 3 个月复查，眼底水肿消退可见激光斑呈淡白色；F. 荧光图显示黄斑水肿消退，激光斑呈现遮蔽荧光，已无渗漏；G. OCT 检查视网膜神经上皮和色素上皮脱离消失，视力进步至 0.8。

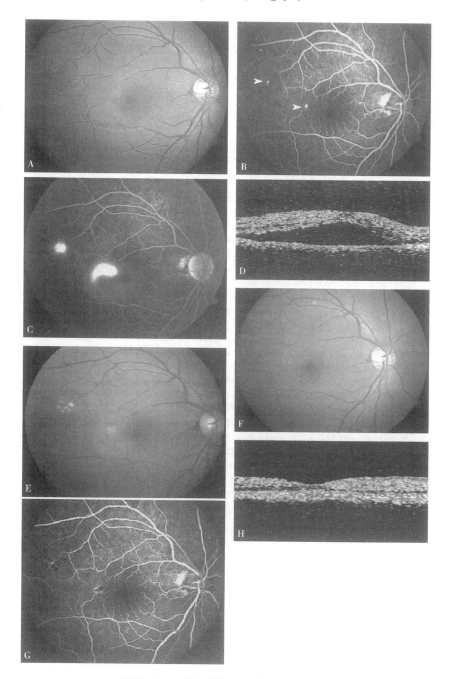

图9-8 右眼中浆激光治疗效果案例2

注 患者男性，38岁，视物模糊4日，视力0.4，诊断右眼中浆。A. 黄斑中央有一盘状水肿区；B. 早期荧光图显示黄斑颞侧和颞上各有一渗漏点（箭头）；C. 晚期荧光图渗漏点扩大呈现烟囱样；D. OCT显示神经上皮脱离；E. 在渗漏点处各做几个激光点，为一级光斑；F. 激光后1个半月黄斑水肿消退，视力进步至0.6；G. 再次做荧光素眼底血管造影显示已无渗漏点；H. 复查OCT显示原神经上皮脱离已消退。

（王　月）

第二节　激光治疗视网膜巨动脉瘤

一、概述

视网膜巨动脉瘤（retinal macroaneurysms）又称孤立性巨动脉瘤（isolated macroaneurysms），患者年龄多为 60~70 岁的老年人，以女性比较多见。常伴有高血压、动脉硬化、高血脂、血管炎以及心血管病等。多为单眼发病，约10%为双眼发病。

（一）眼底表现

视网膜巨动脉瘤是后天性视网膜动脉扩张。其特征是后极部视网膜小动脉呈梭形或圆形扩张，形成单个或多个巨动脉瘤。绝大多数动脉瘤位于颞侧血管上，多见于视网膜动脉的第3分支以前，偶可见于主干上的小分支。常位于动脉分叉或动静脉交叉处，有报道见于睫网动脉上，也有报道位于视盘上。动脉瘤的表面及其附近可有出血，部分或完全掩盖瘤体，出血多少不一，位置可深可浅，出血可位于视网膜下、视网膜内、内界膜下、视网膜前或进入玻璃体，图9-9）。如果瘤体靠近黄斑可引起黄斑水肿或浆液性视网膜脱离，长期渗漏可在黄斑形成硬性渗出（图9-10，图9-11）。少见的情况下视网膜巨动脉瘤破裂后导致黄斑孔或视网膜下新生血管形成。视网膜巨动脉瘤经过治疗或发展至最后，瘤体变小、机化，瘤腔闭塞，硬性渗出逐渐消退。视力有不同进步。

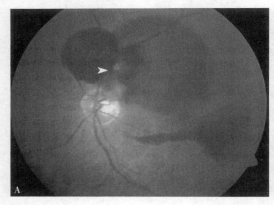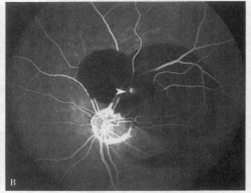

图9-9　视网膜巨动脉瘤案例1

注　患者男性，74岁，视力下降5日，左眼视网膜巨动脉瘤。A. 左视盘上方大量视网膜内和视网膜下出血，黄斑下方可见视网膜前出血，视网膜血管可见动静脉交叉征，箭头处为巨动脉瘤；B. 荧光图显示瘤体呈现强荧光。

（二）荧光素眼底血管造影（FFA）和吲哚菁绿荧光造影（ICGA）

荧光素眼底血管造影动脉瘤早期呈现圆点状或豆样强荧光，其周围出血呈现遮蔽荧光。但当视网膜大动脉瘤出血较多时，FFA表现为遮蔽荧光，视网膜大动脉瘤不能显影，而ICGA能透过出血显示瘤体形态，并且吲哚菁绿染料的大分子量、高蛋白结合率，使其不易从瘤体中渗漏出来，从而清晰显示瘤体的大小和形态，故 ICGA 是 FFA 的必要补充，可提高诊断率（图9-12）。

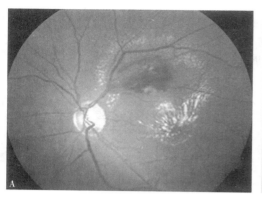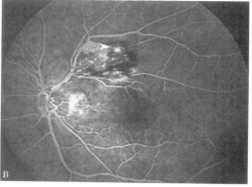

图 9-10 视网膜巨动脉瘤案例 2

注 患者女性，57 岁，有高血压，左眼视力下降 2 个月，左眼视网膜巨动脉瘤。A. 眼底视网膜颞上方有出血，黄斑水肿有硬性渗出；B. 荧光图显示有一小的动脉瘤（箭头），黄斑少许荧光素渗漏。

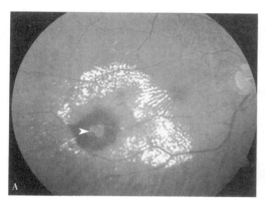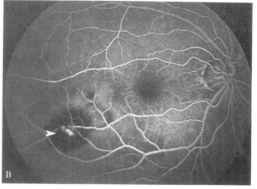

图 9-11 视网膜巨动脉瘤案例 3

注 患者女性，53 岁，右眼视力下降半月，视力 0.05，右眼视网膜巨动脉瘤。A. 眼底视网膜颞下有一动脉瘤（箭头），周围有渗出，黄斑颞侧有星芒状渗出；B. 荧光图显示瘤体呈现强荧光（箭头），黄斑有放射状强荧光。

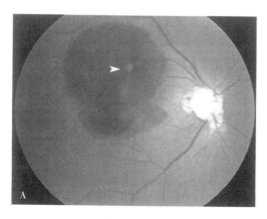

图 9-12

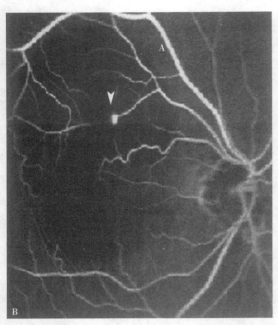
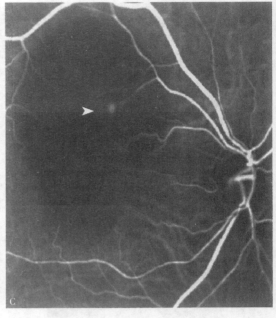

图 9-12 视网膜巨动脉瘤案例 4

注 患者女性，71 岁，有高血压，右眼视力下降 2 月，右眼视网膜巨动脉瘤。A. 眼底黄斑上方有大片视网膜出血，颞上小动脉扩张呈瘤样（箭头）；B. 荧光图显示动脉瘤呈现强荧光（箭头）；C. 吲哚菁绿造影显示瘤体呈现点状强荧光（箭头）。

（三）光学相干断层扫描（OCT）

OCT 检查根据出血部位和情况有不同表现，如果视网膜前出血多，则 OCT 不易透过出血进行检查。如果仅有视网膜下出血，则可见其上的视网膜，出血呈现高反射。视网膜水肿则视网膜增厚隆起。黄斑水肿一般在外核层明显，如有囊样水肿则可见视网膜有囊泡样改变。如果有视网膜浆液性脱离可呈现高反射或视网膜内小裂缝。硬性渗出则呈现高反射（图 9-13，图 9-14）。

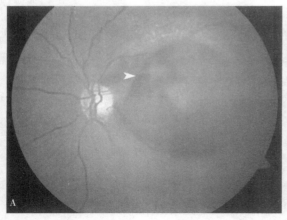
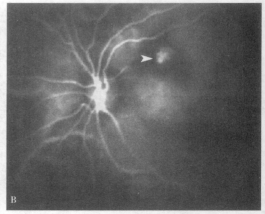

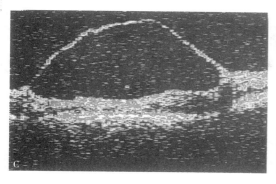
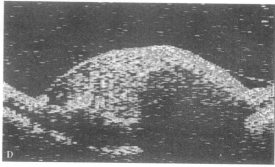

图 9-13 视网膜巨动脉瘤案例 5

注 患者女性，60 岁，有糖尿病，视网膜动脉有硬化，左眼视力 0.15，左眼视网膜巨动脉瘤。A. 视网膜颞上有一动脉瘤（箭头），黄斑有水肿和出血；B. 荧光图显示第 1 小分支动脉有瘤样扩张（箭头），黄斑水肿；C. 黄斑 OCT 扫描视网膜隆起，水肿呈现低反射；D. 动脉瘤处 OCT 扫描动脉瘤呈现高反射，水肿呈现低反射。

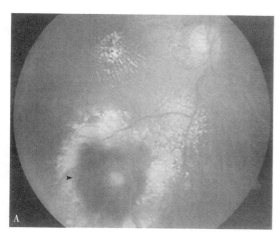
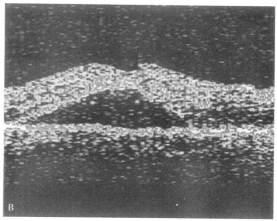

图 9-14 视网膜巨动脉瘤案例 6

注 患者女性，70 岁，有高血压和糖尿病，视力减退 0.1，右眼视网膜巨动脉瘤。A. 眼底视网膜颞下有一动脉瘤，周围有硬性渗出，黄斑有星芒状渗出；B. OCT 竖扫有神经上皮脱离激光治疗方法。

二、激光治疗适应证

发生于黄斑区以外的大动脉瘤对视力影响不大，而发生于黄斑区的大动脉瘤常引起黄斑水肿、出血、渗出，影响中心视力。视网膜大动脉瘤有自行消退的可能，故一般认为稳定期病变可不必急于治疗。若黄斑渗出威胁中央凹和瘤体反复出血危及黄斑，应及早激光治疗，可直接光凝瘤体和（或）周围视网膜。

三、激光治疗方法

（一）治疗前准备

（1）激光前分析荧光素眼底血管和吲哚菁绿造影图像，熟悉黄斑中央凹的位置及瘤体位置有助于治疗。

（2）检查屈光间质情况，明确是否影响光凝治疗。

（3）如果出血很多，可待出血部分吸收看清瘤体部位再做激光，也可利用 YAG 激光破坏玻璃体后界膜以促进血液吸收。对于广泛而致密的黄斑区视网膜前或视网膜下出血患者，也可采用玻璃体切割手术或联合光凝治疗。

（二）激光治疗方法

1. 激光的选择

氩激光或多波长激光。

2. 光斑大小

100～200 μm。

3. 曝光时间

0.1～0.2 秒。

4. 输出功率

先用低能量激光围绕血管瘤做视网膜光凝，产生淡灰白光凝斑，随即用同等能量直接击射血管瘤。一般 1 次光凝即可见效，只有少数患者需重复治疗。血管瘤位于黄斑附近，渗出侵犯中央凹，可直接光凝瘤体，促进渗出吸收，有利视力恢复，合适的光凝血管瘤体，并无不良反应。

（三）注意事项

避免输出功率过强，否则可能导致小动脉阻塞，产生视野缺损。也应避免用 50 μm 光斑，避免产生穿孔或导致出血。

四、追踪观察和疗效

激光后应定期复查视力、视野、光学相干断层扫描、荧光素眼底血管造影和（或）吲哚菁绿造影。激光后大约 1 个月视网膜出血吸收，视力进步。有报道本病 22 例，追踪 11 例，最后矫正视力≥0.7 者 6 例；0.05～0.2 者 4 例；<0.05 者 1 例。一般 1 次激光治疗后，动脉瘤渗漏即可治愈，不需重复治疗（图 9-15）。

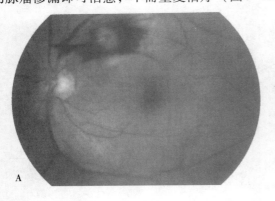
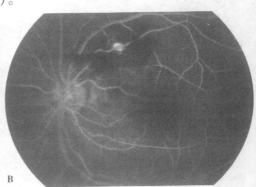

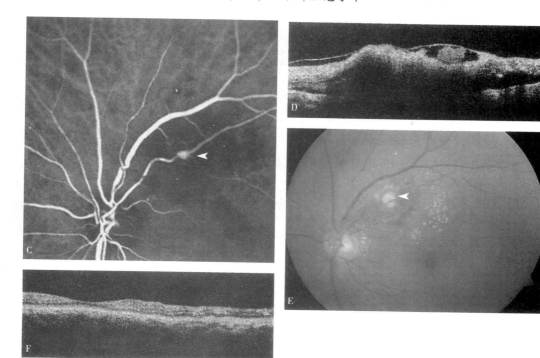

图 9-15　视网膜巨动脉瘤案例 7

注　患者男性，60 岁，左眼视力下降 1 个月，视力 0.4，左眼视网膜巨动脉瘤。A. 视盘颞上方可见出血，其中有一斑点；B. 荧光图显示动脉瘤呈现强荧光；C. 吲哚菁绿荧光造影显示呈现梭行强荧光（箭头）；D. OCT 显示瘤体在视网膜内呈现高反射，视网膜下液呈现低反射；E. 激光后 1 个月视网膜出血吸收，瘤体闭塞（箭头），视网膜有硬性渗出；F. 复查 OCT 视网膜内液体吸收，视力 0.5。

（樊　芯）

第三节　激光治疗视网膜海绵状血管瘤

一、概述

　　视网膜海绵状血管瘤是一种少见的先天视网膜血管错构瘤。某些患者可同时存在颅内的海绵状血管瘤和皮肤的血管性错构瘤，提示本病存在散发性和综合征的性质。好发于青年人，年龄从 1～55 岁均可发病。常为单眼发病，多处血管可受累及。通常无明显症状出现，或根据肿瘤的位置、黄斑纤维化或玻璃体积血导致眼前出现黑影飘动，或有视力下降。

（一）眼底表现

　　视网膜海绵状血管瘤可位于视网膜任何部位，但常位于后极部。少见的情况下可位于黄斑部或位于视盘表面。表现呈红色成簇的无蒂血管瘤，大小不一，外观呈葡萄状，微高起，位于视网膜内层（图 9-16）。瘤体表面有灰白色膜状组织覆盖部分静脉和血管瘤，管壁薄，可见囊腔中分层的血液。与视网膜毛细血管瘤不同的是它没有营养血管、视网膜内渗出和其周围的视网膜下液。偶可见玻璃体积血或视网膜下出血，或因剧烈运动或劳动而导致出血者。

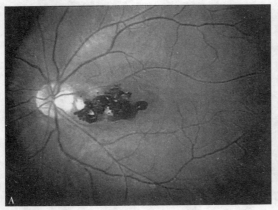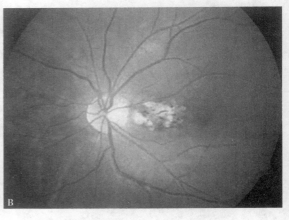

图 9-16 视网膜海绵状血管瘤眼底表现

注　A. 左眼视盘颞侧有一小簇葡萄样隆起，波及黄斑；B. 经两次激光后 8 个月后瘤体机化呈现白色点状病灶。

（二）荧光素眼底血管造影和吲哚菁绿造影表现

视网膜海绵状血管瘤由于瘤体内低血流，静脉期充盈速度非常慢，且不完全，早期通常表现为弱荧光；中、晚期由于瘤体有许多扩张的血管管道组成故呈现囊样或雪片状强荧光。与视网膜毛细血管瘤的荧光造影不同，看不见营养瘤体的血管和晚期渗漏（图 9-17A ~ C）。脉络膜吲哚菁绿血管造影早期可见点状强荧光，晚期呈现多量点状强荧光。由于囊腔内上方的血浆着染荧光，而下方沉淀的血细胞遮挡荧光，因此在造影时出现特征性"帽状"改变（图 9-17D、E）。

（三）光学相干断层扫描

可见瘤体呈现高反射，并可见囊腔。如有视网膜下积液则呈现低反射（图 9-18），有时可见视网膜前膜形成。

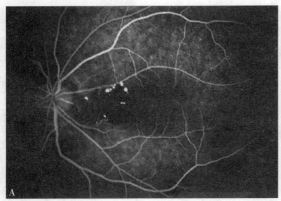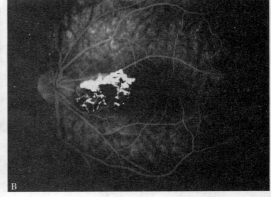

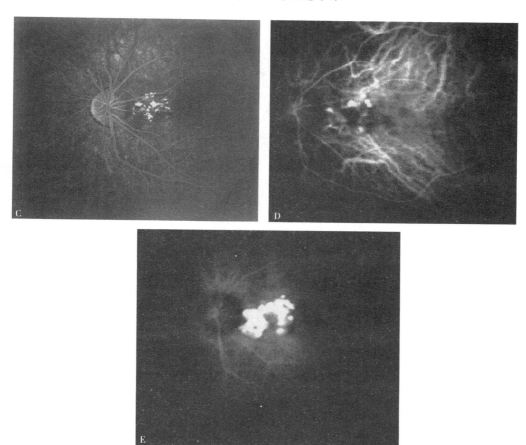

图 9-17　视网膜海绵状血管瘤荧光素眼底血管造影和吲哚菁绿造影表现

注　A. 早期荧光图，瘤体荧光充盈慢，仅见少许强荧光点；B. 晚期荧光图瘤体呈现点状强荧光；C. 晚期荧光图显示瘤体染色；D. 早期吲哚菁绿造影图显示点状强荧光；E. 晚期吲哚菁绿造影图显示簇状强荧光。

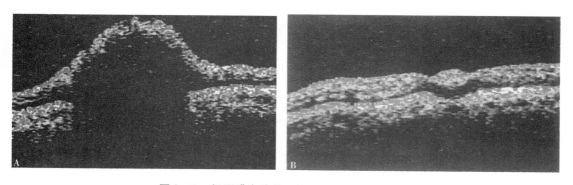

图 9-18　视网膜海绵状血管瘤光学相干断层扫描

注　A. OCT 显示黄斑视网膜水肿隆起呈现低反射；B. OCT 显示黄斑水肿消退，视网膜内层肿瘤呈现高放射，视力恢复至 0.6。

二、激光治疗

1. 激光的选择

可用氩激光或氪激光。

2. 光斑大小

200～300 μm。

3. 曝光时间

0.1～0.2 秒。

4. 输出功率

应用中、低强度激光。

5. 注意事项

如果血管靠近视盘，激光时应有一定距离以免损伤视盘神经纤维。

三、追踪观察和疗效

本病有的可自限，稳定时间较长，大多数可定期追踪。某些瘤体自然栓塞，表面神经胶质形成。激光后1～3个月复查眼底和做荧光素眼底血管造影和OCT观察瘤体是否闭塞，如果尚未闭塞可再做激光。本病激光后可保持视力，避免玻璃体积血，但如果同时并发颅内血管瘤则预后较差。

（樊　芯）

第四节　激光治疗孤立性脉络膜血管瘤

一、概述

脉络膜血管瘤（choroidal angioma）是一种先天性血管发育畸形，为良性肿瘤性病变，可分为孤立性脉络膜血管瘤和海绵状脉络膜血管瘤。孤立性脉络膜血管瘤多为单眼发病，可有眼前出现黑影、视物变形或变小、视野缺损等症状，如果不及时治疗可导致失明。

（一）眼底表现

脉络膜血管瘤为单个，多位于眼底的后极部，有的紧邻视盘。瘤体呈橘红色圆形、轻度隆起，其表面视网膜血管迂曲扩张，或有色素沉着。瘤体大小一般为1.5～6 DD。在肿瘤的边缘可有浆液性视网膜脱离，其上视网膜可有囊样变性。如果瘤体靠近黄斑可导致黄斑水肿或囊样水肿，视力下降。

（二）荧光素眼底血管造影表现

在动脉前期或动脉早期就可显现点状强荧光，典型病例可以见到血管网形态，类似脉络膜血管外观。在动静脉期瘤体表面血管扩张、布满密集的高荧光斑，并混杂有弱荧光斑点。晚期如果有视网膜下积液可呈现强荧光。如果有色素增殖可见遮蔽荧光或弱荧光（图9-19）。

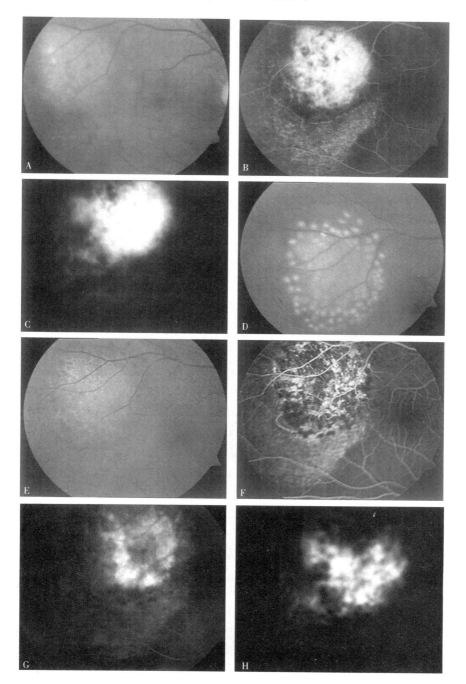

图 9-19　脉络膜血管瘤

注　患者男性，55 岁，右眼脉络膜血管瘤，右眼视力下降 2 个月，视力 0.3，黄斑水肿。A. 眼底显示颞上有一红肿物，边界模糊表面轻度水肿，经彩色多普勒成像检查和 CT 扫描诊断为脉络膜血管瘤；B. 荧光图显示肿瘤呈现强荧光；C. 吲哚菁绿造影显示瘤体呈现强荧光；D. 做激光治疗共 210 点，2 个月后检查视力进步至 0.5；E. 眼底肿瘤处水肿消退，少许色素增生；F. 再做眼底荧光血管造影显示瘤体表面渗漏减少；G. 晚期荧光图显示少许渗漏；H. 吲哚菁绿造影显示瘤体尚有部分呈现强荧光。

（三）治疗

可以采用激光光凝或经瞳孔温热治疗。

二、激光治疗前准备

治疗目的是激光使肿瘤渗漏减少，使浆液性视网膜脱离复位，防止视力下降或改善中心视力。

治疗前，仔细分析肿瘤的部位、大小、数量、有无供养血管、有无浆液性视网膜脱离、黄斑水肿或囊样水肿等。

三、激光治疗

1. 激光的选择

可用氩绿激光或氪激光。

2. 光斑大小

300～500 μm。

3. 曝光时间

0.1～0.2秒。

4. 输出功率

应用中等强度激光，推荐功率为250～500 mW，以呈现中强度灰白色反应为好。

5. 治疗方法

最初在肿瘤的边缘处做激光以试可用激光功率的大小，在肿瘤表面做激光斑，可呈环状排列。并在肿瘤的周围做1～2排激光以治疗或预防浆液性视网膜脱离。如果激光功率选择合适一般1次激光即可。如果肿瘤较大，功率过小则需多次治疗。

6. 注意事项

激光功率不能太强，以免引起出血或黄斑皱褶。

四、追踪观察和疗效

激光治疗后2～4周复查视力、眼底，必要时复查眼底荧光血管造影。如果渗漏停止，积液吸收，不必再做激光。如果尚有渗漏则需再次治疗。

激光治疗的效果与瘤体的大小、高度、部位、有无渗出性视网膜脱离、治疗前视力的水平以及激光治疗的时间等有关。Anand等观察71例孤立性脉络膜血管瘤均为单侧，年龄9～86岁，64例（90%）追踪6周～12年（中位数45.5个月）；其中42例用激光光凝治疗瘤体表面，光凝后所有的眼视网膜下液体吸收，34例（53%）视力稳定，然而46例（72%）视力低于6/15；视力预后与肿瘤部位、视网膜下积液和视网膜脱离的时间有关。Sanborn等报道59例孤立性脉络膜血管瘤中因为继发视网膜脱离而视力下降，有40例进行氙弧光和低强度氩激光光凝治疗，治疗后大多数眼视网膜下液吸收或减少；平均追踪4年后仅有22.5%的治疗眼视力保持在6/12或以上。张承芬等报道44例孤立性脉络膜血管瘤应用氩激光直接照射瘤体，如果瘤体有局限视网膜脱离者在其边缘用红宝石激光在瘤体周围做光凝；激光后瘤体萎缩或缩小和视网膜下积液吸收者23例；瘤体缩小，积液部分吸收者5例；无效16例；视力预后与治疗前水平有关。孙心铨等报道用氩绿激光治疗8例孤立性脉络膜血管瘤伴浆液性视网膜脱离，激光后瘤体大部分消失或基本消退，脱离的视网膜复位，视力明显提高。王光璐等报道应用氩激光治疗脉络膜血管瘤 8 例，其中孤立型 6 例，弥漫型 2 例，6 例行氩激光治疗，2 例合并冷冻治疗；光斑 200nm，功率 0.4～1.4W，时间 0.5 秒，点数平均 1 230 点；随诊 11.7 个月，激光后积液吸收，成功率 87.5％，视力进步占 75％。

（张淑琦）

第五节　激光治疗脉络膜黑色素瘤

一、概述

色素膜黑色素瘤是最常见的眼内原发肿瘤，每年发病率约为 5/1 000 000。其中又以脉络膜黑色素瘤（melanoma of choroid）最常见，占眼内恶性肿瘤的第 2 位。多见于 50～60 岁人群，常为单眼发病。如果肿瘤位于眼底后极部，早期可出现视力减退、视物变形、视野缺损等症状；如果位于周边部症状出现则比较晚。

（一）眼底表现

脉络膜黑色素瘤分为局限型和弥散型两种，其中以局限型者居多。局限型脉络膜黑色素瘤呈灰棕色或棕色局限椭圆形隆起，多位于视网膜颞侧。早期可很小，晚期可占据一个象限。肿瘤突破玻璃膜后，则快速在视网膜下生长，形成蘑菇状外观，并可导致视网膜脱离或出血。弥散型脉络膜黑色素瘤多沿着脉络膜平面生长，脉络膜弥散性增厚，可导致浆液性视网膜脱离（图 9-20A，图 9-21A）。

（二）荧光素眼底血管造影和吲哚菁绿造影

荧光血管造影早期瘤体呈现弱荧光，晚期呈现斑驳样强荧光。出血则呈现遮蔽荧光。当肿瘤比较大时，可见肿瘤血管与视网膜血管同时显示荧光，即出现双循环现象。吲哚菁绿造影早期瘤体呈现弱荧光，晚期可见扩张的肿瘤血管和瘤体染色。应用吲哚菁绿造影还可观察治疗后肿瘤内脉络膜循环和肿瘤血管的状态（图 9-20B～D，图 9-21B～D）。

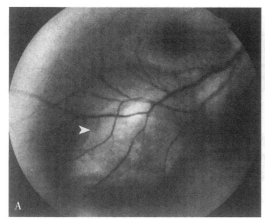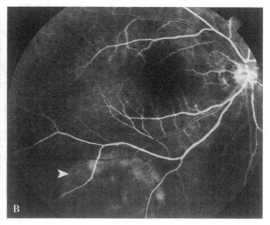

图 9-20

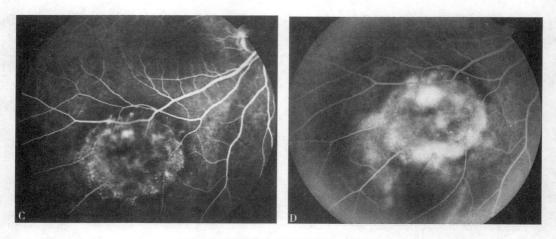

图 9-20　右眼小的脉络膜黑色素瘤

注　患者女性，45 岁。A. 黄斑颞下有一大约 2×2 DD 大小肿瘤（箭头）；B. 早期荧光图可见肿瘤有点状和分支状强荧光（箭头）；C. 中期荧光图可见肿瘤表面点状强荧光；D. 晚期荧光图可见肿瘤表面和周围有大量强荧光斑。

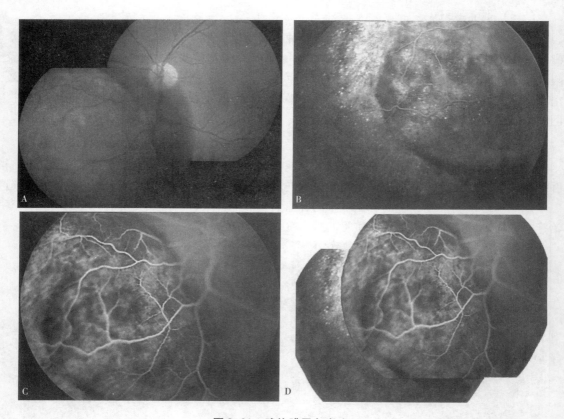

图 9-21　脉络膜黑色素瘤

注　患者男性，55 岁，左眼视物模糊 1 周，视力右 1.0，左 0.8。A. 左眼底组合图，鼻下方有一大的蘑菇状肿物，表面呈棕红色并有色素沉着；B. 早期荧光图，肿瘤表面有点状强荧光，蘑菇基部呈现遮蔽荧光，其外围呈现强荧光；C. 晚期荧光图可见瘤体内血管呈现强荧光；D. 晚期荧光组合图示肿瘤蘑菇凹陷处呈现低荧光，瘤体呈现斑驳样强荧光。

（三）CT、MRI 和超声检查

超声检查可见局限性脉络膜黑色素瘤呈圆顶状或蘑菇状，有的可见脉络膜凹陷；弥漫性黑色素瘤则呈现弥散性扁平表面不规则的外观。CT 肿瘤显示球形块影；MRI 肿瘤显示 T_1WI 呈高信号，T_2WI 呈低信号。

（四）治疗和预后

脉络膜黑色素瘤可因渗出导致视网膜脱离；可因肿瘤细胞阻塞房角，肿瘤本身压迫涡静脉而导致继发性青光眼。也可发生眼外和全身转移而危及患者的生命。根据肿瘤的大小可应用不同的治疗手段。如小的肿瘤可用光凝、冷凝、经瞳孔温热疗法；较大的肿瘤用放射治疗或局部切除或眼球摘除等。有研究者统计 1 632 例脉络膜黑色素瘤经各种保守治疗如放射治疗、经瞳孔温热疗法、光凝等，追踪 5 年 89% 的眼保留；预后取决于肿瘤的大小、厚度、部位或视盘是否受侵犯等。

二、激光治疗前准备

激光治疗的适应证：由于激光的穿透力不深，故只适用于比较小的肿瘤，有报道肿瘤体积小于 4.5 mm×6.0 mm×2.5 mm 者效果较好。比较大的肿瘤或位于较周边的肿瘤可联合冷冻、放射治疗或其他治疗。

治疗前，仔细分析肿瘤的部位、大小、厚度以及有无视网膜下积液或视网膜脱离等。分析血管造影图片，肿瘤距离黄斑中央的位置、有无出血等。

三、激光治疗

1. 激光的选择

可用氩绿激光或氪红激光。

2. 光斑大小

300～500 μm。

3. 曝光时间

0.5～1.5 秒。

4. 输出功率

300～1 500 mW。

5. 治疗方法

Vogel 法：在瘤体周围外缘做 2 排光凝斑，强度为 2 级，其目的是减少肿瘤的血液供应。3 周后再重复光凝。然后光凝肿瘤本身。赵强叫等报道由于所用激光功率较强，故常需做利多卡因球后麻醉。首先在肿瘤周围做环行光凝，间隔 3 周在瘤体本身再做光凝。以后每隔 3～5 周直接光凝瘤体至形成瘢痕有色素增殖。经荧光血管造影显示瘤体周围血管完全闭塞，即可停止光凝。治疗次数 7～16 次。

6. 并发症

由于激光功率较强，容易产生并发症，如视网膜分支静脉阻塞、视网膜新生血管形成、玻璃体积血、黄斑水肿和视神经萎缩等。

四、追踪观察和疗效

每次激光后应减少活动1~2周。3周后再做激光。多次激光后待肿瘤变平，复查眼底荧光血管造影和吲哚菁绿造影，以评估肿瘤的活动性，是否尚需做其他治疗。本病必须定期长期追踪，有报道观察氩激光治疗后追踪8年后肿瘤复发。

激光治疗的效果与肿瘤大小有关。赵强等应用氩和氪激光治疗小脉络膜黑色素瘤8例，随访56个月，平均光凝11次；5例（62.5%）肿瘤临床消退，肿瘤体积为1.0 mm×1.2 mm×1.5 mm至4.5 mm×6.0 mm×2.5 mm大小；3例临床复发，肿瘤体积为4.0 mm×2.0 mm×3.5 mm至11.5 mm×12.5 mm×3.5 mm之间。Jalkh等报告应用氩绿和氪红激光治疗脉络膜黑色素瘤共17只眼，瘤体大小基部7~15 mm，厚2~5 mm；先用氩绿激光使供应瘤体的脉络膜血管闭塞，再用氪红激光长时间融合光斑破坏瘤体组织，位于周边的瘤体辅以冷凝治疗；单独光凝10只眼，联合冷冻7只眼；平均追踪42个月，肿瘤明显萎缩者12只眼，部分萎缩者2只眼；2只眼需放射治疗，1只眼做了眼球摘除；追踪过程中未见有肿瘤转移。Qiang等报告应用氩和氪激光治疗10例脉络膜黑色素瘤，每例患者平均治疗9.6次，平均追踪69.9个月；7例（70%）肿瘤临床消退，成功治疗的病例肿瘤大小为4.5 mm×5.0 mm×1.5 mm到7.0 mm×7.0 mm×3.5 mm；1例（10%）继续生长，1例（10%）肿瘤复发，1例（10%）眼外扩展而做眼球摘除；全身未见转移。Shields等报告38例脉络膜黑色素瘤，22例用氙弧光，16例用氩激光；平均追踪58个月，氙弧光组再生长占3例（14%），氩激光组16例（64%）；复发时间氙弧光组为71个月，氩激光组为30个月，故需多次治疗。

（胡　琴）

参考文献

[1] 刘芳．眼底病诊疗手册［M］．郑州：河南科学技术出版社，2018．

[2] 管怀进．眼科学［M］．2版．北京：科学出版社，2018．

[3] 邱波，庞龙．中西医结合眼科学［M］．3版．北京：科学出版社，2018．

[4] Jerry A，Carol L．眼睑、结膜与眶部肿瘤图谱［M］．3版．李冬梅，姜利斌，译．北京：人民卫生出版社，2018．

[5] 王宁利，刘旭阳．基础眼科学前沿［M］．北京：人民卫生出版社，2018．

[6] 胡聪，刘桂香．斜视诊断与手术详解［M］．2版．北京：人民卫生出版社，2018．

[7] 赵晨．眼科临床指南解读—内斜视和外斜视［M］．北京：人民卫生出版社，2018．

[8] American Academy of Ophthalmology．眼科临床指南［M］．3版．赵家良，译．北京：人民卫生出版社，2018．

[9] 呼正林，袁淑波，马林．眼科、视光—屈光矫正学［M］．北京：化学工业出版社，2018．

[10] 杨朝忠，王勇，武海军．眼内炎［M］．北京：人民卫生出版社，2018．

[11] 张虹．眼科疾病诊疗指南［M］．3版．北京：科学出版社，2013．

[12] 张明昌，钟勇．眼科手术要点难点及对策［M］．北京：科学出版社，2018．

[13] 黄厚斌，王敏．眼底光相干断层扫描学习精要［M］．北京：科学出版社，2017．

[14] 刘兆荣．眼科诊断与治疗［M］．北京：科学出版社，2017．

[15] 黎晓新．视网膜血管性疾病［M］．北京：人民卫生出版社，2017．

[16] 周历，毕晓达．眼科急症处理指南［M］．北京：化学工业出版社，2017．

[17] 白玉星，张娟，刘扬．眼科疾病临床诊疗技术［M］．北京：中国医药科技出版社，2017．

[18] 魏文斌，施玉英．眼科手术操作与技术［M］．北京：人民卫生出版社，2016．

[19] 易敬林，廖洪斐，张旭．眼科常见疾病图解［M］．北京：人民卫生出版社，2016．

[20] 余涛，阴正勤．儿童眼病临床诊疗手册［M］．北京：科学出版社，2017．